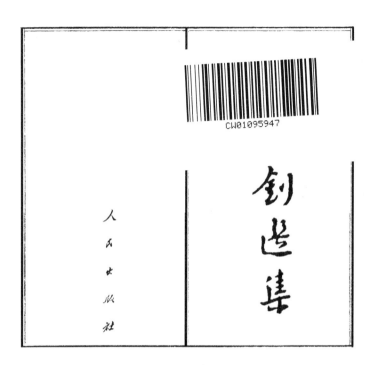

CW01095947

李大钊选集
Li Dazhao Collected Works

人民出版社出版 1959 年 5 月

**first published 05/1959 by
People's Publisher Beijing**

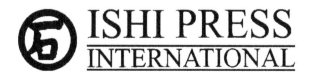

ISHI PRESS
INTERNATIONAL

李大钊选集
Li Dazhao Collected Works

人民出版社出版 1959 年 5 月

first published May, 1959 by
The People's Publishing Agency Beijing

This Printing in January, 2012
by Ishi Press in New York and Tokyo

with a new Introduction by Sam Sloan

Copyright © 2012 by Sam Sloan

ISBN 4-87187-214-9
978-4-87187-214-0

Ishi Press International
1664 Davidson Avenue, Suite 1B
Bronx NY 10453-7877
USA

1-917-507-7226

Printed in the United States of America

Collected Works of Li Dazhou
Introduction
by Sam Sloan

李大钊（**1889 年 10 月 29 日－1927 年 4 月 28 日**），字守常，河北乐亭人，中国共产党主要创立人之一，中国最早的马克思主义者和共产主义者之一，是中国国民党第一届中央执行委员会委员之一，同時也是共产国际在中国的代理人。

1913 年 8 月天津北洋法政专门学校毕业，在校期间与同学郭须静一起加入中国社会党，毕业后到北京参加中国社会党活动。同月中国社会党领袖陈翼龙被杀，社会党被查封，李大钊逃离北京，避难于乐亭县的祥云岛，后得到天津绅士孙洪伊的资助，赴日本留学，入早稻田大学政治科，开始接触社会主义思想。

1914 年组织神州学会，进行反袁活动。次年为反对日本灭亡中国的“二十一条”，以留日学生总会名义发出《警告全国父老》通电，号召国人以“破釜沉舟之决心”誓死反抗。1916 年 5 月回中国，在北京创办《晨钟报》，任总编辑。旋辞职，任《甲寅日刊》编辑，推动新文化运动的发展。1918 年任北京大学图书馆主任，后任经济、历史等系教授，参与编辑《新青年》，並和陈独秀创办《每周评论》，推动共产主义。

1920 年，和陈独秀酝酿组建中国共产党，发起组织马克思学说研究会。同年 10 月，和邓中夏、高君宇、何孟雄等一同建立北京共产主义小组 中共建党後，任二、三、四届中央委员。1922 年，李大钊根据共产国际指示，赴上海会见孙中山。1924 年，参与"国共合作"，出席中国国民党第一次全国代表大会，以个人身份加入国民党，任国民党第一届中央執委。李大钊曾在中国国民党第一次全国代表大会上演說："本人原为苏联党员、第三国际共产党员……"

1925 年五卅运动爆发后，李大钊与赵世炎等人在北京组织 5 万余人的示威。李大钊因「假借共产学说，啸聚群众，屡肇事端」而被北洋政府下令通缉，遂逃入东交民巷俄国兵营[來源請求]。1926 年 3 月，李大钊领导并参加了北京反对帝国主义和北洋军阀的三一八运动。

1927 年 4 月 6 日，张作霖派军警突袭搜查苏联大使馆，發現大量軍火及策劃進行顛覆中华民国的活動證據，共七大卡车文件，後張作霖並將此項文件擇要編輯為《蘇聯陰謀文證彙編》[來源請求]，李大钊全家同时在苏联大使馆被捕，李大钊接受軍法審判。由於李大釗是北京大學教授，各方都有人試圖營救，張作霖面臨很大壓力。為此他給政府前方將領如張學良、張宗昌、孫傳芳等六位發電徵詢意見，除閻錫山沒有回復，其餘將領都主張立即正法。[來源請求]4 月 28 日，李大钊等 20 名國民黨人員被以「和苏俄里通外国」为罪名绞刑處決，时年 38 岁。

李大钊被处决后，埋葬在了北京香山万安公墓 1983 年，万安公墓中闢出了李大钊烈士陵园，以供中国共产党党员宣誓和游人瞻仰。李大钊长子李葆华后在中华人民共和国成立后亦出任要职，曾任中国人民银行行长。长女李星华，女作家。

Li Dazhao is among the most honored and respected persons in Chinese History even today. He is considered to be a "Great Father" to the modern Chinese People.

Li Dazhao was born on October 29, 1889. He co- founded Chinese Communist Party (CCP) in 1921. He worked as a librarian at the Beijing University Library and was among the first of the Chinese intellectuals who supported the Bolshevik government in the USSR. Chairman Mao was an assistant librarian during Li's tenure at the library and Li was one of Mao's earliest and most prominent influences. By many accounts, Li was a nationalist and believed that the peasantry in China were to play an important role in China's revolution.

Introduction by Sam Sloan

Under the leadership of Li, the CCP developed a close relationship with the Comintern. At the direction of the Comintern, Li was inducted into Sun Yat-sen's Guomindang Party in 1922. Li was elected to the Guomindang's Central Executive Committee in 1924. The CCP's relationship with the Guomindang was controversial, particularly to many members of the CCP and the relationship gradually deteriorated.

Tensions between the Comintern, the Guomindang, and the CCP presented opportunities for political intrigue and opportunism. As part of early efforts to liquidate communists, mass detentions of suspected communists began in early 1927. During the during a raid on the Soviet Embassy in Guangzhou, Li was captured and, with nineteen others, he was executed on the orders of the Manchurian General Zhang Zuolin (Chang Tso-lin) on April 28, 1927.

Ishi Press has launched a program where we are reprinting out of print books in Chinese. These are books that we believe are no longer readily available in China but nevertheless should be preserved. These titles are concerned primarily with Chinese traditional medicine including Chinese herbal medicine and acupuncture, Chinese massage, Chinese literature and Chinese history plus the Holy Bible translated into Chinese. These books are all entirely in Chinese. Some are in Simplified Chinese. Others are in Traditional Chinese. These are not translations except that the titles have been translated into English. Thus far, all of these books were first published before 1998 but after 1949.

Sam Sloan
San Rafael, California
USA
January 25, 2012

李大钊选集

人民出版社

題李大釗選集

登高一呼群山应，
竟逝神州不陆沉。
大智若愚能解惑，
微言如闪首传真。
特持涣理今南北，
未许主修泥浊清。
尽有胸中无限事，
敢抛热血护新生。

林伯渠 一九五八年
十月四日

題李大釗選集

"青春"之气，
万古常青。

吴玉章

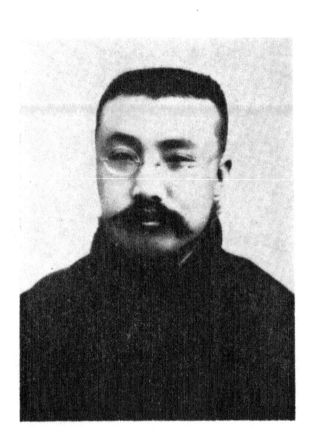

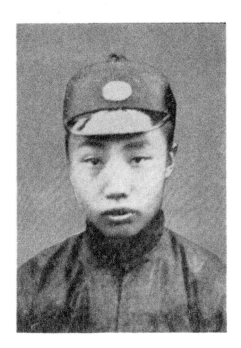

李大钊同志 1905 年入永平府中学，
这是他在该校读书时所摄。

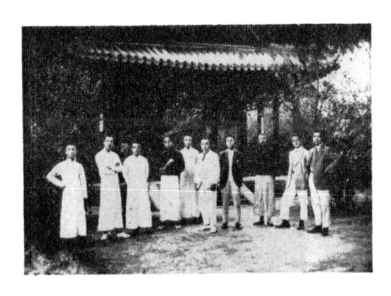

李大钊同志1919年与"少年中国学会"同人合影于北京。"少年中国学会"是当时传播新思想的社团之一。右起第三人是**李大钊**同志，左起第二人是邓中夏同志。

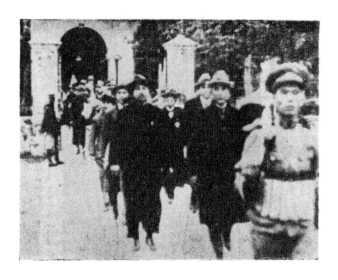

李大钊同志 1924 年 1 月参加中国国民党第一次
全国代表大会时与孙中山先生步出会场。

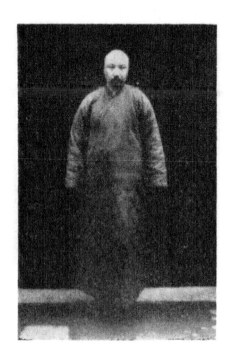

就义前的李大钊同志

鐵肩擔道義

妙手著文章

辛酉 李大釗

李大钊同志手迹

出版說明

"李大釗選集"是爲了供研究現代思想史和中國早期馬克思主義思想運動的參考而出版的。

編入本書的文章，包括作者自 1913 年至 1926 年的論文、演講、雜文、講義等，共一三三篇。

所有的文章，都是按寫作和發表的時間順序排列的。日期一律改用公曆。每篇文章之後都註明文章的出處和作者的署名。

李大釗同志的遺著散見當時各報紙雜誌，搜集比較困難。最早進行這一工作的是李樂光同志和方行同志等。中共中央馬克思恩格斯列寧斯大林著作編譯局研究室又作了補充和訂正。現在出版的選集是以他們的工作爲基礎的。

李大钊同志生平事略

大钊同志，字守常，1889年10月6日生于河北省乐亭县。父母早亡，依靠祖父过生活。1905年考入永平府中学，1907年考入北洋政法专门学校。在那里，他较为广泛地接触到了当时所谓的新学，对社会生活也有了较多的了解，表现了对国家政治的关心。

1911年爆发了辛亥革命，推翻了清朝政府，结束了两千多年来的封建帝制，促进了民主精神的高涨；民主共和国的观念从此深入了人心。但是这个革命是很不彻底的，它"只把一个皇帝赶跑，中国仍旧在帝国主义和封建主义的压迫之下，反帝反封建的革命任务并没有完成。"（"毛泽东选集"，第2卷，人民出版社第二版，第552页）大钊同志在当时的沸腾的政治生活中，就看到了新的共和国的"隐忧"，表现了他对于祖国命运的深刻的关怀。他在1913年发表的文章中就以极其愤怒和沉痛的心情，揭露了北洋军阀盗窃国权、侵蚀共和的罪恶行为。他尖锐地指出，辛亥革命的结果，并没有给人民带来幸福和自由："共和自共和，幸福何有于吾民也！"

1913年冬，大钊同志得到朋友的资助，东渡日本，考入东京早稻田大学政治本科。在留学日本期间，大钊同志那种高度的爱国主义和革命民主主义思想，在他所发表的文章中得到了进一步的发挥，并且在实际行动中得到了有力的证明。他曾在日

1

本东京发起组织"神州学会",进行秘密的反袁活动。1915年,日本帝国主义向袁世凯提出了灭亡中国的"二十一条",激起了全国人民的无比愤怒。大钊同志得悉这个消息后,立刻奋起反对,编印了"国耻纪念录",写了"国民之薪胆"一文,同时,还散发了"警告全国父老书"。在这些文件和论文中,大钊同志列举了当时日本帝国主义侵略中国的一系列活动,揭露了"二十一条"的侵略实质,号召国民奋起自救,用"卧薪尝胆"的精神和"百折不挠之志气",誓死反对日本帝国主义的侵略,鼓励国民"勿灰心,勿短气",坚持到最后胜利。大钊同志积极从事反对卖国贼袁世凯恢复帝制的斗争。他严正地驳斥了美帝国主义代言人古德诺所谓中国国情不适合民主政治的谬论,抨击了那些拥护袁世凯的"毁新复古"之徒,并大声疾呼:"民与君不两立,自由与专制不并存,是故君主生则国民死,专制活则自由亡。"而所谓"筹安之徒"与"复辟之辈"一律是"国家之叛逆,国民之公敌",对于这样的丑类必须采取毫不妥协的态度,"无所姑息,不稍优容"。所有这些,突出地表现了一个爱国主义者和革命民主主义者的本色。

　　1916年夏,大钊同志回国后,曾被聘担任北京"晨钟报"(后改为"晨报")编辑(时间很短),并且立即参加了由"新青年"发起的反对封建主义的新文化运动。在前期新文化运动中,大钊同志积极宣传民主主义思想和科学真理,反对封建迷信、主观武断和盲目服从;宣传积极进取的乐观主义的人生观,反对消极保守的落后的人生观;并热情地歌颂了新生力量,相信新生力量一定战胜腐朽势力。在"'晨钟'之使命"、"青春"等文中,大钊同志以不可遏止的热情,表现了他那种迫切要求"青春中华"独立解放的强烈愿望，号召青年"冲决过去历史之网罗，破除陈旧学說之囹圄"，站在民主自由的最前列，为"索我理想之中华"而斗争。他希望中国青年必须怀抱"乘风破浪"的伟大气魄，打掉民族自卑感，"前进而勿顾后，背黑暗而向光明"，去为人类造幸福。他相信中国的进步是无穷无尽的，"青春中国"的"再生"是必然的。大钊同志这种对未来的信心、希望和乐观主义精神，对于激励中国青年的进取心，起了非常良好的作用。

1916年秋，保皇党人康有为上书黎元洪、段祺瑞，主张定孔教为"国教"，列入宪法。大钊同志连續发表文章，反对"尊孔"，認为孔子是数千年前的"残骸枯骨"，是历代帝王专制和封建家族制度的"护符"，把孔教列入宪法，完全违背了思想自由和信仰自由的原则。大钊同志还把反对尊孔的斗争，扩大到对整个封建倫理道德的批判。他指出，宇宙是无始无終的"自然存在"，由此而产生的一切现象（无論是自然现象或者社会现象），都是发展和变化着的，道德的演化也必然要遵循这个规律。"古今之社会不同，古今之道德自异"，因此，凡是旧道德，在当时也许是进步的，但到了今天就没有可取的地方了。为了便利新道德的确立，对于一切陈腐的、僵死的旧道德，必须加以"人为之力"，促使其迅速崩溃，"虽冒毁圣非法之名，亦所不恤矣!"

大钊同志坚定地相信，新生事物在誕生之前，必然要經过一番艱难困苦，但終将冲破障碍，得到发展。他反对一切封建迷信和偶象崇拜，宣传眞理的"权威"，指出无論是社会輿論的压迫，法律的禁止，始終掩盖不了眞理的光辉；眞理是一定要胜利的。因此，为了追求眞理，为了革命，就不怕"断头流血"。

1917年爆发了震撼世界的伟大的十月社会主义革命。大钊

3

同志由于他所具有的深厚的爱国主义思想和坚信真理、追求进步的精神，很快就认清了这一革命的实质，并开始了由革命民主主义者到共产主义者的转变。他在1918年7月发表的"法俄革命之比较观"一文中，就阐述了俄国十月革命和法国资产阶级革命的区别，指出了十月革命的历史意义。在同年11月，他发表了"庶民的胜利"和"布尔什维主义的胜利"这两篇著名的论文，竭力赞扬十月革命，热烈欢呼社会主义的胜利。他明确地指出，十月革命后，世界历史已进入了社会主义革命的新时代，中国人民应该沿着十月革命的道路前进。接着，他又发表了"新纪元"和"战后之世界潮流"等文，说明无产阶级革命是二十世纪不可抗拒的潮流。大钊同志这些文章，代表着中国先进分子运用无产阶级世界观来观察国家命运的良好开端，标志着中国人民在十月革命影响下的新的觉醒。

1919年初，大钊同志在"大亚细亚主义与新亚细亚主义"等文中进一步揭露了帝国主义的侵略面目。他一针见血地揭穿了日本帝国主义所提倡的"大亚细亚主义"的侵略本质，指出"大亚细亚主义"不是和平的主义，而是侵略的主义；不是民族自决主义，而是并吞弱小民族的帝国主义；不是亚细亚的民主主义，而是日本的军国主义。他号召亚洲被压迫和被奴役的人民，在"民族自决"和"民族解放"的基础上联合起来，共同反抗帝国主义的侵略。他从十月社会主义革命的胜利中，清楚地看出了帝国主义必然要死亡的命运。他明确地指出，现在的时代是"解放的时代"；殖民地附属国对帝国主义宗主国要求解放，弱小民族对强大民族要求解放，乃是这个时代的不可抗拒的潮流。这种认识是五四爱国运动最重要的思想前提之一。

"五四"前夕，大钊同志已经认识到了劳动人民的革命力量，开始把自己的命运、国家民族的命运和劳动人民的命运紧密地联系了起来。他在"青年与农村"一文中指出，"要想把现代的新文明，从根底输到社会里面，非把智识阶级与劳工阶级打成一气不可"。在"现代青年活动的方向"一文中，他要求青年看清世界发展的潮流，明确努力的方向，他说，现在世界上最苦痛最悲惨的人就是那些劳动的人，所以"我们要打起精神来，寻着那苦痛悲惨的声音走，我们要晓得痛苦的人，是些什么人？痛苦的事，是些什么事？痛苦的原因，在什么地方？"然后"大家一齐消灭这苦痛的原因"。

　　大钊同志是"五四"前后革命文化运动的积极的组织者和指导者。1918年，他被聘为北京大学经济学教授兼图书馆主任，得到了在当时中国最高学府从事革命活动的机会。同年参加"新青年"杂志编辑部，并与王光祈等人组织了"少年中国学会"。为了配合"新青年"的反封建斗争，又与陈独秀等创办了"每周评论"（创刊于1918年12月），协助全国学生救国会出版了"国民"月刊（创刊于1919年1月），协助北京大学学生出版了"新潮"月刊（创刊于1919年1月）。1919年2月，"晨报"改组了第7版（副刊）以后，由大钊同志负责编辑。在他的影响、帮助和推动下，"晨报"副刊于1919年5月1日出版了"劳动节纪念"专号。这个"专号"发表了大钊同志的"'五一节'杂感"，第一次扼要向中国人民说明了"五一节"的由来，预测了中国工人运动必将得到蓬勃的发展。

　　在"五四"前，大钊同志所进行的一系列革命活动和宣传鼓动，对于新文化运动的发展和群众爱国运动的发动，起了积极的推动作用。在五四运动中，大钊同志高举反帝的旗帜，向帝国主义进行了彻底的、不妥协的斗争。他在"秘密外交与强盗世界"一文中，坚决地揭露了巴黎和会是帝国主义强盗分赃的本質，斥責了美国总統威尔逊的所謂和平綱領"十四条"的骗人的鬼把戏。他明确指出，中国人民的敌人不仅有日本帝国主义，而且有整个帝国主义的"强盗世界"，喊出了打倒"强盗世界"的口号。

五四爱国运动，特别是"六三"中国工人阶级政治大罢工，为馬克思主义的广泛传播打开了广闊的道路。五四运动后，大钊同志在"每周評論"和"新生活"上发表了許多短小精悍的杂文，向反动統治势力进行猛烈的攻击，号召中国人民起来"自己解放自己"。同时在"新青年"发表了"我的馬克思主义观"一文，比較系統地介紹了馬克思主义的主要內容，幷特别强調了阶級斗爭的重要意义，指出阶級斗爭学說是把馬克思主义諸原理"从根本上联系起来的一条金綫"。

1919 年 7 月，胡适在"每周評論"上发表了臭名昭著的"多研究些問題，少談些主义"一文，对馬克思主义进行了恶毒的攻击，宣揚他的一点一滴的改良主义的主張。大钊同志立即在题为"再論問題与主义"的公开信里给胡适的謬論以严厉的駁斥。他明确指出，要使中国社会制度得到根本的改造，必须以馬克思主义为指导思想，进行彻底的革命斗爭。"問題与主义"之爭，是馬克思主义与資产阶級改良主义最早的一场論战，是共产主义知識分子与資产阶級右翼知識分子的公开决裂。大钊同志在这次論战中坚守了馬克思主义陣地，击潰了資产阶級右派的进攻，从而进一步扩大了馬克思主义的影响。

从 1919 年底到中国共产党成立，大钊同志发表了不少宣传馬克思主义和介紹十月革命的文章。他比較系統地介紹了历史唯物主义关于物質財富的生产方式决定社会的发展、生产力与生产关系、基础与上层建筑、阶级与阶级斗爭等基本原理，并以唯物主义的观点解释了社会历史和人民群众在历史上的作用，指出历史发展的动力，"只能在人民本身的性質中去寻"，全体人民"生产衣食的方法"是社会向前发展的决定因素，經济是社会阶级和社会生活变化的最后原因。他批判了那些对历史发展的唯心主义的解释，認为心的变动必然受到物質环境所支配，因此，只有求助于"物的势力"，才能眞正理解历史变动的原因。他認为政治、法律、倫理等"精神构造"，都是"表面的构造"；在这些"表面构造"之下，还有"經济的构造"作基础。因此，他指出中国传统的封建文化思想，都是服务于封建經济基础，巩固封建专制的工具。他認为要想謀求中国社会的改造，首先就必须改造社会經济制度，因为"經济問題的解决"，可以导致政治問題、法律問題、家族制度問題、女子解放問題、工人解放問題的全部解决。而为了要改造社会經济制度，就必须进行"阶級斗爭"，否则"那經济的革命，恐怕永远不能实现"。他还强調了理論联系实际的重要意义，号召一切眞正的革命知識分子，不要空談理論，而必須把馬克思主义的理論灌輸到工人中去，从事建立工人团体的实际活动。

1920 年 3 月，大釗同志在北京大学发起組織了"馬克思学說研究会"，該会对团結青年学习馬克思主义，起了积极的作用。同年共产国际派代表来中国，在北京会見了大釗同志，經大釗同志的介紹到上海会見了陈独秀。同年 5 月，上海共产主义小組成立。北京、武汉、长沙、济南、广州共产主义小組也相繼成立。

7

大钊同志是北京小组的建立者和领导者。他和邓中夏等同志在京汉铁路长辛店开办了工人夜校，出版了向工人进行共产主义宣传的通俗小报——"劳动音"。

大钊同志是中国共产党创始人之一。党成立后，他为了维护党的利益，宣传和解释党的政策，以及捍卫马克思主义的基本原理，宣传介绍苏俄的实况和马克思主义的哲学、政治经济学等等，进行了不懈的努力。大钊同志强调指出，十月革命所喊出的反对世界资本主义和世界帝国主义的口号，唤醒了全世界的无产阶级，促使他们在世界革命的阵线上"联合起来"。对于正处在帝国主义和封建主义压迫之下的中国人民来说，十月革命所喊出的口号，听起来"格外沉痛、格外严重、格外有意义"。中国人民要想取得反帝反封建的彻底胜利，必须坚决倒向苏俄一边，走十月革命所开辟的道路，因此，全国人民必须严厉监视外交当局，要"即日无条件的承认劳农政府"，不许一味信承帝国主义外交团的意旨来办理"对俄外交"。为了反复说明中国共产党第二次全国代表大会宣言中指出的反对国际帝国主义的任务，大钊同志比较系统地揭露了帝国主义对中国的侵略活动，强调反对帝国主义侵略乃是中国民主革命的基本任务之一。他列举事实，说明了所谓"华盛顿会议"、"四国银行团"、"门户开放"等等，完全服务于帝国主义共同宰割和奴役中国的罪恶目的。近百年来帝国主义对中国"践踏摧凌"的结果，致使中国人民"沦降于弱败的地位"，过着悲惨的生活。因此，为了抗击帝国主义的侵略，求得中华民族的独立解放，中国人民必须在十月革命的旗帜下，联合世界各被压迫民族，组成反帝的"民主联合阵线"。

在宣传反对帝国主义的同时，大钊同志阐发了反对封建主义，建立真正的"人民政府"的绝对必要性。他明确地认识到：工人阶级的"平民政治"将取代中产阶级的"平民政治"；并认为只有无产阶级才配作中国革命的先锋。他指出，要想在中国实行真正的"平民政治"，就必须打倒一切特权阶级，必须打破虚伪的议会制度，为此也就必须首先反对封建军阀的统治。

同一时期，大钊同志批判了历史研究中的唯心主义、形式主义和复古主义的倾向。他认为历史就是"社会的变革"，而历史学就是"研究社会变革的学问"。历史是有生命的、活动的、进步的，研究历史的任务不是单纯钻进故纸堆里去考证历史资料，而必须通过历史资料的整理研究，寻找出真确的历史证据，从而得出"进步的真理"。大钊同志开始认识到人民群众在历史上的作用，反对那种"完全拿贵族当中心"或者以个人传记为中心来写历史的方法。

为了粉碎反苏分子的造谣中伤和无耻诬蔑，使人们了解俄国革命的历史和革命后俄国的现状，大钊同志发表了"社会主义下的经济组织"等文章，介绍了苏俄革命的现状，推崇了列宁的伟大人格。在"苏俄民众对于中国革命的同情"一文中，大钊同志赞扬了苏联人民的革命成就，转述了苏联人民同情中国革命、盼望中国革命早日成功的友情。当列宁逝世的哀音传到中国以后，大钊同志怀着无限沉痛的心情，来追悼这位伟大的革命导师。他指出列宁是全世界被压迫阶级和民族的解放者，列宁之死是全世界被压迫阶级与民族，尤其是东方被压迫民族的莫大的损失。大钊同志介绍了国际共产主义运动的历史，马克思与第一国际的关系和巴黎公社的历史等。尽管由于资料不足或者了解不够，有时对某些历史事实不免还有一些误解，但是大钊同志在这些文章中貫串一个坚定的信念，这就是国际共产主义运动必然胜利，国际資本主义必然死亡。

大釗同志还介紹了馬克思的剩余价值学說，以及社会主义的生产、劳动、分配諸原則，駁斥了資产阶级对社会主义制度的各种誣蔑，指出"只有經济上的自由，才是眞正的自由"。

1922年7月，中国共产党在上海举行了第二次全国代表大会，大釗同志在这次大会上被选为中央委员会委员。这时他是中国劳动组合書記部北方分部書記，京汉路和正太路工人組織的建立者。在1923年京汉路工人的大罢工中，大釗同志是积极領导者之一。

1923年6月，中国共产党召开了第三次全国代表大会，确定了关于建立民主革命統一战綫的政策。在1923年至1924年孙中山改組国民党为各革命阶级的联盟的过程中，大釗同志是党的政策的积极的宣传者和执行者，对于貫彻党的革命統一战綫的政策作了巨大的貢献。1925年至1926年間，以湖南为中心掀起了一个全国性的农民运动。魯、豫、陝等省的农民紛紛組織自卫武裝，掀起了蓬蓬勃勃的紅枪会运动。大釗同志立刻觉察到了农民問題的严重性，他列举材料說明中国农村的土地兼并和农民日益破产的潮流"正在那里滔滔滾滾的向前涌进而未已"，認为解决中国农民的土地問題，乃是中国民主革命的当务之急。和那种害怕农民武裝的右傾机会主义者相反，大釗同志指出农民的自卫武裝——紅枪会是反对帝国主义和封建军閥的"一个伟大的势力"，認为中国农民"已經在那里觉醒起来"，因此，一切革命者的任务，必須积极地去組織和教育农民，引导农民运动向着健康的、正确的道路发展。

1924 年 5 月，大釗同志領導中国共产党代表团出席了在莫斯科召开的共产国际第五次代表大会。1925 年，大釗同志領導了支持孙中山北上、召开国民会議促进会全国代表大会、反对北洋軍閥的善后会議的斗争，以及北京学生和市民的关税自主运动。1926 年 3 月 18 日，大釗同志領導了北京学生市民反对英美帝国主义干涉中国内战的示威运动。軍閥政府在帝国主义的唆使下，对示威群众进行了血腥的屠杀。在这次示威中，大釗同志头部受伤，但是他毫不畏惧，从容不迫地指揮着群众的行动。

"三一八"惨案后，大釗同志在白色恐怖下，不顧奉系軍閥张作霖的通緝，繼續領導北方党的工作。虽然有人考虑到他的安全，劝告他离开北京，但是他認为党的工作比个人的安全更为重要，婉言謝絶了这个劝告。1927 年 4 月 6 日，大釗同志在北京被捕入獄。大釗同志在獄中受尽各种严刑拷問，但始終立場坚定，坚贞不屈。同时被捕的还有大釗同志的妻女，但他"在獄二十余日，絶口不提家事"。

1927 年 4 月 28 日，张作霖不顧革命群众和社会輿論的譴責，悍然絞杀了大釗同志和同时被捕的其他共产党人和革命者。临刑前，大釗同志从容不迫地步上敌人的絞刑台，作了最后一次慷慨激昂的演說，指出共产主义的眞理必然胜利，高呼"中国共产党万岁"，表现了对革命的无限忠誠和对敌人的最大輕蔑。

大釗同志光輝的一生，是革命知識分子不断追求眞理、追求进步的一生。他的思想发展的过程，是和中国由旧民主主义革命轉变到新民主主义革命这样一个錯綜复杂的历史过程相符合的。他的思想中的某些特点，正是上述历史过程某些特点的具体而深刻的反映。因此，当我們閲讀大釗同志遗著时，就不难发

11

现：当他开始由革命民主主义者向馬克思主义者轉变的时候，民主主义思想和社会主义各流派的思想往往是与馬克思主义思想錯綜交織的，以致在介紹馬克思主义的文章里面还夹杂有一些資产阶級学者对于馬克思主义的錯誤看法。甚至当他已經进而轉变为共产主义战士的时候，我們也不难在他的著作中找到一些非馬克思主义思想的残余。但是大釗同志力求掌握馬克思主义思想武器，并且积极同各种反馬克思主义的思想流派作斗争，这就使得他在思想認識上的不足，在革命实践中得到了檢驗和改正。一切旧的思想影响并沒有阻挡住大釗同志前进的道路。正如魯迅先生所指出的，他的某些观点在后人看来，"当然是未必精当的"；但是，"他的遺文却将永在，因为这是先驅者的遺产，革命史上的丰碑"。这是我們在閱讀大釗同志遺著时应該保持的正确态度。

大釗同志壮烈牺牲离现在已經有三十二年了。象三十多年前那种籠罩着整个中国社会的烏烟瘴气、暗无天日的黑暗和混乱局面，已經是一去不复返了。一个"青春之中华"已經屹立在世界上。而大釗同志当年憧憬的"赤旗的世界"，也正在被世界共产主义运动的蓬勃发展所証实着。大釗同志那种"黃卷青灯，茹苦食淡，冬一絮衣，夏一布衫"的坚苦朴素的生活，理論联系实际的工作作风，誠实謙和的高尙品格，和他那坚定的无产阶級立場，緊緊跟随时代前进的革命精神，永远是共产党人和革命知識分子学习的光輝榜样。

大釗同志的道路是共产党人和一切革命知識分子的正确的道路。

大釗同志永垂不朽！

目　　录

出版說明

李大釗同志生平事略

大哀篇 ……………………………………………… 1

国情 ……………………………………………… 4

国民之薪胆 ……………………………………… 8

警告全国父老書 ………………………………… 19

厌世心与自觉心 ………………………………… 28

民彝与政治 ……………………………………… 36

"晨鐘"之使命 …………………………………… 58

新生命誕孕之努力 ……………………………… 64

青春 ……………………………………………… 65

孔子与宪法 ……………………………………… 77

自然的倫理观与孔子 …………………………… 79

俄国大革命之影响 ……………………………… 81

战爭与人口問題 ………………………………… 83

眞理之权威 ……………………………………… 86

此日 ……………………………………………… 90

"今" ……………………………………………… 93

新的！旧的！ …………………………………… 97

法俄革命之比較观 ……………………………… 101

Pan……ism 之失败与 Democracy 之胜利…………………… *105*

庶民的胜利 ………………………………………………………… *109*

Bolshevism 的胜利 ……………………………………………… *112*

新紀元 ……………………………………………………………… *119*

面包問題 …………………………………………………………… *122*

政客 ………………………………………………………………… *123*

过激乎？过惰乎？ ………………………………………………… *124*

乡愿与大盗 ………………………………………………………… *125*

放弃特殊地位 ……………………………………………………… *126*

大亚细亚主义与新亚细亚主义 …………………………………… *127*

联治主义与世界組織 ……………………………………………… *130*

战后之世界潮流 …………………………………………………… *135*

劳动教育問題 ……………………………………………………… *138*

战后之妇人問題 …………………………………………………… *140*

青年与农村 ………………………………………………………… *146*

过激派的引綫 ……………………………………………………… *151*

唐山煤厂的工人生活 ……………………………………………… *153*

新旧思潮之激战 …………………………………………………… *155*

现代青年活动的方向 ……………………………………………… *158*

強国主义 …………………………………………………………… *163*

现在与将来 ………………………………………………………… *164*

混充牌号 …………………………………………………………… *166*

宰猪場式的政治 …………………………………………………… *167*

废娼問題 …………………………………………………………… *168*

"五一节" May Day 杂感 ………………………………………… *171*

我的馬克思主義観 …………………………………… 173

秘密外交与強盗世界 ………………………… 212

太上政府 ……………………………………… 215

危险思想与言論自由 ………………………… 216

牢獄的生活 …………………………………… 219

最危险的东西 ………………………………… 220

我与世界 ……………………………………… 221

阶级竞争与互助 ……………………………… 222

真正的解放 …………………………………… 226

万恶之原 ……………………………………… 227

再論問題与主义 ……………………………… 228

"少年中国"的"少年运动" ………………… 235

北京市民应該要求的新生活 ………………… 239

难兄难弟 ……………………………………… 242

秘密……杀人 ………………………………… 243

圣人与皇帝 …………………………………… 244

文治国庆 ……………………………………… 245

应考的遗传性 ………………………………… 246

牺牲 …………………………………………… 247

誰是"有实力"者? …………………………… 248

出卖官吏——踩蹦人格 ……………………… 249

掠夺物品的遗迹 ……………………………… 250

妨害治安 ……………………………………… 251

那里还有自由 ………………………………… 252

被裁的兵士 …………………………………… 253

“五星联珠”“文运大昌”·················· 254

在“国民杂志”周年紀念会上的演說········ 255

物質变动与道德变动··············· 256

“中日亲善”···················· 274

主义······················· 275

什么是新文学·················· 276

再論新亚細亚主义················ 278

“用民政治”··················· 283

工讀（一）··················· 284

工讀（二）··················· 285

大联合····················· 286

史观······················ 287

馬克思的历史哲学··············· 292

由經济上解释中国近代思想变动的原因······ 295

由縱的組織向横的組織············· 303

低級劳动者··················· 305

整頓学风···················· 306

“特别体恤”·················· 307

知識階級的胜利················ 308

精神解放··················· 309

好一对兄弟国家················ 310

“五一”May Day 运动史··········· 311

亚細亚青年的光明运动············· 327

要自由集合的国民大会············· 330

变革的原动力················· 333

唯物史观在现代史学上的价值⋯⋯⋯⋯⋯⋯⋯ 334

原人社会于文字書契上之唯物的反映⋯⋯⋯⋯ 341

中国的社会主义与世界的資本主义⋯⋯⋯⋯⋯ 356

中国学生界的"May Day"⋯⋯⋯⋯⋯⋯⋯⋯⋯ 358

列宁⋯⋯⋯⋯⋯⋯⋯⋯⋯⋯⋯⋯⋯⋯⋯⋯⋯ 359

现代的女权运动⋯⋯⋯⋯⋯⋯⋯⋯⋯⋯⋯⋯ 367

馬克思的經济学說⋯⋯⋯⋯⋯⋯⋯⋯⋯⋯⋯ 371

胶济鉄路略史⋯⋯⋯⋯⋯⋯⋯⋯⋯⋯⋯⋯⋯ 379

黄庞流血記序⋯⋯⋯⋯⋯⋯⋯⋯⋯⋯⋯⋯⋯ 382

五一紀念日于现在中国劳动界的意义⋯⋯⋯⋯ 383

馬克思与第一国际⋯⋯⋯⋯⋯⋯⋯⋯⋯⋯⋯ 388

宗教与自由平等博爱⋯⋯⋯⋯⋯⋯⋯⋯⋯⋯ 392

平民政治与工人政治⋯⋯⋯⋯⋯⋯⋯⋯⋯⋯ 395

十月革命与中国人民⋯⋯⋯⋯⋯⋯⋯⋯⋯⋯ 401

国际資本主义下的中国⋯⋯⋯⋯⋯⋯⋯⋯⋯ 403

平民主义⋯⋯⋯⋯⋯⋯⋯⋯⋯⋯⋯⋯⋯⋯⋯ 407

社会主义下的經济組織⋯⋯⋯⋯⋯⋯⋯⋯⋯ 428

"今"与"古"⋯⋯⋯⋯⋯⋯⋯⋯⋯⋯⋯⋯⋯⋯ 433

一八七一年的巴黎"康妙恩"⋯⋯⋯⋯⋯⋯⋯⋯ 447

工人国际运动略史⋯⋯⋯⋯⋯⋯⋯⋯⋯⋯⋯ 457

紀念五月四日⋯⋯⋯⋯⋯⋯⋯⋯⋯⋯⋯⋯⋯ 463

桑西門的历史观⋯⋯⋯⋯⋯⋯⋯⋯⋯⋯⋯⋯ 464

社会主义释疑⋯⋯⋯⋯⋯⋯⋯⋯⋯⋯⋯⋯⋯ 476

研究历史的任务⋯⋯⋯⋯⋯⋯⋯⋯⋯⋯⋯⋯ 479

时⋯⋯⋯⋯⋯⋯⋯⋯⋯⋯⋯⋯⋯⋯⋯⋯⋯⋯ 485

劳动问题的祸源 …………………………………… 490

艰难的国运与雄健的国民 ………………………… 497

追悼列宁并纪念"二七" ………………………… 499

列宁不死 …………………………………………… 501

这一周 ……………………………………………… 502

现代史学的研究及于人生态度的影响…………… 504

新闻的侵略 ………………………………………… 509

苏俄民众对于中国革命的同情…………………… 611

上海的童工问题…………………………………… 516

土地与农民………………………………………… 523

孙中山先生在中国民族革命史上之位置………… 537

马克思的中国民族革命观………………………… 545

日本帝国主义最近进攻中国的方策……………… 556

中山主义的国民革命与世界革命………………… 561

鲁豫陕等省的红枪会……………………………… 564

大 哀 篇

（哀吾民之失所也）

嗟呼！斯民何辜！天胡厄之数千年而至今犹未苏也！暴秦以降，民贼迭起，虐焰日腾，陵轹黔首，残毁学术，范于一尊，护持元恶，抑塞士气，摧折人权，莫敢谁何！口谤腹诽，诛夷立至，侧身天地，荆棘如林，以暴易暴，传袭至今。噫嘻！悲哉！此君祸也，吾言之有余痛矣。然自满清之季，仁人义士，痛吾民之颠顿于异族专制之下，相率犇驰，昭揭眞理之帜，以号召侪类，言之者瘏口哓音，行之者断头绝脰，掷无量之头颅、骸骨、心思、脑血，夙兴夜寐，无时不与此贼民之徒，相激战于黯黯冤愁之天地中，以获今日之所谓共和者又何如也？吾殉国成仁杀身救民之先烈，所以舍生命以赴之者，亦曰："是固为斯民易共和幸福也。"吾民感先烈之义，诚铭骨镌心，志兹硕德，亦欣欣以祝之曰："是固为吾民易共和幸福也。"而骄横豪暴之流，乃拾先烈之血零肉屑，涂饰其面，傲岸自雄，不可一世，且悍然号于众曰："吾固为尔民造共和幸福也。"呜呼！吾先烈死矣！豪暴者亦得扬眉吐气，击柱论功于烂然国徽下矣。共和自共和，幸福何有于吾民也！

彼等见夫共和国有所谓政党者矣，于是集乌合之众，各竖一帜，以溷汗人间，或则诩为稳健，或则夸为急进，或则矫其偏，而自矜为折衷。要皆拥戴一二旧时党人、首义将士，标为自党历史上之光荣。实则所谓稳健者，狡猾万恶之官僚也，急进者，蛮横躁妄之暴徒也，而折其衷者，则又将伺二者之隙以与鸡鹜争食者也。以言党纲，有一主政，亦足以强吾国而福吾民。以言党德，有一得志，吾国必亡，吾民无噍类矣。此非过言也。试观此辈华衣美食，日搖曳于街衢，酒地花天，以资其结纳挥霍者，果谁之脂膏耶？此辈蝇营狗苟，坐拥千金，以供其贿买选票者，又果谁之血髓耶？归而犹绐吾蚩百姓曰："吾为尔作代表也，吾为尔解痛苦也。"然此辈肥而吾民瘠矣。抑吾闻之，各党之支分部，因选举耗用者，动辄数万金，此其所需，要皆仰给于其党魁倓之踞要津享大名者。夫此踞要津享大名者，充其极不过一总统，一都督耳；否则两袖清风之空衔伟人耳，既无邓氏之铜山，更乏郭家之金穴，顾安得此钜金者，其故不大可思乎？或谓子殆不知政党之作用，故讥之无完肤。曰：吾侪小民，固不识政党之作用奚似，但见吾国今之所谓党者，敲吾骨吸吾髓耳。夫何言哉！夫何言哉！

共和后，又有所谓建国之勋者矣。其今日一榜，明日一榜，得勋位、嘉禾、上将、中将者，要以武人为多，而尤以都督为横，以其坐拥重兵，有恃无恐，上可以抗中央，下可以胁人民。其抗中央也，则曰："吾拥护民权也。"其胁人民也，则曰："吾尊重国法也。"究之，国法当遵，而彼可以不遵，民权当护，而彼可以不护。不过假手于国法以抑民权，托辞于民权以抗国法，国法民权，胥为所利用以便厥私。中央视之无奈何也，人民视之无奈何也。则革命以前，吾民之患在一专制君主；革命以后，吾民之患在数十专制都督。昔则一国有一专制君主，今一省有一专制都督。前者一专制君主之淫威，未必及今日之都督，其力复散在各省，故民之受其患也较轻。今者一专制都督之淫威，乃倍于畴昔之君主，其力更集中于一省，则民之受其患也重矣，则所谓民权民义者，

2

皆为此辈猎取之以自恣，于吾民乎何与也？

嗟呼！今之自命为吾民谋福利护权威者，竟若是矣！吾民更奚与共安乐者，耗矣。哀哉！吾民瘁于晚清秕政之余，复丁干戈大乱之后，满地兵燹，疮痍弥目，民生彫敝，亦云极矣。重以库帑空虚，岁出增亘，借款未成，司农仰屋，势不能不加征重敛于民。民既托庇于其下，在理当负斯责，亿辛万苦，其又何辞。然求于民者民应之矣，民之切望于国家者，乃适得其反。呜呼！吾民乃委无望矣。富强之本不外振农、通商、惠工。农以生之，工以成之，商以通之。试观吾国，版图若兹其阔，民庶若兹其繁，江河贯于南北，沃野千里，天府之区也。苟有善治者，不待十年，丰庶之象，可坐而膰，而锋镝扰攘之余，为之国家者，不有以解其倒悬，乃坐视困苦飘零而不救，以致农失其田，工失其业，商失其源，父母兄弟妻子离散焉，不得安其居，刀兵水火，天灾乘之，人祸临之，荡析离居，转死沟洫，尸骸暴露，饿殍横野。呜呼！国家至此而穷于用，则吾民之所以牺牲其天秩自由，而屈其一部以就范于国家之下者，果何为乎？然是岂国家自身之咎哉？夫今之为政者，匪不纲其政缔以示斯民，若社会政策也，保护制度也，是又徒炫耀其名以贾吾民之欢心已耳。钻营运动争权攘利之不暇，奚暇计及民生哉？然则所谓民政者，少数豪暴狡狯者之专政，非吾民自主之政也；民权者，少数豪暴狡狯者之窃权，非吾民自得之权也；幸福者，少数豪暴狡狯者掠夺之幸福，非吾民安享之幸福也。此少数豪暴狡狯者外，得其所者，有几人哉？吾惟哀吾民而已矣！尚奚言！

1913 年 4 月 1 日
"言治"（季刊）第 1 册
署名：李钊

国　情

自"临时约法"为集矢之的，而世之談国情者众。夫衡宪典于国情，宁匪可尚者，而以客卿論国情，則扞格之处恒多。縱其宅心立言，力辟国拘，而欲以誠挚自貢，虑其所謂国情者，究屬皮相之见，不叶于实象，所向愈切，所去愈遙。況邦国之际，利害相反者有之，使其人而褊塞阴狠者，忠于己不必忠于人，則其标为治安之制者，安可信賴。盖国情之不可与客卿謀也久矣。

今国人信为足与謀国情者，为日人有賀长雄与美人古德諾。二氏学誼之所造，吾不敢知。但知古德諾氏之論国情也，必宗于美，否亦美洲人目中之中国国情，非吾之純确国情也。有賀氏之論国情也，必比于日，否亦日本人目中之中国国情，亦非吾之純确国情也。幸而与謀国情者仅一美人一日人耳，而新約法之毛顏已斑杂二种。設更得黄金百万，开館筑台，延納列国博士，相与辯析天口，文擅雕龙，抵掌而論吾国情，时势潮流之所推移，群众狂暴之所酿煽，一人意志之所专恣，所能容与斟酌于国情者之量几何？将亦为天下挟策干时之士裂矣。夫非筑室道謀之类乎？

往者有賀氏倡为总統內閣制之說，以迎当道，而宪法之风潮以起，吾儕已惊其立言之异趣矣。而新約法頒布之頃，古德諾氏复有"新約法論"刊于北京各报，所論是否諧理，姑不置辯，以新约法为物，无吾侪管窥法理之余地，独其所謂国情者，不能无疑焉。

氏之論国情也，要謂吾民俗重視家族，淡于政治，自昔无选举制度，似謂国情如此，行代議政治有所未安者。吾尝思之，中国自唐虞之世，敷教明倫，亲九族以协万邦，家族之基，于以确立，聚族为村，有礼俗以相維系，国家权力之及于民者，微乎渺矣。百年而上，尚純以放任为治，征赋折獄而外，人民几与国家无涉，国权之及于民也輕，故民意之向于政治也淡。然历代君人者，必以省刑罰、薄税斂为戒，其民始相安于无事，否則揭竿四起矣。尤以宅国大陆之中，閉关自守，历有年所，初无外力之激迫感动，而家族制度之巩固，亦足以远却国家之权力，故此状保持独久，民情亦因之稍异，斯誠近似。而今則何如者？近世国家政务日繁，財政用途亦日增，人民負担之重，已非昔比。于是"不出代議士，不納租税"之声愈高，而爭获参政之柄者，亦不惜牺牲身命以求之。稽近世政变之由来，直可謂为因赋税之加重而起也。中国海通而后，亦竞立于列国之林，財政用途之扩張，不惟不能独異，而以屡逢創挫，国力益微，养兵赔款，穷索編氓，維新以来，負担益重。夫前之漠然于政治者，以国家权力之及乎其身者輕耳，今則赋重于山矣，法密于毛矣，民之一举一动，莫不与国家相接矣！纵悬厉禁以闕之，民亦将进索政权而不顧，乃謂其不習于代表政治，退抑之使仍听命于行政者意旨之下，此实逆乎国情之論也。苟能返吾民于上古榛莽之域，耕田而食，凿井而飲，帝力何有于我者，虽无国家可也。即不然，取于民者有限，法令不如今之繁，赋斂不如今之重，使民不聞政犹可也。奈世无兹大力者堪与时势抗耳。抑氏不云乎："官吏誅求过苛，民不堪命，故群起而抗之，然人民对于政治之权力，舍此固无他术也。"夫然，当此负担加重之时，吾侪乃谋所以避其反抗之道，欲以代议政治行于吾国，以免于祸乱，而氏必欲保吾已往之国情，必欲使吾民舍群起反抗无他术焉。吾不识制宪法衡国情者，将以求治乎，抑以蓄乱乎？

氏论最奇者，莫如"人民生计至艰，无参究政治之能力"。及"其人民既不习于代表之政治，而又有服从命令与夫反抗苛虐之积习，一旦改数千年专制之政体，一变而为共和，欲其晏然无事，苟非其政府有维持秩序之能力，盖必不可得之数矣"。吾之国民生计，日濒艰窘，无可掩讳，然遽谓其至于无参政能力之度，吾未之敢信。盖所谓生计艰者，比较之辞，非绝对之语，较之欧美，诚得云然，较之日本，尚称富裕，胡以日人有参政能力，而我独无也？此则大惑不解者矣。共和国民之精神，不外服从法令与反抗苛虐二者。盖共和国之所由建造，大抵为反抗苛虐之结果，而其所以能安于共和政治之下者，则必有服从法令之精神。今氏指斯二者为吾之国情民性，虞其不能晏然于共和之下者，抑又何也？且国无间东西，政无分共和、专制，政府要宜具有维持秩序之能力，此政府之通性也。共和国既不能独异，亦非特因吾之国情而需乎此者，氏以忠于国情过笃，竟忘其为政府之通性，何其率也！

言国情者，必与历史并举，抑知国情与历史之本质无殊，所异者，时间之今昔耳。昔日之国情，即今日之历史；来日之历史，尤今日之国情。谈宪法者，徒顾国情于往者，而遗国情于近今，可怪也。吾以为近今之国情，较往昔之国情为尤要，盖宪法为近今之国情所孕育，风云变色，五彩旗翻，曾几何时？汉江之血潮未干，盟誓之墨痕宛在，共和政治之真义，尚未就湮，人且弃之若遺。如古德諾氏者，至不惜掘发欧洲古代之文辞故事于亡国荒冢之中，以章飾新約法，謂国家即帝国其質，元首即終身其任，亦无妨于共和之修名，惜氏所知者仅于 Republic 之一字耳。使更有人以周人逐历之事相告，則論共和先例者，当更添一奇观矣。伤时之士，見有賀氏議論，怦然心动，至謂以地势相連，遂成今果，无善法以弥此憾，惟深望識时之彦，常往来欧美。嗚呼！欧美人之言，岂尽可恃哉！求国情于外人，窃恐此憾終难弥耳。

1914 年 11 月 10 日

"甲寅"杂志第 1 卷第 4 号

署名：李大釗

国民之薪胆

　　吾国对日关系之痛史，宜镌骨铭心纪其深仇大辱者，有三事焉：曰甲午，曰甲辰，曰甲寅。甲午之役，丧师割地，东亚霸权，拱手以让诸日本。甲辰之役，日本与俄，争我满洲，而以我国为战场，我反作壁上观，其结果致敌势益见披昌。甲寅之役，日德构衅，以吾国山东为战场，一如日俄故事，后幅文章，竟欲演亡韩之惨剧于吾中国。此三甲纪念，实吾民没齿不忘者也。吾人于甲寅之新印象，更牵起甲午、甲辰之回顾，以青岛之战祸，无异辽东之劫，通牒之酷虐，几于城下之盟，将来欧洲战云若霁，此风雨摧零之中华国徽，究因横暴之侵陵，作何颜色，茫茫前路，殊难预卜。但知吾国沦降之新地位至于何等，皆日本此次乘世界之变局，强携我国家若民族濒于万劫难复之域，而堕之于九渊之中。吾人历数新仇旧怨之痕影，苟时势尚许我以最后之奋斗，则此三甲纪念中之甲寅，吾人尤愿与之共未来之薪胆生涯者矣。

　　交涉告急之顷，吾人执笔欲纪其经过之概略，而以外交秘密，莫从探检辄止。内外报章，虽各间有传载，亦东鳞西爪，莫辨虚实。延至今日，吾国竟屈于敌，震于其强暴无理之最后通牒，丧失国权甚巨，国将由此不国矣！交涉既结，两国政府，均有发表之公文，而自青岛战争伊始，迄于日本向我国提出要索条件，其间交涉详情，本会前曾刊行之"日人谋我近事"（雷君殷著），迹之颇详, 雷君且愿广续终篇, 餉我国民。兹篇之作, 仅冣其要, 而以最近国民之血泪, 略事点缀, 取其便置座右, 永志弗忘而已!

民国三年八月, 欧洲大战之血幕旣开, 日本政府于八月四日, 发表一种公文, 旨在宣言对于战局严守中立, 惟万一英国亦涉战潮, 日、英协約目的瀕于危殆, 日本当尽协約义务, 而执必要之措置。識者已預知东亚之悲惨风云, 将从其所謂必要措置者腾波叠浪而来矣。于是同月六日, 大隈氏召集內閣会議, 八日夜召集元老会議, 九日与英政府开始交涉, 英不同意, 日更要之以利害, 請其再思, 十二日夜半, 得英同意, 但附条件, 十四日日、英交涉完毕。

十五日午后七时, 致最后通牒于德国, 借保东亚和平之名, 要求德国以胶州湾租借地全部交还中国为目的, 限于一九一四年九月十五日交付日本, 并称至八月二十三日正午, 不接完全承認之答复, 日本当执必要之行动。届时德不答, 是日午后六时, 日本政府遂向德国宣战。二十七日奥国亦向日本宣战。先是八月二、三、四日欧战起, 六日吾国遂布中立。同日电驻日、美我国公使, 俾向日、美二国政府陈辞, 請其与中国协力限制战局。美国复电贊同, 日本不应, 后遂果攻胶州湾。但宣战前日本代理公使小幡酉吉, 亦尝向我国声明:"此次用兵, 原为維持东亚和平, 履行日、英盟約起见, 日本决不侵占中国領土, 违害中国中立。"乃九月二日, 日本军突由山东黄县之龙口, 萊州之金口, 即墨之虎头口上陆, 公然侵我中立。我国政府, 仓卒不知所措, 德国起而抗議, 乃听顧問日本人有贺长雄之言, 援日、俄战时旧例, 推广战区, 宣布局部中立。德、奥不平, 屢起抗議, 抗議未已, 而日军又于九月二十五日抵山东中部, 迫我交战区域以外之濰县。时日

9

本新派驻华公使日置益氏已就任，我国向之質問，彼初委为不知，繼不認濰县在交战区域以外，日軍一面仍西进不已，我国虽两次抗議，皆置弗理。至十月二日，始有答复，謂山东鉄路确属德国管理，可視为租借地之延长，称以在县西之鉄路，弃諸故国，有軍事上之危险，且中国有援助故国之事实，幷反質中国何以不允撤退鉄路守兵。三日駐軍一进济南，挑隙之举，不一而足。我国一味隐忍，虽压迫紛来，皆忍不与较，其間山东境內茹痛至深，盖无日不受惊窜流离之苦，慘杀侵掠之祸也。十一月七日，青岛陷，吾国朝野以謂战局既收，幸无枝节，凡茲一隅所起之国际問題，一俟欧战构和之日，听列强处分，目前或无困难問題之更发。庸詎知青岛之战，乃不过如初揭全書之首頁乎（日本政界要人尝有斯言）！盖項庄之剑，志在沛公，青岛之用兵，不在报德之前仇，非为履英之盟約，殆欲借端以树兵威于我大陆，作强暴要索之先声耳。方八、九月之交，日、德战端既启，日本朝野各团体爭呈意見書于其外交当局，以定对我要索之条款。外相加藤氏参酌众見，制成原案。其时大阪各报，略泄其秘，揭有所謂日、华新协約者，传聞由日置氏携入北京，国人当能忆及，此即今回要索之幻影。当时拓殖新报内田良半干涉中国国体、要求聘用大宗顧問、普設日語学校之說，或亦即备其外交当局采择之一部。于是加藤氏于十一月二日，自山县始，历訪其元老，幷密召日置公使回国，托言母病，此軺車之去来，当有无限之风云从之以行。各方意見，既皆疏通融会，日本之决心，已泰半持定，乃作盘馬弯弓乘机欲发之势，見有青岛关稅問題，以为可乘之机，我国虽允其請，任大連稅关长之花树氏为青岛稅关长，彼又反以为辱其国体，真所謂欲加之罪，何患无辞也。十二月三日，加藤又历訪元老，征其同意，要索条件，本可于是时提出，故欲牵税关問題，以为导綫，惟其时以議会弹劾內閣之喧声甚高，一时擱置，税关問題，遂得含糊了結，无可借口。适本年一月七日，我国以青島旣陷，正式通告日、英、德三国，声明拟銷交战区域，日本政府向我严行抗議，民間輿論，主持尤为不逊。东京"日日新聞"等报，至大書特書，謂宜派問罪使于北京。十八日，日本提出之二十一条款，分为五項，約以秘密，勿使宣布，而其通告各国者則仅十一条，內容輕重，且迥相异。盖此次日本提起交涉，全出于强盗乘火刼掠之行径，对于中国純用迫胁威吓之术，对于世界各国，則取欺瞒詐騙之方，国際上不信不义之交涉，莫过于是也。我国旣遭此奇辱，乃委由外交部当交涉之沖，彼亦自知其曲，未邃更为无理，政府遂而任陆征祥氏为外交总长，而交涉遂于二月二日正式开始矣。会議地点，在外交部迎宾舘，外交舞台中之人物，吾国則为外交总长陆征祥，次长曹汝霖，秘書施履本；日本則为公使日置益，一等書記官小幡酉吉，秘書高尾亨。会議之間，因日使堕馬受伤，我国外交当局移就日使舘会議者数次。每次会議，日使态度，各极强硬，聞小幡氏尤为蛮暴，其飞揚跋扈之状，咄咄逼人。至三月二十二日，日本托言换防，益大派軍队，前往南滿、山东，政府以該国駐屯軍，抖末滿期，径向日使質問，原有防軍，何时撤回？日使答以必待交涉有圓滿結束，方能撤退。日本之辱我国体，竟至此极。自开議至四月十七日，为期有三月之久，前后会議共二十八次，計其要索条款之中，至是中国已表示同意者十五款。关于山东者，如沿海一带島嶼之不割讓，烟台或龙口接济南鉄路借款之优先权，要地之开放商埠，均經承認。惟于山东将来之处分，提出附加条款，其大旨为：（一）日本政府声明中国政府承認前項利益时，日本应将胶、澳交还中国；（二）将来日、德会議时，应准中国参加；（三）中国因胶战所蒙之损失，应由日本赔偿。此外尚有对待要求一条，即速行回复山东原状。关于南滿者，如旅大及南滿、安奉两鉄路，租借延期至九十九年，南滿洲鉄路借款，南滿洲稅課抵借外債及南滿洲聘用顧問之优先权，南滿洲开矿之特权，吉长鉄路借款合同之改訂，吉长鉄路股本及完全管理权之讓与，日人在南滿有置产盖造商工业及农业应用地及內地杂居之权利，均一一承諾。惟关于管轄幷保护享受末項权利之日本人，中国欲加修正条款。关于汉冶萍公司者，中国亦允該公司如願与日本資本家合办，政府不加反对。关于全国沿海一带不割讓，中国允自己宣言。关于福建者，亦允日后按照日本之意願，另行声明。其他諸款，或有损于中国主权太甚，或背乎各国机会均等主义，如汉冶萍問題之第二款，合办中国警察（后經日使解釋为仅指南滿警察而言，幷云，如中国聘用日人为南滿警政顧問，日政府必能滿意，中国逐勉允之），学校、医院、寺院用地及布教权，揚子江鉄路权利，聘請有力之日本人为政治、財政、軍事顧問及教习，購定数軍械，与合办軍械厂各要求，悉以无从商議拒之，幷詳細說明其理由。其余爭执最多之事項，厥惟南滿洲土地所有权及东蒙古問題。日本原案要求日人有在南滿租地或購置地亩及居住、游历、貿易、制造权，中国以若是则不惟限制中国主权，且害及机会均等，遂于第一次修正案提出在南滿洲添开商埠，且設立中日合办农垦公司，日本不允。嗣又提出第二次修正案，收回前案，允其杂居，惟声明商埠以外之日本人，须服从中国警章，完納各項賦稅，与邦人一律，幷援引間島交涉成案，既有杂居之权，断不容領事裁制权与之幷行，但准日本領事到堂听審，日本仍不允。乃为第三次修正案，民刑讼案，分别处理，照土耳其之先例，日本犹不允。遂于第四次提案，完全照原案承諾，惟易土地所有权为租借权，耕作土地加以另訂章程数字而已。东蒙古为日本杜撰之新名詞，界域既不分明，且与日本无何关系，今遽与南滿相提并論，政府于此，亦主退讓，允于该处开辟若干商埠。据上所述，吾国政府退讓已至于无可退讓之地，乃日本益以为易与。停議十日后，竟于四月二十六日重提修正案。此新議案綜計二十四款，声明中国如将此二十四款全部承認，日本政府拟将胶州湾一带之地，以适当之机会，附加条件，归还中国，是为日本最后之讓步云云。中国对此新議案，于五月一日答复，又豫以新讓步，将此追加提出东部內蒙四款承認三款，对于日本人务农，中国曾提有另訂章程一节，径即取消。对于日人間或日、华人間之讼案，允日本领事派员旁听，并徇其請，将警察法令章程，改为违警章程，以縮小中国行政权。对于汉冶萍問題，中国承認此新議案要求諸款，即中国政府声明该公司不归国有，又不准充公，不准使该公司借用日本国以外之外国資本。关于福建問題，亦允向日本声明中国政府并无允准何国在福建省沿岸，建設造船厂、軍用蓄煤所、海軍根据地及其他一切军务上設施，并无拟借外債自行建設或施設上开各事。于该答复中，婉陈中国不能再行讓步之苦衷，冀其迅表同意，日本終不以为满意，仍以严重手段相威吓，我国政府，犹声称未經承認之条款，尚可再加考量，而日本雷厉风行之最后通牒，已于五月六日电寄北京矣。是日夜間，曹外交次长复往日使館，称第五项中学校用地所有权或租借权，尚有磋商余地，其他扬子江鉄路問題，第三国之关系如能解决，亦无不可云云。日使聞之大喜。盖其所謂最后通牒中之要求，犹未及此，遂电告日本政府，請示可否将通牒內容稍事更換，日本政府复电，謂已經御前会議，且已通告各国，碍难再改（此事二十二日日本众議院議員长島隆二氏，曾以質問其外相加藤氏，加藤氏答以此系曹次长私人之見，非代表中国政府），此通牒遂于七日下午三时递到。通牒內容，与四月二十六日提出之新議案，大旨不相出入，惟将第五项作为悬案，限于五月九日下午六时答复。政府既受此牒，駭愕四顧，內无强兵，外无与国，惟有承認之一途，坦蕩可行。爰于九日早一时，陆总长亲往日使館，正式承認。二十五日下午，条約正文签字。日本于此次交涉，以区区一紙恫吓之書，居然索我巨量之权利，于坛坫俎豆之間，所获不可謂不丰，宜其躊躇滿志私心窃喜也。而顧吾国，既丧目前之权利，更萌异日之祸根。嗚呼政府！嗚呼国民！其永永世世勿忘此五月七日可耳！吾紀此痛心刺骨之中日新交涉顛末，取材多由于两国政府所发表之公文，更参集中外报章，补其未备。其外交黑幕之风云，以鋼封于秘密之键，无从窥其奥蘊，即此已足为吾民未来二十年臥薪尝胆之資，幸勿依样葫蘆，事过境迁，仍葬于太平歌舞沉沉酣梦之中也。吾乃更就此次丧失权利之內容及其影响，本乎事实，試为推断，亦欲促政府之反省，奋国民之努力而已。

（甲）**山东問題** 山东自青島陷后，日本已視为第二之滿洲。惟欧洲战争未结以前，吾国关于山东問題，实无与日本交涉之必要。盖德国海外之海军根据地，不独吾国領土德国租借之青島为日本所占領，如扶罗陵群島薩摩，亦皆与青島居同等之地位，将来媾和之际，当有适当之处分，吾国但保将来加入会議之权，以待其时之折冲可也。日本于交战伊始，即附以归还中国为目的之文句于其最后通牒之中，虽青岛既下，一般日本国际法学者争主张此文句已失其效，然即此愈見此項文句之来历，当于日、德战前之日、英交涉有一段历史，即愈見日本将来之不能弃国际宣言若敝屣。日本政府既自知其不能常此保有，乃取避名居实之計，以归还青岛为餌，紿吾外交当局。不图我政府果中其計，与之交涉，約山东沿岸不割讓何国，与以鉄路借款优先权，并开放沂州、济宁、德州等要地十一所为商埠，从兹尼峰邹峄之乡，泱泱表海之国，又为木屐兒安乐之天府，而山左之同胞苦矣。且当欧战未結之际，受日本之形式归还，将来德国必有責言，吾又何辞以对，吾又何恃以为抗？縱将山东权利全部还我，今日受之，犹且未可，况徇虚名而受实祸，甘为日本效傀儡之勤劳，政府苟不慎审及此，异日噬脐，嗟何及哉！

(乙)南滿問題　此次交涉結果，关于南滿洲者，几与割讓領土权无异。盖旅大及南滿、安奉二路之租借期延长，自租借时起，为九十九年。吉长鉄路之管理經营，亦归日本掌握，其他重要行政之顾問权，种种借款之优先权，九处矿山采掘权，内地杂居营业权，土地租借权，治外法权，均皆囊括无遺。日本朝野十年以来处心积虑求之而未能者，今于談笑指顧間得之，其欣喜为何如者。然而白山黑水間之华裔死无葬身之地矣！

(丙)东蒙問題　东蒙界域，虽未知若何划定，据中国宣布之公文，当为奉天屬之一部，与热河道轄之一部，此次交涉，許以合办事业，借款优先权，并开放商埠若干处，日本势力，駸駸乎入畿辅重地矣。

(丁)汉冶萍問題　今此强国之要素，厥惟煤鉄。汉冶萍产煤鉄甚丰，造兵造船，莫不資为宝库。日本欲垄断之，絕我国武器之渊源，使我永无恢复旧物之希望。以一时經营未善，遽借外資，結造今日之孽緣，回思往事，能勿痛心！鳴呼！外債眞亡国之媒也。

（戊）福建問题 日本既于汉冶萍公司得有垄断权，足断我国兵器之渊源，制我国軍政之死命，犹虑海军或尚有一縷之生机，亦求所以絕之。遂于福建省限制我国借外資建造海軍港湾，兴办造船所，幷惧許他国以海軍根据地、煤炭貯蓄所，我国亦悉允之。甲午一敗之后，海軍残艦，已无可言，今幷其未来之命运而亦斬之矣。

（己）第五項悬案問题 第五項之所以列为悬案者，乃由其要索条件为列强所偵知。美国以利害相关尤切，且与路特高平覚書，及去年日本攻青島前之約束相背，美以未入战爭之潮流，稀有东顧之暇，遂得向日本为严重之質問，英国亦以揚子江鉄路問题相为尼阻，乃得置为悬案。日本于此，頗惧操之过激，招列强之反感，然其念固仍未断也。观其加藤外相答复某議員之質問，公然声明异日仍求解决。但其有解决之机会与否，純以欧洲战爭之形势为断。苟欧洲兵火，連年不休，则日本即举我中国存亡問题視为悬案以自由处分之，亦或无所忌憚。盖縱无所借口，势之所許，又何不可，况于約章明訂为悬案者乎？惟望我朝野，励精图治，以豫防此祸根之萌发，而与之为最后之一决也。

总之，此次日本要索之主的，对于吾国，则断絕根本兴复之生机，毁灭国家独立之体面，使我永无自存图强之实力。对于列国，则阴削其极东之势力，既得者使之减损，未得者豫为防遏，得志则称霸东方，不得志则以我国为嫁祸之所。即如"中国沿海不割讓何国"之宣言，日本所以迫我为此者，意果何居？使我国而有此实力者, 即无宣言, 他国岂能强索? 苟无实力, 縱宣言万遍, 宁有絲毫效果, 足遏列强之雄心? 此殆日本詭譎之阴謀, 以备万一欧洲战后, 列强中有欲求偿于中国以抵制日本势力于东方者, 彼且有辞以进而再事强索于我, 以为瓜分中国时多获权利之地步耳。且日本此次于中国获得之权利, 占世界各国之优势, 欧洲战后, 攘臂东来, 必且忌妒之而暫求偿于中国喘余之微命, 势必形成一亚东之新均势。此新均势之实質, 将与瓜分之境相去不远。所以暫留一步者, 西方各国方疲命于巴尔干战局之中, 元气未复, 不願驟兴兵争于东大陆也。迨其国力稍見充实, 終必出于一战, 以解决中国問题, 而为权利分配之裁判。然則日本今番之行动, 吾人認为异日瓜分之戎首可也。吾于最后, 欲为一言; 政府果不願为亡国之政府, 則宜及早觉悟其复古之非, 弃民之失, 速与天下更始, 定根本大計, 回复眞正民意机关, 普及国民教育, 实行征兵制度, 生聚訓練, 以图复此深仇奇辱。国民而不願为亡国之国民, 亦宜痛自奋发, 各于其本分之內, 竭力振作其精神, 发揮其本能, 鍛炼其体魄, 平时貢其知能才艺于社会, 以充足社会之实力, 隱与吾仇竞争于和平之中; 战时則各携其平时才智聪明素积之績效, 貢其精忠碧血于国家。吾輩学生, 于国民中尤当負重大之責任, 研究精神上之学术者, 宜时出其优美之文学, 高尙之思潮, 助我国民精神界之发展; 研究物質上之学术者, 宜时攄其湛深之思考, 施以精巧之应用, 謀我国軍事工艺器械之发达。誠以精神具万能之势力, 苟克持之以誠毅, 将有伟大之功能事业。基于良知一念之徵明, 則曹沫雪辱, 勾践复仇, 会有其时。堂堂黃帝之子孙, 岂終見屈于小丑! 前此四千余年, 吾民族旣于天演之中, 宅优胜之位置, 天道未改, 种性犹存, 胡竟昔荣而今枯, 昔畅而今萎。或者盛衰剥复之几，此暂见之小波澜，正为多难兴邦，殷忧启圣之因缘，惟国民勿灰心，勿短气，勿轻狂躁进，因心衡虑，蕴蓄其智勇深沉刚毅果敢之精神，磨炼其坚忍不拔百折不挠之志气，前途正自辽远。光明缉熙之运，惟待吾民之意志造之，惟赖吾民之实力辟之。吾民惟一之大任，乃在迈往直前，以应方来之世变，成败利钝，非所逆计。吾信吾国命未必即此终斩，种性未必由此长沦也。愿我国民，善自为之！

1915 年 6 月
"国耻纪念录"
注：李大钊

警告全国父老書

寅卯之交，天发杀机，龙蛇起陆，敝皆鹑火。战云四飞，倭族乘机，伺我夏宇。我举国父老兄弟姊妹十余年来隐忧惕栗，梦寐弗忘之亡国惨祸，挾欧洲之弹烟血雨以俱来。噩耗既布，义电交驰。军士变色于疆场，学子愤慨于庠序，商賈喧噪于闤市，农夫激怒于阡郊。凡有血气，莫不痛心，忠义之民，愿为国死。同人等羈身异域，切齿国仇，回望神州，仰天悲愤。以謂有国可亡，有人可死，已无投鼠忌器之顧虑，宜有破釜沉舟之决心。万一横逆之来，迫我于絕墟，则当率我四万万忠义勇健之同胞，出其丹心碧血，染吾黄帝以降列祖列宗光荣历史之末頁。事亟寇深，危险万状，謹陈斯义，布于有众，皇天后土，实式憑之。

嗚呼，吾中国之待亡也久矣！所以不即亡者，惟均势之故。前此痛史，姑不殚述。姑摄厥要，断自甲午。列强在华，拔帜竪帜，均势之局，乃具规模，以中国泱泱万里，天府之区，广土丰物，迈絕寰宇，任何一国，欲举而印度之、势所弗許。即欲攘我权利，亦輒为他国所遏，群雄角逐，赖以苟安。故欲夷我如卢克森堡、比利时者，亦所不能。惟是燕幕之惨，志士寒心，牛后之羞，壮夫切齿，诚以寄生即亡国之基，履霜乃坚冰之渐也。甲午之战既終，日人挾其战胜之余威，索我辽东半岛。外交黑幕，捭闔縱横；坛坫樽俎之間，乃不得不有所迎拒以图一时之牵制。而引狼拒虎之祸，势又缘兹以起，且至不可收拾。卡西尼中俄密約之結果，旅大租于俄，广州租于法，威海租于英，胶州租于德。意大利聞而生心，亦欲据我三門湾。自是臥榻之侧，有他人鼾睡之声，独立之邦，伏列强割据之迹。若則齐躯竞进，若則单骑独行，鉄路告成，矿山斯去，军旗所至，商旅逐来。中更庚子之乱，日俄之争，外力益以潜滋，势力略有轉易。凡其利奴垄断之域，輒揚势力范围之言，均势之界愈明，瓜分之机愈迫；英之于西藏及长江流域也，俄之于外蒙、伊犁也，日之于福建、南滿也，法之于滇，德之于鲁也。或由战胜攻取，或由秘密締約，或由清廷断送，或由列国協謀，均于其所志之地，攘得不讓他国之特权。故揚子江流域者，英視为其势力范围也，而有粤汉、川汉二路之四国借款以間之，日本亦于汉冶萍公司及南潯鉄路享有投资之权利。滿洲者，日、俄視为其势力范围也。而美前国务卿諾克士有滿鉄中立之提議，同时，中国亦与英、美有爱錦鉄路借款之商榷。虽皆尼于日、俄而未果，而其变相則为四国借款，以振兴滿洲实业，改革滿洲币制为其用途。磋商奏洽，将有成議，而滔滔江汉，革命怒潮，掀天以起，兹事竟寢。革命战后，剜肉补疮，犹患弗給，乃大举借款，以鉄路作抵。列强在华之經济势力益密，經緯参差，纖維若織，中国等于自縛之春蚕，列强如争食之饿虎。然均势之基，固未动摇也。是則致中国于将亡者，惟此均势；延中国于未亡者，惟此均势；迫中国于必亡者，亦惟此均势。此列强在华中世之概观，世指为远东問題者也。同时其紛紜杂沓，有与之同符者，即所謂近东問題是。奥斯曼利土厥（即土耳其）帝国之兴也，飘飘半月旗，一揮而蔽欧洲之日月。自十七八世紀以还，一败于奥，再屈于俄，国势日促，外患旣不可遏，內忧又复夢乘。巴尔干諸小邦，或前屬行省，或久列藩封，以历史所遺种族宗教之痕印，历久未湮，根本一弱，遂纷纷畔离，謀所以自树。列强于此，則利用其种族之感情，阴操其宗主之权，大日耳曼主义与大斯拉夫主义之二大暗流，冲激摩荡，軋轢不已。彼一国一族之隆替，与之連封接壤者，即屬异类殊族，亦莫不同其休戚。于是各从其利害之所同，而有三国同盟与三国协商之对抗，三同盟国者，德、奥、意也，三协商国者，英、法、俄也，以保一时之均势，以郁全欧之暗云。此近东之均势，又遙与远东之均势相为呼应，以成世界全局之均势。牵一发，則全身俱动，若待爆之火山，若奇幻之魔窟，风云万变，光怪陆离。巴尔干风鶴一惊，列强莫不皇皇焉戒惧以临，若大难之将至。盖企平和于均势之局，犹厝火积薪以求安也。近年巴尔干两次战争，列强相戒，勿事干涉，虽能幸免于乱。今以奥储一滴之血，塞人一弹之光，霹靂一声，天惊石破。举世滔天之祸，全欧陆沉之忧，遂汹涌于巴尔干半島之一隅。余波所及，更与极东之沉沉大陆相接。正如銅山东崩，洛鐘西应，而呱呱堕地之中华民国，遂无安枕之日，此欧洲大战及于极东均势之影响也。民国肇造，邦基未安，方期举我全国剛毅强固之人心，尝胆臥薪之志气，艰难締造，补苴弥縫。内之巩我邦家于金甌磐石之安，外之与世界各友邦共臻和平康泰之盛运。何图天意难知，祸机卒发，奥、塞构兵于前，德、俄攘臂于后，英、法牵于协商之义，突厥（土耳其）念其累世之仇，黑山国（門的尼哥罗）則救助同族，比利时則捍卫中立，前后数月間，相率淪溺于战祸洪流之中而勿容自拔。我中华民国，爱人类之平和，閔友邦之殃厉。乡人有斗，披发纓冠，同胞互仇，宁容坐视。当夫战牒纷传，羽書四达，我政府体国民维持人道之众意，亦尝东顾日本，西訊彼美，蘄斯三邦携手，近维东亚之大局，远解西欧之惨变。日本阳诺阴违，机谋诈变，假日、英同盟之虚名，报还附辽东之旧怨，朝发通牒，夕令动员，师陈黄海之滨，炮击青岛之垒。夫青岛孤悬一隅，德人不过几千，兵舰不过数艘，仅足自卫，乌敢犯人。詎能扰乱东亚之平和，阻塞过商之要路，日本必欲取之者，非报德也，非助英也，盖欲伺瑕导隙，借以问鼎神州，包举禹域之河山耳。溯自日、俄战后，旅大移租，三韩见并，南满实权，亦归日人掌握，殖民则任意经营，筑路则自由行动，关东有都督之设，铁路为军人所司，黑水白山儼非我有。夫鲁之有胶、澳，辽之有旅顺，相犄角而镇渤海之门户。旅顺失则辽东不保，胶、澳失则齐鲁亦危。旅顺与胶、澳，尽为日本所据，则扼燕京之咽喉，撼中国之根本，而黄河流域，岌岌不守矣。今日本乘欧人不暇东顾之时，狡焉思启，作瓜分之戎首，逞吞并之野心，故其进攻青岛，迟迟吾行，沿途淫掠，无所弗至，杀戮我人民，凌辱我官吏，霸占我电局，劫发我公库。我政府勉顾邦交，再三隐忍，不得已而划交战区域，冀其蛮行稍有所限制。我国民茹痛吞声，亦勉遵政府之命令，多所供其牺牲。日本犹不自足，更进而强劫胶济铁路，军士肆其横暴，意欲挑起衅端，思得口实，试其戈矛。我国廉知其谋，咽满腔之血泪，忍切肤之奇痛，百般横逆，一味屈从，两国邦交，幸无枝节。青岛既陷，方谓一幕风云，暂可中止，我政府遂向各国宣告交战区域之撤去，本其固有之权，与所应为之事，而在交战期间，对于双方竭诚相与，无左右袒，严守局部中立之义务。凡在友邦，当所共鉴，纵欲加罪，宁复有辞。而孰知竟以撤去交战区域攖日本之盛怒，谓为辱其国体，挟其雷霆万钧之势，迫以强暴无理之条。全案内容，虽未确知，东西报章，已揭其要，析为四项，凡十九条，谨节原文最举于下：

（甲）南满洲及东蒙古

一，辽东半岛之租借，自一九一五年起，展期九十九年；

二，南满洲铁路条约，延长九十九年；

三，南满洲警察行政权；

四，日本人在南满洲应得居住经商及购置田地之自由；

五，安奉吉长铁道租借条约，延长九十九年；

六，承认内蒙古（即东蒙）为日本独享之势力范围；

（乙）山东

七，胶济铁路及所有德国在山东之矿山铁路实业，须无条件
　　的让与日本；

八，烟潍铁路及龙口支路之建筑权；

（丙）福建

九，承认福建为日本独享之势力范围；

一〇，自福建至江西、湖南之铁路建筑权；

一一，福建省内所有矿山铁路及其他实业，应归日本与中国
　　合资兴办；

（丁）一般的要求

一二，中国陆海军应聘用日本人为教练官；

一三，中国财政教育交通各部，应聘用日本人为顾问；

一四，中国学校之教授外国语者，应教授日本语；

一五，汉冶萍盛宣怀借款之事，应办理清结；

一六，凡授给矿山铁路及其他工业之特权时，应询问日本之
　　意见；

一七，若中国有内乱时，应求日本武力之辅助，日本亦担负

中国秩序之維持；

一八，煤油特权讓与日本；

一九，开放中国全部，使日本人自由經商。

凡茲条款，任允其一，国已不国。況乃全盘托出，咄咄逼人，迫之以秘密，胁之以出兵，强之以直接交涉，辱我国体，輿論激昂，则捏詞以誣之；国民憤慨，则造謠以間之。不曰独探，輒曰收买，忽而离間，忽而煽动，一若吾国人皆鹿豕之不如，尽金錢之可賄。至彼报章横議，主兴問罪之师，政社建言，促行解决之策，欲举其詳，难更僕数。此日本乘机并吞中国之由来，吾人所当鑴骨銘心，志茲深仇奇辱者也。日本既发此大难，中国不敢于坐亡，日复一日，势必出于决裂。彼有强暴之陆军，我有牺牲之血肉；彼有堅巨之战艦，我有朝野之决心。蜂蠆有毒，而况一国，海枯石烂，众志难移。举四百余州之河山，四万万人之坟墓，日本虽横，对此战血余腥之大陆，終恐其食之不下咽也。且极东突有震动，欧战必亟議和，群雄逐逐，馬首东迴，德报新仇，俄修旧怨，美有邻厚之虑，英有奔盟之势，万矢一的，以向日本，而以我中原为战場，中国固已早亡，日本岂能幸免。苟至于此，黄种淪于万劫之深渊，哲人独执世界之牛耳，野心勃勃之日本，果安在哉！嗟彼日人，阴賊成性，当民国初建之际，挑兄弟閱墙之机，射影含沙，无所不至。双方蠱以顧問，百計施其鬼謀，欺我政府，愚我黎庶。凡茲島国之阴謀，尽成一家之痛史，創痕犹在，前事未忘。今更恃强挾迫，无理要胁，大欲难填，野心不死，是不义也。且維持东亚平和，保全中国領土，日、英既有成言，举世实聞此語。今遽背盟爽約，躬为破坏东亚平和，吞并中国領土之戎首，而无所于恤，为世界扰乱之媒，醸未来大战之祸。今日既种恶因，异时焉有善

24

果。戕贼人道，涂炭生灵，是不仁也。恶因既种，后祸难逃。直接以買中国之怨者，間接以树列国之敌。今日以之亡中国者，异日即以亡其日本，是不智也。向者日本对德恭順备至，一旦卒遭大难，遂而反颜。趁火行劫，强盗所耻，堂堂国家，且又过之，是不勇也。查其对德通牒有云，以还付中国为目的，以欺世人耳目。曾几何时，青岛既下，牒章之墨未乾，汶阳之田不返，因得隴而望蜀，遂雨复而云翻。世俗相交，犹重然諾，国际宣言，弃若敝屣，是不信也。此不义、不仁、不智、不勇、不信之行为，于日本为自杀，于世界为蟊贼，于中国为吾四万万同胞不共戴天之仇讐，神州男子，其共誓之！

抑日本蕞尔劳岛，力非能亡我中国者。国人而不甘于亡，虽至今日，犹可不亡；国人而甘于亡，则实中国有以自亡耳，何与日本！忆昔甲午痛創，艨艟巨艦，旌旗蔽空，横槊临江，威震海表，縱不能称雄一世，以与敌較，数倍其力，宜可以摧折强邻，威加三島，乃竟一战而败，尽歼于敌，国威自此一蹶不可复振。日、俄战后，敌气益熾。青岛之役，有如昨日，吾关东山左之父老，惊窜流窝，死不得所。他如二辰丸之鸣炮升旗，五警士之死不瞑目，非分相干，有加无已，一日縱敌，数世之患。呜呼！岂止数世而已哉！曩者去国，航海东来，落日狂涛，一碧万頃，过黄海，望三韩故墟，追寻甲午复师之陈迹，渺不可睹。但闻怒潮哀咽，海水东流，若有殉国亡灵凄凄埋恨于其間者。居东京，适游就館，见其陈列房夺之物，莫不标名志由，夸为国荣。鼎彝迁于异域，銅駝泣于海隅，睹物伤怀，徘徊不忍去。盖是館者，人以紀其功，我以銘其耻；人以壮其气，我以痛其心。惟有背人咽泪，面壁吞声而已。言念及此，輒不胜国家兴亡之慨，而痛恨于前清末季，民国初年，朝野上下之忘仇寡耻，徒事内争，颓靡昏罔之人心也。夫苟一经创辱，痛自振励，起未死之人心，挽狂澜于既倒，则今日欧洲莽怪之风云，宁非千载一时、睡狮决起之机，以报累代之深仇，以收已失之土地，从此五色国徽，将亦璀灿光耀于世界。徒以清之君臣，酣嬉自废，畛域横分，民国承之，操戈同室，时机坐误，夫复何言！国人及今而犹不知自觉，犹不急起而为生聚训练之谋，来者视今，恐犹今之视昔，炎黄远裔，将沦降于永劫不复之域，而灭国之仇，夷族之恨，真天长地久，无复报雪之期矣！呜呼同胞！亦知今世亡国之痛乎？印度之灭也，英人役之以充兵，驱之以赴敌，出印人之血肉，为英族之牺牲，吁天无路，牛马长沦。乃若安南亡于法，朝鲜并于日，其墙户无天，避秦无地之惨剧，尤为见者心酸，闻者发指。昔者改姓易代，兴亡倏忽，而一二遗老孤臣，不忍见宗社之倾，君父之辱，犹或黄冠草履，歌哭空山，乱礁穷岛，相望歔泣，亦欲抱残经于学绝之交，存正朔于危难之际，虽至势穷力尽，卒无变志灰心，杀身成仁，刎颈殉国，流离转徙，客死天涯。宋之文山、叠山，明之苍水、舜水，垂于史册，炳如日星。矧今之世，尤非昔比，国社为墟，种族随殄，亡国新法，惨无人理。君子有猿鹤之哀，小人惟虫沙之劫。空山已无歌哭之地，天涯不容漂泊之人。犹太遗民，梦怀故国，文豪富贾，屡出其热烈之文章，宝贵之黄金，以求一地，聚族而居，累世远谋，卒无所成。韩社既屋，安重根以哈宾之弹，当博浪之椎，虽此一滴刚正之血，未尝不足以点缀其黯淡无光之亡国痛史。然而枯藤可断，十三道之江山不可复保矣。呜呼，同胞！值此千钧一发之会，当怀死中求活之心，最后五分，稍纵即逝，过此以往，皆凄凉悲惨之天地也。然则吾国民于今日救国之责，宜有以仔肩自任者矣。

吾国民今日救国之责维何？曰，首须认定中国者为吾四万万国民之中国，苟吾四万万国民不甘于亡者，任何强敌，亦不能亡吾中国于吾四万万国民未死以前。必欲亡之，惟有与国同尽耳。顾外交界之变幻，至为诡谲，吾国民应以锐敏之眼光，沉毅之实力，策政府之后，以为之盾。决勿许外敌以虚喝之声，愚弄之策，诱迫我政府，以徇其请。盖政府于兹国家存亡之大计，实无权以命我国民屈顺于敌。此事既已认定，则当更进而督励我政府，俾秉国民之公意，为最后之决行，纵有若何之牺牲，皆我国民承担之。智者竭其智，勇者奋其勇，富者输其财，举国一致，众志成城。胜则此锦绣之江山可保，而吾祖宗袭传之光荣历史，从此益可进展于无穷。败则锦绣之江山虽失，而吾祖宗袭传之光荣历史，遂结束于此。葆有全始全终之名誉，长留于宇宙之间，虽亡国杀身，亦可告无罪于我黄帝以降列祖列宗之灵也。河岳镇地，耀灵炳天，血气在人，至刚至大。九世之深仇未复，十年之胆薪何在！往者不谏，来者可追，愿我国民，从兹勿忘此弥天之耻辱可耳。泣血陈辞，不知所云。

留日学生总会李大钊撰

1915 年

按油印原件刊印

厌世心与自觉心

（致"甲寅"杂志记者）

記者足下：

前于大志四期独秀君之"爱国心与自觉心"，凤誦迴环，伤心无已！有国若此，深思挈爱之士，苟一自反，要无不情智俱穷，不为屈子之怀沙自沉，则为老子之骑牛而逝，厌世之怀，所由起也。有友来告，謂斯篇之作，伤感过甚。政治之罪恶既极，厌世之思潮，隐伏于社会，际兹晦育否塞之运，哀哀斯民，誰則复有生趣，益以悲观之說，最易动人心脾。最初反間，我需国家，必有其的，苟中其的，則国家者，方为可爱。設与背馳，爱将何起？必欲爱之，非愚則妄。循是以进，自觉之境，誠为在邇。然若所思及此而止，将由兹自堕于万劫不复之渊，而以亡国灭种之分为可安，夫又安用此亡国灭种之自觉心为也。愚惟独秀君构文之旨，当不若是。观其言曰："国人无爱国心者，其国恒亡；国人无自觉心者，其国亦殆。"似其言外所蓄之意，未为牢骚抑郁之辞所尽也。厥后此友有燕京之行，旋即返东。詢以国門近象，輒又未言先叹曰："一切頹丧枯亡之象，均如吾儕悬想之所能及，更无可說。惟兹行頗賜我以觉悟，吾儕小民，侈言爱国，誠为多事。曩讀独秀君之論，曾不敢謂然，今而悟其言之可味，而不禁以其自觉心自觉也。"是則世人于独秀君之文，賛可与否，似皆誤解，而人心所蒙之影响，亦且甚巨。盖其文中厌世之辞，嫌其泰多；自觉之义，嫌其泰少。愚则自忘其无似，僭欲申独秀君言外之旨，稍进一解。诚以政俗靡污，已臻此极，伤时之士，默怀隐痛，不与独秀君同情者，宁复几人！颟顸行唫，怅然何之！欲寻自觉之关头，辄为厌世之云雾所迷，此际最为可怖，所述友言，即其征也。他人有心，予忖度之，妄言梗喉，不吐不释，独秀君其许我乎？国家善恶之辨，古今学者，纷纷聚讼，亚里士多德、柏拉图、黑智儿诸人，赞扬国家之善，装璜备至。自然法派，则谓为必要之罪恶，而昌无治之义者，辄又遮拨国家，几欲根本推翻，不稍宽假。此事诉于哲理，太涉邈玄，非本篇所欲问。惟就今世论今世。国家为物，既为生存所必需，宇以罪恶，未免过当。至若国家目的，东西政俗之精神，本自不同。东方特质，则在自贬以奉人；西方特质，则在自存以相安。风俗名教，既以此种特质精神为之基，政治亦即建于其上，无或异致。但东西文明之融合，政俗特质之变革，自赖先觉者之尽力，然非可期成功于旦夕也。惟吾民于此，诚当自觉。自觉之义，即在改进立国之精神，求一可爱之国家而爱之，不宜因其国家之不足爱，遂致断念于国家而不爱。更不宜以吾民从未享有可爱之国家，遂乃自暴自弃，以侪于无国之民，自居为无建可爱之国之能力者也。夫国家之成，由人创造，宇宙之大，自我主宰，宇宙之间，而容有我，同类之人，而克造国。我则何独不然？吾人苟不自薄，惟有本其自觉力，黾勉奋进，以向所志，何时得达，不遑问也。若夫国家兴亡，民族消长，历史所告，沧桑陵谷，迁流罔极，代兴代亡者，粼然其非一姓氏一种族也。秦皇、元代之雄图，波斯、罗马之霸业，当其盛时，丰功伟烈，固莫不震赫于当世。曾几何时，江山依旧，人事全非，英雄世主之陈迹，均已荒凉淪沒于残碑断闕之間，杳如烟霧，不可復識，所謂帝国宏規者，而今安在哉！是故自古无不亡之国，国苟末亡，亦无不可爱之国，必謂有国如英、法、俄、美而后可爱，則若而国者，初非与宇宙并起，純由天賜者。初哉首基，亦由人造，其所由造，又罔不惟其国民之爱国心，发揮而光大之，底于有成也。既有其国，爱固不妄。溯其建国伊始，或縱有国，而远不逮今，斯其爱国，又將云何！複次謂朝鲜、土耳其、墨西哥乃至中国之民，虽有其国，亦不必爱，則是韓并于日，土裂于人，墨联于美，或尚足夸为得所。如吾国者，同一自損，更何所择，惟有坐以待亡，听人宰割，附俄从日，惟强者之威命是听，方为得計。斯而可乐，人間更有何事足为畏怖？愚不識斯时果有何幸福加于国家尚存残体之时，并不識斯时自甘居亡国奴地位以外，竟有奚裨助于吾儕者。独秀君之所謂自觉心者，必不若是矣。

恶政苦民，有如猛虎，斯誠可痛，亦宜亟謀所以自救之道。但以稜失国之民，犹为慘酷，殆亦悲观过激蔽于感情之辞。即果有之，亦不过一时之象，非如亡国慘劫，永世不复也。昔有文人 Souvestre 者，尝游巴黎，感怀所触，著为笔录。曾紀一日漫游曲巷，目击穷苦細民，杂处蓬寰，襤褸曝日，风飘蔽牖，泥沟流秽，臭气逼人。亦有孤客，愁死他乡，累然一棺，零丁过市，北邙委骨，狐狸食之，泉台咽恨，幽魂何依！感此慘象，归而永叹，辄謂人世悲苦，真不如草木之无知，鳥兽之自得也。迨見梁前燕子，雏倡分飞，中有弱稚，弃于故巢，繞室哀鳴，母燕不顧，呢喃自轉，竟以僵死。以視人間母子之爱，海枯石烂，卒无穷期者，判若天渊矣。則又憬然曰："佳兒慈母，例証若斯，其足令人反省，使仍乐为人类者，何其深也。一时激于厌世之思，則羡蛮貊之人为幸运，謂以人而不如飞鸟之迴翔自得，但平允之明察，旋即轶似是而非之念于正理。试深考之，当知人性于善恶杂陈之间，善量如此之宏，乃以惯见而不觉，恶一感人，辄全觉之，以其为善之例外也。"（见所著 An Attic Philosopher in Paris 第八章 Misanthropy and Repentance）与其于恶国家而盲然爱之，诚不若致国家于善良可爱之域而怡然爱之。顾以一时激于政治之恶潮，厌倦之极，遽祈无国，至不惮以印韩亡国之故墟，为避世之桃源，此其宅心，对于国家，已同自杀，涉想及此，亦可哀已。第平心以思，国苟残存，善之足以庇民而为惯见不觉者何限，其恶之为吾人所不耐者，乃以其为善之例外，感而易察。反之亡国之境，甘苦若何，印韩之民，类能道之。万一不幸，吾人而躬蹈其遇，亲尝其苦，异日者天涯沦落，同作亡民，相逢作楚囚之泣，或将兴狐兔之悲矣。吾人今日取以自况，而羡为善者，殆以为其恶之例外耳。故吾人自愧于印韩之民，乃与厌世者之憎恶人间，以为不如草木鸟兽之无知者，出于同一之心理。是当于厌倦（Misanthropy）之后，继以觉悟（Repentance）纯正之自觉，斯萌发于此时矣。

中国至于今日，诚已濒于绝境，但一息尚存，断不许吾人以绝望自灭。輓近公民精神之进行，其坚毅足以壮吾人之意气人类云为，固有制于境遇而不可争者，但境遇之成，未始不可参以人为。故吾人不得自画于消极之宿命说（Determinus），以尼精神之奋进。须本自由意志之理（Theory of free will），进而努力，发展向上，以易其境，俾得适于所志，则 Henri Bergson 氏之"創造进化論"（Creative Evolution）尚矣。吾民具有良知良能，乌可过自菲薄，至不儕于他族之列。他人之国，既依其奋力而造成，其间智勇，本不甚悬，舜人亦人，我何弗若？必谓他人能之，我殊未必，则此特别之民，当隶于特别之国，治以特别之政，此种论调，客卿尝以之惑吾当局，而若吾民，又何可以此自鄙也。吾民今日之责，一面宜自觉近世国家之真意义，而改进其本质，使之确足福民而不损民。民之于国，斯为甘心之爱，不为违情之爱。一面宜自觉近世公民之新精神，勿谓所逢情势，绝无可为，乐利之境，陈于吾前，苟有为者，当能立致，惟奋其精诚之所至以求之，慎勿灰冷自放也。倘谓河清已叹无期，风云又复卷地，人寿百年，斯何可望！则愚闻之，国之存亡，其于吾人，亦犹身之生死，日人中江兆民，晚年罹恶疾不治，医言一年有半且死。兆民曰："命之修短，宁有定限，若以为短，则百年犹旦夕耳。若以为修，则此一年有半，亦足为余寿命之丰年矣。"遂力疾著书不稍倦。愚今举此，或且嗤为拟于不伦，但哲士言行，发人深省，吾国今日所中之疾，是否果不可为，尚属疑问。即真不可为，犹有兆民之一年有半，为吾民最终奋斗之期，所敢断言。吾民果能谛兆民精勤不懈之意，利此余年，尽我天职，前途当发曙光，导吾民于光华郅治之运，庸得以目前国步之崎岖，猥自沮丧哉！

　　近者中、日交涉，丧权甚巨，国人愤激，骇汗奔呼。湘中少年，至有相率自裁者。爱国之诚，至于不顾身命，其志亦良可敬，其行则至可闵，而亦大足戒也。国中分子，昏梦罔觉者居其泰半，其余丧心溃气者又泰半，聪颖优秀者，悉数且甚寥寥，国或不亡，命脉所系，即在于是。而今或以精神，或以躯干，纷纷以向自杀之途，人之云亡，邦国殄瘁，国真万万无救矣。然则国家之亡，非人亡我，我自亡之；亡国之罪，无与于人，我自尸之。少年锐志，而亦若此，是亡国之少年，非兴国之少年也。夫自杀之举，非出于精神丧失之徒，即出于薄志弱行之辈。日本少年，一遘艰窘，只有投华严之瀧之本领，哲人每以是薄之。今吾少年，亦欲以湘水之波，拟彼华严之瀧，人其又謂我何也。且时日害丧，国耻难忘，充吾人之薪胆精神，迟早当求一雪，即怀必死之志，亦当忍死須臾，以待横刀跃馬，效命疆場，则男兒之死，为不虚死。不此之图，一朝之忿，遽效匹夫匹妇之自經沟瀆，是人不战而已屈我于无形，曹社之鬼，嘻嘻笑于其侧矣。是皆于自觉之义有未明也。往岁愚居京师，暗杀、自杀之风，并熾于时，乃因蒋某自銃之事，作"原杀"一文以論之。兹复摘录其一节：

自杀何由起乎？宇宙万象，影响于人类精神之变化者，至极复杂，渺不知其主因何在也。即如蒋君自杀一端，就蒋个人观之，则出于一时憤激，就其憤激之原因考之，则又原于桜事棘手，其影响及于一人，其原因基于一事，其憤激起于一时。若作社会見象观之，则蒋君自杀之見象，实为无量之他种社会見象促动之结果，模仿、激昂、厌倦、絕望，皆其造因，积此种种之心理見象，而緣于一事，发于一朝。其所由来者渐，其所蘊蓄者素，而所以激发此心理見象者，实以有罪恶之社会見象为其对象也。人类行为，有不識不知而从其途轍者，謂之模仿，是乃社会力之一种。今人輕生好杀，相习成风，自清季已然。陈星台、楊篤生諸先輩，均以爱国热誠，憤极蹈海而死，自杀之风，遂昌于国，而接其踵者，时有所聞，则模仿之力也。鄙陋之夫，有自裁者，其家人或相繼出此，至有以同一方法行于同一場所者，庸俗不察，指为冤魂作祟，抑知此亦模仿之故，然发见此类事实之家庭，其隐痛必有难言者矣。复次，社会不平，郁之既久，往往激起人心之激昂。光复以还，人心世道，江河日下，政治紛紜，世途险詐，廉耻丧尽，贿赂公行，士不知学，官不守职，强凌弱，众暴寡，天地闭，贤人隐，君子道消，小人道长，稽神州四千余年社会之黑暗，未有甚于此时者，人心由不平而激昂，由激昂而轻生，而自杀，社会见象，激之使然，乌足怪者。夫世之衰也，政俗不良，人怀厌倦之思，忠贤放逐，归隐林泉，其极乃至厌弃人世，饮恨自裁者有之。在昔暴秦肆虐，仲连蹈海，荆楚不纲，灵均投江，一瞑不顾，千古同悲。而清洁之流，不为世容，相率黄冠草屦，歌哭空山者，征诸史册，又未可以偻指数。则厌倦浊世，宁蹈东海而死，古今盖有同兹感慨者矣。抑自杀亦为绝望之结果也。自古忠臣殉国，烈妇殉夫，临危尽节，芳烈千秋，此其忠肝义胆，固足以惊天地而泣鬼神。然人见忠臣之殉国也难，而忠臣之所以殉其国也不难；人见烈妇之殉夫也难，而烈妇之所以殉其夫也不难。盖忠臣烈妇之所望于其国其夫者，至悬且厚，既举其毕生之希望，寄于其国其夫，一旦国危夫死，天长地久，绵绵无尽，更安可望者，则殉之以出自裁，其于精神，实觉死而愉快，有甚于生而痛苦者焉。满清末造，吾人犹有光复之希望，共和之希望，故虽内虐外侵，压迫横来，而以有前途一缕之望，不肯遽灰其志，卒忍受其毒苦。今理想中之光复佳运，希望中之共和幸福，不惟毫末无闻，政俗且愈趋愈下，日即卑污，伤心之士，安有不痛愤欲绝，万念俱灰，以求一瞑，绝闻睹于此万恶之世也。呜呼！社会郁塞，人心愤慨，至于此极，仁者于此，犹不谋所以救济之方。世变愈急，人生苦痛，且随之益增，而生活艰窘，饥寒更相困迫。佛说天堂，而天堂无路；耶说天国，而天国无门，万象森罗，但有解脱之一路，即自杀是。哀哀禹域，行见其民之相杀自杀以终也。然则求之荒渺，索之幽玄，毋宁各自忏悔，涤濯罪恶，建天堂天国于人世，化荆棘为坦途，救世救人，且以自救，茫茫来纪，庶尚有生人之趣乎！

由斯以谈，自杀之象，其发也虽由一时一事之激动，而究其原，则因果复杂，其酝酿郁积者，固非一朝一夕之故也。今欲遏之，惟望政治及社会，各宜痛自忏悔；而在个人，则对之不可蔽于物象，猥为失望，致丧厥本能，此即自觉之机，亦即天堂天国之胚种也。尤有进者，文学为物，感人至深，俄人困于虐政之下，郁不得伸，一二文士，悲愤满腔，诉吁无所，发为文章，以诡幻之笔，写死之趣，颇足摄人灵魄。中学少年，智力单纯，轵为所感，因而自杀者日众。文学本质，固在写现代生活之思想，社会黑暗，文学自畸于悲哀，斯何与于作者？然社会之乐有文人，为其以先觉之明，觉醒斯世也。方今政象阴霾，风俗卑下，举世滔滔，沉溺于罪恶之中，而不自知。天地为之晦冥，众生为之厌倦，设无文人，应时而出，奋生花之笔，扬木铎之声，人心来复之几久塞，忏悔之念，更何由发，将与禽兽为侣，暴掠强食以自灭也。若乃耽于厌世之思，哀感之文，悲人心骨，不惟不能唤人于罪恶之迷梦，适以益其愁哀。驱聪悟之才，悲愤以戕厥生，斯又当代作者之责，不可不慎也。偶有根触，拉杂书之，仅以述感，不复成文。惟足下进而教之，余不白。李大钊白。

民彝与政治

民彝何为而作也？大盗窃国，予智自雄，冯借政治之枢机，戕贼风俗之大本。凡所施措，莫不戾乎吾民好恶之常，而迫之以党于其恶。迫已极其暴厉恣睢之能事，犹恐力有弗逮，则又文之以古昔之典诰，夸之以神武之声威，制之以酷烈之刑章，诱之以冒滥之爵禄，俾其天赋之德，暗然日亡，不得其逻辑之用，以彰于政治，而伦纪宪章，失其常矣。呜呼！此其所系，讵止一时之安危治乱而已哉！书曰："天视自我民视，天听自我民听。"视听之器，可以惑乱于一时，秉彝之明，自能烛照夫万物。如铸禹鼎，如燃温犀，魍魉么麽，全形毕现。究之，因果报偿，未或有爽。向之盗劫民彝阋惑民彝者，终当听命于民彝而伏诛于其前，则信乎正义之权威，可以胜恶魔，天理之势力，可以制兽欲也。诗云："天生烝民，有物有则。民之秉彝，好是懿德。"① 言天生众民，有形下之器，必有形上之道。道即理也，斯民之生，即本此理以为性，趋于至善而止焉。爰取斯义，锡名民彝，以颜本志。一以示为治之道，在因民彝而少加煦育之功，过此以往，即确信一己所持之术足以福利斯民，施之实际亦信足以昭其福利，极其越俎之弊，必将侵及民彝自由之域，荒却民彝自然之能，校量轻重，正不足

---

① "诗""大雅""烝民"章。

与其所被之福利相消，则毋宁于煦育之余，守其无为之旨，听民之自器其材，自踏其常，自择其宜，自观其成，坦然以趋于至当之途之为愈也。一以见民彝者，吾民衡量事理之器。藏器于躬，待时而动，外界所加之迷惑迫压，如何其梦且重，彼自有其纯莹之智照，坚贞之操守，有匪先民之典谟训诰所能繁障以尽，奸雄之权谋数术所能劫持以穷也。方今求治之道虽广，论治之言虽庞，而提纲挈领，首当审谛兹理，以为设施。违此则去治日遥，泯棼之端，且惧迭起环生之无已矣。

诠"彝"之义，古有殊训。一训器：宗彝者宗庙之常器也。古者宗法社会时代，即祭即政。盖政莫始于宗庙，地莫严于宗庙，器亦莫重于宗彝也。故称其重者以概其余而为百器之总名。有祭器焉，有享器焉，有养器焉，有藏器焉，有陈器焉，有好器焉，有征器焉，有从器焉，有旌器焉，有约剂器焉，有分器焉，有赂器焉，有献器焉，有媵器焉，有服器焉，有抱器焉，有殉器焉，有乐器焉，有僎器焉，有重器焉。国家于冠、昏、丧、祭、征讨、聘盟、分封、赂献、旌功、平讼诸典，必以器从。[1] 是器乃为国家神明尊严之所托，有敢窥窃神器者，律以叛逆。周之衰也，楚人问鼎之轻重，王孙满严辞绝之，春秋嘉其功焉。古之灭人国者，迁其重器，此名与器所由不可以假人也。商器之文，不过象形指事而已。周器之文，乃备六书，乃有属辞。其有通六书、属文辞、载钟鼎者，皆雅材也。制器能铭，居九能之一。凡古文可以补今许慎书之阙，其韵可以补雅颂之隙，其事可以补春秋之隙，其礼可以补逸礼，其官位、氏族可以补世本之隙，其言可以补七十子大义之隙。三

① 见"𪾮定盦续集"卷一，"说宗彝"。

代以上，无文章之士，而有群史之官。群史之官之职，即在以文字刻之宗彝。① 是则宗彝至于有周，不啻文史、舆诵、箴规、典要之渊源。殆如罗马十二铜表② 之类，固不徒供金石家鉴定之资而已。余今举此，非故罗列古光古色，以坟冢窟藏之物眩惑吾二十稘国民之耳目，如古董论者之所为；乃以疏证文义之初，明古者政治上之神器在于宗彝，今者政治上之神器在于民彝。宗彝可窃，而民彝不可窃也；宗彝可迁，而民彝不可迁也。然则民彝者，悬于智照则为形上之道，应于事物则为形下之器，虚之则为心理之澂，实之则为逻辑之用也。彝亦训常，"书""洪范"云："彝伦攸叙。"彝伦者，伦常也，又与夷通用。老子云："大道甚夷，而民好径。"③ 夷，平也。为治之道不尚振奇幽远之理，但求平易近人，以布帛菽粟之常，与众共由。所谓以其易饱易暖者自过吾之身，以其同饱同暖者同过人之日，故能易简而得理，无为而成化也。盖非常之原，黎民惧焉，庸言庸行，匹夫与知。以非常之政术，增庸众之迷鹜，以非常之教令，重庸众之桎梏，虑其闻见不熟，或将未窥而惊也，动止不安，或将蹩而颠且仆也。吾国求治之君子，每欲以开明之条教，绳浑噩之编氓，依有方之典刑，驭无方之群众。己所好者，而欲人之同好，己所恶者，而欲人之同恶。有诸己矣，而望人之同有，无诸己矣，而望人之同无。抑知此一身之好恶非通于社会之好恶也，此一身之有无非通于社会之有无也。今以一身之好恶有无制为好恶有无之法，以齐一好恶有无不必相同之人，是已自处于偏蔽之域，安有望于开明之途

---

① 见"皇定盦续集"卷三，"商周彝器文录序"。
② Twelve Tables。罗马法典名。
③ 老子："道德经"。

也！任其好同恶异之性，施其强异从同之权，擅权任性，縱其所之，别白太紛，爭攘逐起，同者未必皆归，异者从此日远，而政以乖方，民以多事矣。此好同恶异之性所以不可滋长，强异从同之事所以宜加痛絕也。① "詩"云："天之牖民，如壎如篪，如璋如圭，如取如携。携无曰益，牖民孔易。民之多辟，无自立辟。"②是知牖民之道，在因其天性之和合，而浚发其資能之所固有，如量以显，勿益其所本无，以求助长之功，则其效易睹。盖人生有欲，政治亦达其欲之一术耳。民之罹于辟者，原自多端，不因性以为法，而立法以禁欲，则是辟自我立，不因乎人。但求其同，不容其异，专制之源而立宪之反，其結果必至法网日密，民命日残，比戶可誅，沿门可僇也。欧洲当中世之际与改革之初，人之演用魔术而触法以死者累千累万，为其演用之者，不論誰何，皆害天人之法也。然其时，对于魔术之信念，頗跼堅厚之势，于象心之中，故虽訴之刑僇，亦无能减其演用与对之之信念。新旧敎坛之疾呼，民政官司之竭力，其于禁遏魔术之演用，均无效力。惟至数輩明达，简明以示其理，謂兹世絕无演用魔术其事，以无魔术其物，故其事乃止。寻其奸課，乃在訴由誤解而动作之人于刑，与听訴人为其实际所不能为之事而后因之以为惩責焉。③夫非常之法，其于民也，背逆其生之常态，实与絕无是物之魔术相等。今以魔术迫之使行，不用则从而刑之僇之，此其为害尤甚于欧洲中世之禁用魔术者远矣。彼其非常之法，果为政治之良图，而离于其民，已失其本然之价值，不能收功，反以貽害，况以譸张为

① 参閲"甲寅"第一期，秋桐君"政本"。
② "詩""大雅""板"章。
③ 参閲 Hedges, "Common Sense in Politics" p. 8—9。

幻，鬼蜮阴行，躬演盗国欺民之魔术，陆离光怪，莫可名状者，而犹覥颜以白于众曰，此民意也，此国情也，此长治久安之道也，此救国救民之心也。呜呼！亡国妖孽，遘之不祥。苟天地不改其常道，人类未泯其常性，将必有操矛矢张弓弩以祓除之者，而不能与一朝居矣。此非常之法、反常之象所以终不可久也。彝又训法。"书"曰："永弼乃后于彝宪。"民彝者，民宪之基础也。吾民彝之屈而不信、郁而不彰于宪典也久矣。兹世文明先进之国民，莫不争求适宜之政治，以信其民彝，彰其民彝。吾民于此，其当鼓勇奋力，以趋从此时代之精神，而求此适宜之政治也，亦奚容疑。顾此适宜之政治，究为何种政治乎？则惟民主义为其精神、代议制度为其形质之政治，易辞表之，即国法与民彝间之连络愈易疏通之政治也。先进国民之所以求此政治者，断头流血，万死不辞，培养民权自由之华，经年郁茂以有今日之盛。盖其努力率由生之欲求而发，出于自主之本能，其强烈无能为抗也。吾民对于此种政治之要求，虽云较先进国民为微弱；此种政治意识觉醒之范围，亦较为狭小。而观于革命之风云，蓬勃飞腾之象，轩然方兴而未有艾，则此民权自由之华，实已苞蕾于神州之陆。吾民宜固其秉彝之心田，冒万难以排去其摧凌，而后以渐渍之工夫，熏陶昌大其光采，乃吾民唯一之天职，吾侪唯一之主张矣。

然代议政治之施行，又非可徒揭橥其名，而澳汗大号于国人之前，遂以收厥成功者。必于其群之精神植一坚固不拔之基，俾群己之权界，确有绝明之域限，不容或紊，测性瀹知，习为常轨，初无俟法制之力以守其藩也。厥基维何？简而举之，自由是已。而"意念自由之重，不必于思想大家乃为不可阙之心德也，其事实生民之秉彝，天既予人人以心矣，虽在常伦，而欲尽其心量者，尤非自由不可。"①此穆勒氏之所詔諭吾人者也。此类意念自由，既为生民之秉彝，则其活动之范围，不至軼越乎本分，而加妨害于他人之自由以上。苟不故为人为之矫制，俾民庶之临事御物，本其夙所秉賦涵修各自殊異之知能，判其曲直，辨其誠伪，校其得失，衡其是非，必可修一中庸之道，而軌納于正理，决无蕩检逾閑之虞也。由是言之，政治之良窳，視乎其群之善良得否尽量以著于政治；而其群之善良得否尽量以著于政治，則又視乎其制度礼俗于涵育牖导而外，是否許人以径由秉彝之誠，圆融无碍，而为象决于事理得失利害之余裕。盖政治者，一群民彝之结晶，民彝者，凡事真理之权衡也。民彝苟能得其用以应于事物之实，而如量以彰于政，則于紛紜錯綜之間，得斯以为平衡，而一一权其畸輕畸重之度，尋一至当之境而止。余信公平中正之理，当自現于从容恢廓之間，由以定趨避取舍之准，則是即所謂止于至善矣。良以事物之来，纷沓毕至，民能以秉彝之純瑩智照直証心源，不为一偏一曲之成所拘蔽，斯其包蘊之善，自能发揮光大，至于最高之点，将以益显其功于实用之途，政治休明之象可立而待也。惟若繩以至严之义，責以必守之规，民彝自然之所好，屡遭阻制，而无由暢达其志，是其本能必由久废而全荒，所标为微言大义者，終以扞格而不能深中乎人心，而其指为离經畔道之防者，将終于遇机而卒发，久遏之余，破藩潰堤以出，一决且至不可收拾，此其为患何胜言哉！窃尝端居深念，秘探吾国致乱之源，因果複躓，莫可悉举而拓其窈要。举凡历史积重之难反，依賴根性之难除，众論武断之难抗，法制拘执之难移，莫不为自由之敌、

① 見严譯"群己权界論"四十六、四十七頁。

民彝之蔽、政治之关也。嗟乎！吾民不欲为二十秋立宪政治下之国民，斯亦已耳。否则勿恤披体血汗之劳，澄心涤虑之功，以祓除此不祥之阒障，勿任驰骤束缚长此暗郁吾神州矣。

盖尝远稽列国，近证宗邦，知民彝之绂蔽，自由之屈束，每于历史传说、往哲前贤、积久累厚之群为尤甚焉。为其历史所经阅者弥久，斯其圣哲所垂诏者弥多；其圣哲所垂诏者弥多，斯其民彝受繁蒙也弥厚；其民彝受繁蒙者弥厚，斯其政治趋腐败也弥深。故释迦之不生于他国，而生于印度，他国之歆羡之者，或引为遗憾千万；而自印度言之，印度之有释迦，印度之幸，亦印度之不幸也。耶稣之不生于他国，而生于犹太，他国之歆羡之者，或引为遗憾万千；而自犹太言之，犹太之有耶稣，犹太之幸，亦犹太之不幸也。孔子之不生于他国，而生于吾华，他国之歆羡之者，或亦引为遗憾万千；而吾华之有孔子，吾华之幸，亦吾华之不幸也。自有孔子，而吾华之民族不啻为孔子而生，孔子非为吾民族而生焉。自有耶稣，而犹太之民族不啻为耶稣而生，耶稣非为犹太民族而生焉。自有释迦，而印度之民族不啻为释迦而生，释迦非为印度民族而生焉。是故释迦生而印度亡，耶稣生而犹太灭，孔子生而吾华衰。迄今起视此等文化古邦，其民之具秀逸之才、操魁奇之资者，日惟鞠躬尽礼、局促趋承于败宇荒墟、残骸枯骨之前，而黯然无复生气。膜拜释、耶、孔而外，不复知尚有国民之新使命也；风经诂典而外，不复知尚有国民之新理想也。吁！此岂是等圣哲之咎哉！毋亦相沿相习之既久，斯民秉彝之明，悉慑伏于圣智之下，典章之前，而阁敢自显，遂以荒于用而绌于能耳。余为斯言，亦岂敢被罪先圣以撄人心者。惟以今日吾之国民，几于人人尽丧其为我，而甘为圣哲之虚声劫夺以去，长此

42

不反，国人犹举相謂忌噤口而无敢昌說，則我之既无，国于何有？若吾华者，亦終底于亡耳。孔子云："舜何人也，予何人也，有为者亦若是。"是孔子尝示人以有我矣。孟子云："当今之世，舍我其誰。"是孟子亦示人以有我矣。眞能学孔孟者，眞能遵孔孟之言者，但学其有我，遵其自重之精神，以行己立身、問学从政而已足。孔孟亦何尝責人以必牺牲其自我之权威，而低首下心甘为其傀儡也哉！且吾民尝以夸耀于世者，固莫不曰：吾有四千余年之历史也。緬維吾祖降自昆仑，轉徙播迁，宅于夏土，氏系于以蕃衍，圣哲于以代作。其閒典章制度，德礼政刑，历数千禩，足示吾人以崇奉之则者，繁縟彪炳，美矣备矣。史册俱在，昭然可寻，洵非妄自夸大、虛为构飾之辞也。而抑知其崇奉之专，即其庸愚之渐；美备之胜，即其偏蔽之由；四千余年历史之足夸，即其四千余年历史之足病者乎？一群之中，綱常法度之入人既深也，先圣創其規仪，后儒宗其模式，群之人視彼性圣之嘉言懿行，正若天經地义，莫或敢违。虽以曠世殊俗，理之創于古者不必其宜于今也，法之适于前者不必其合于后也，夏葛之不宜于冬裘也，胶柱之不足以鼓瑟也，結繩之治不能行于文字传譯之世也，巢穴之居不能用于宫室輪奐之美也，茹毛飲血之生活不能代烹調珍錯之生活也，弓矢之器不能施于飞潜炮火之战也，井田之不可复反也，封建之不可复兴也。例之最近，一九一四年且为古代史矣①。欧洲战前之一切政治艺术，人文种种，胥葬埋于坟墓之內矣②。斯固天演之迹，进化之理，势变通久之道，固于天地，莫或可逃，

---

① H. G. Meles 曾寄文于 Daily Chronicle，中有警句曰："1914 is ancient history。"

② 英人奥士本，曾于 Morning Post 撰文，中有"战爭者，文学家之坟墓也"句。

莫或能抗者。即以吾人所能为光荣之历史观之，已足示人以迁流之迹，有进无退，不可淹留。而吾民族思想之固执，终以沿承因袭，踏故习常，不識不知，安之若命。言必称尧、舜、禹、汤、文、武、周、孔，义必取于詩、礼、春秋；即其身体力行之际，确見形格势禁，心尝有所未安，究因一群风习之气压，一国历史之尘积，为势絕重，为力甚宏，弗克坚持一己意志之自由，冲其网罗而卓自树立，破其勒畢而突自解放，举一切迷蔽民彝之死灰陈腐，摧陷而澄清之，以畔夫旧貫而暢育其新机，一群之思辨知能，遂若萎縮而勿振，决无活泼之机、嶄新之象矣！豪强者出，乘时蠕兴，取之以盗术，胁之以淫威，繩之以往圣前賢之經訓，迟之以宗国先君之制度。錮蔽其聪明，夭閼其思想，錮沉其志气，桎梏其灵能，示以株守之途，絕其迈进之路，而吾之群遂以陵替。盖自有周之衰，暴秦踵起，用商鞅、李斯之术，焚書坑儒，銷兵鑄鐻，堕名城，徙豪杰，生民之厄，极于此时。汉兴，更承其緒，专崇儒术，定于一尊。为利一姓之私，不恤举一群智勇辩力之渊源，斲丧于无形。由是中国无学术也，有之则李斯之学也；中国无政治也，有之则嬴秦之政也。学以造乡愿，政以畜大盗，大盗与乡愿交为狼狽，深为盘結，而民命且不堪矣。以剥知丧能之民，居无政无学之国，其不为若輩之魚肉以尽者儿何？斯其民彝之晶影，又烏由彰著于政治？卒至一夫窃国，肆志披昌，民賊迭兴，蔑无忌憚。虽以今日民权丕振宪治普行之世，光化之下，犹有敢以一身演曹操、王莽、石敬塘、张邦昌、刘豫、路易十四、拿破仑第三之历史，而犯其应有尽有之罪恶者。且复飾迹于祭天尊孔之典、匿身于微言大义之辞，以图压服人心，钳制人口。异邦干祿之子，不远梯山航海之劳，以事助桀为虐之业，雌黄其口，顛倒是非，鄙夷吾之国情民性，悍然指为特别之民，当行特别之政。以致祸水横流，滔滔未已，使吾民不得不别觅表见，以与乡愿大盗相周旋。民彝之道，湘贤谭复生而生于今日，更不知作若何沉痛之语①。而耳食者流，犹不审致乱之源，翻然改图，徒梦想中天之盛遐，起思古之幽情，而复古之潮流，遂更为黠狯奸雄所利用。嗟呼！邈古之世，前无尧、舜、禹、汤、文、武、周、孔之圣。而尧、舜、禹、汤、文、武、周、孔乃能成其伟大之功德。自尧、舜、禹、汤、文、武、周、孔之历史，有式范人伦之权威，而尧、舜、禹、汤、文、武、周、孔反以絕迹于后世。以如是蕃庶优秀之民族，如是广漠沃美之江山，乃末由以丰享豫大，光昌于世。不亡于初秋之洪水猛兽，不斩于历劫之灾异兵荒，而独忧其不保于广土众民文明開敷之今日者，则岂非以累代之大盗乡愿，假尧、舜、禹、汤、文、武、周、孔之名，所构酝之历史与经传，积尘重压，盘根深结，以障蔽民彝，俾不得其当然之位置，而彰于政治实用之途也歟！历稽载籍，一部廿四史中，斩木揭竿，狐鸣篝火，燚然起于草泽之间者，不绝于书。岂诸夏之民，皆具好乱之天性乎？毋亦民彝者，心理之自然，经传者，伦理之矜持。以论理制心理，以矜持御自然，伦理矜持之道，有时而穷，心理自然之势，终求其达②。其为势也，不以常达必以偶达，不以正达必以变达，不以顺达必以逆达，不以和达必以激达。不谋达以常正顺和之道，必遏之使出于偶变逆激之途。蚩蚩者氓，鋌而走险，何所不可。老子曰："民不畏死，奈何以死惧之？"③

---

① 谭嗣同著"仁学"一书，痛论中国无学术，有之皆苟学也；中国无政治，有之皆秦政也云云。

② 参阅"甲寅"第三期，秋桐君"自觉"。

③ 老子："道德经"。

死且不惧，其他桁楊圖圄压迫鉗制之道，更有何效以图苟安？夫山林草野之間，一夫狂呼，应者四起。瓮牖繩枢之子，岂皆怀帝制自为之野心者，顧敢奋臂以起，悍然与当世之雄强相角抗，此自当代之国法倫理观之，固可加以叛逆之显僇，被以盗贼之恶名；而自心理观之，固皆民彝見制，迫不得伸，乃于偶变逆激之道以求其达之征也。此之不察，徒欲以历史之陈死人，制服社会之活心理，終見心劳日拙，致政象于脆靴不安而已矣。耶馬逊曰："文史諸書，皆意思之所显，即志願奋勉之記录也。"是則民彝者，可以創造历史，而历史者，不可以束制民彝。过去之历史，既为乡愿大盗假尧、舜、禹、湯、文、武、周、孔之典謨訓誥为护符，尽傾其秽恶之心血，以汚其幅帙矣。今后之历史，尽有无限光华洁白之空頁，全俟吾民本其清新純醇之資能，以晶映其异采。断不容大盗乡愿涓滴之恶浊血液溷入其中，致其流毒終古，附着于吾民族之历史而莫可滌濯。即尧、舜、禹、湯、文、武、周、孔之嘉言懿行，传流虽久，施之今世，决非所通。盖尧、舜、禹、湯、文、武、周、孔之所以承后世崇敬者，不在其法制典章示人以守成之规，而在其卓越天才示人以創造之力也。吾人生千百年后，俯仰今昔，惟有秘契先民創造之灵，而以創造新国民之新历史，庶以无愧于先民。若徒震于先民之功德，局于古人之成规，堕其自我之本能，蔽其秉彝之資性，是又尧、舜、禹、湯、文、武、周、孔之罪人也矣。

　　夫尊重史乘、崇奉圣哲之心既篤，依賴之性遂成于不知不識之間。然而史乘之往轍，不可以迴旋也，圣哲之伟迹，不可以再見也。而兹世所遭之艰巨，所遇之屯蹇，处非一己微末之才所能胜。于是忧乱思治之切者，駭汗奔呼，祷祀以求非常之人物出而

46

任非常之事业。从而歌哭之，崇拜之，或曰：此吾国之拿破仑也。或曰：此吾国之华盛顿也。或曰：此内圣外王，尧、舜、汤、武之再世也，吾民宜举国权而托诸其人也。神奸悍暴之夫，窥见国民心理之弱，乃以崛起草茅，作威作福，亦遂蒙马虎皮，炫闶斯民曰：吾将为汝作拿破仑也，吾将为汝作华盛顿也，吾将为汝作尧、舜、汤、武也。炫闶之犹以为未足，更为种种羁縻延揽之术，以迎秽纳垢，府聚群恶。凡夫权势利禄之资，无不为收拾人心之具。风声所树，群俗为靡，而顽懦汰涊之徒，相率趋承缘附于其侧，以供奔走驱策之用，而颂言斯人为"神武"。然而"神武"之人，兹世亦安有是物，特一群心理，以是相惊，伯有之厉，遂为黎丘之鬼·而"神武"之势成，而生民之祸烈矣。例证不远，即在袁氏。两三年前，吾民脑中所宿之"神武"人物，曾几何时，人人倾心之华、拿，忽变而为人人切齿之操、莽，袒裼裸裎，以暴其魑魅闶阆之形于世，掩无可掩，饰无可饰，此固遇人不淑，致此厉阶，毋亦一般国民依赖英雄，蔑却自我之心理有以成之耳！阳明有言："除山中贼易，除心中贼难。"秦政之世，践华为城，因河为池，自以为关中之固，金城千里，恃险足以威天下之众矣。然而陈涉一呼，山东豪杰投袂而起，一夫作难，七庙以隳，曾不二世而嬴氏子孙身死人手矣。以知残民之贼，锄而去之，易如反掌，独此崇赖"神武"人物之心理，长此不改，恐一桀虽放，一桀复来，一纣虽诛，一纣又起。吾民纵人人有汤武征诛之力，日日兴南巢牧野之师，亦且疲于奔命。而推原祸始，妖由人兴，孽由自作。民贼之巢穴，不在民军北指之幽燕，乃在吾人自己之神脑。是则犁庭扫穴之计，与其张皇六师，永事戒备，毋宁各将盘营结寨，伏于其脑之"神武"人物，一一廖尽，绝其根株而肃清之。诚能如是，则虽华山归马，孟津洗兵，不筑路易断头之台，不拓拿翁窜身之岛，亦可以高枕而无忧矣。由来西哲之为英雄論者，首推加莱罗，耶馬逊，托尔斯泰三家①。"加"氏論旨，則謂世界之历史，不过英雄传記之联續耳。常人薪也，英雄火也，薪无論燥至何度，不能以自燃。引以一星之火，可使燎原也。常人之于社会，其受压迫酷至何度，亦不能自奋其力而为反抗。于此有英雄焉，一夫崛起，齎有天錫之灵光，足以烘耀常人之精神。而社会之改革，于是乎行，社会之进步，与是乎远焉。故英雄者，神人也，神而降为人者也，能見人之所不能見，知人之所不能知，此其所以异于常人也。"耶"氏則异于是，謂英雄者，順从有众之心理，攝取有众之努力，而始成其为英雄。人第見其人之功业，震于一時，而不知有无数同其意志者，潜盾于其后焉。此所謂英雄者，不过代表此无数之意志，而为其活动之中心耳。故英雄者，人神也，人而超为神者也。"托"氏之說，則正与"加"氏之說相反，謂英雄之势力，初无是物。历史上之事件，固莫不因緣于势力，而势力云者，乃以代表众意之故而讓諸其人之众意总积也。是故离于众庶，則无英雄，离于众意总积，則英雄无势力焉。以余言之，"加"氏之說犹含希腊英雄時代之采色②，而为专制政治产孕之思想，今已无一顧之值。"耶"說視"加"說为核实矣，而其立論，終以神秘主义为掂，以英雄政治为归，此点与"加"說略同，故亦病未能取。独"托"氏之論，精辟絕倫，足为吾人之棒喝矣。夫圣智之与凡民，其間知能相去不远。彼其超群軼类者，非由時会之因緣，即在众庶之信仰。秉彝之本，无甚悬殊也。就

----

① Carlyle 苏格兰史学家 (1795—1881)；Emerson 美国文学家 (1803—1882)；Tolstoi 俄国文学家(1828—1910)。

② 希腊称英雄为 Demigod，譯言"半神"，古代史家尝謂英雄为神族之一。

令英雄負有大力，圣智展其宏材，足以沛澤斯民，而一方承其惠恩，一方即損其自性；一方蒙其福利，一方即丧厥天能。所承者有限，所损者无穷；所蒙者易去，所丧者难返。浸微浸弱，失却独立自主之人格，堕于奴隶服从之地位。若而民族，若而国家，即无外侵亦将自腐，奚能与世争存！即苟存焉，安有价值之可言。老子云："圣人不死，大盗不止。"① 此所謂盗，殆指盗人秉彝之能而荒之，其民过崇圣智厚賴英雄之性，其即引盗入室之媒妖。或曰：法律死物也，苟无人以持之，不能以自行。古人"人存政举，人亡政息"之言，終寓有不磨之理。若惩人治之弊，而专任法律，与监法治之弊，而純恃英雄，厥失维均，未易忏轻。排斥英雄之說，失其中庸，必至流于众愚政治，聚众瞽以事离娄之明，驅众尪以当乌获之役，乌乎可哉！况十九秖初叶，悉全欧之人，胜一拿破仑，故是秖之文明，植基于唯民主义。二十秖初叶，竭維廉二世之力，以制全欧，即以制全世界。苟或胜焉，则是秖之文明，縱不敢云返于适与唯民主义相反之英雄主义，而必植基于一种新英雄主义，可以断言。庸得以因噎废食，痛恶人治之說，至于此极也。应之曰：唯唯否否。余为此言，非純恃法律万能之力，以求致治之功。乃欲溯本穷源，以杀迷信人治之根性，免致野心之徒，謬种流传，祸机隐伏，野草不尽，春风吹又生焉。盖此性不除，終难以运用立宪政治于美满之境。今后取人之准，宜取自用以效于民之人，无取用民以自見之人；宜取自用其才而能适法之人，无取为之制法始能展才之人。盖唯民主义，乃立宪之本；英雄主义，乃专制之原。而立宪之所以畔夫专制者，一则置重众庶，一则侧重一人；一则使知自重其秉彝，一则多方束制其异性；一则与以自

① 老子："道德經"。

見其我于政治之机，一则绝其自見其我于政治之路。凡为立宪国民，道在道能导民自治而脱他治。民以是相求，政以是相应，斯其民之智能，必能共跻于一水平綫而同蘦拜育。彼其众庶，立于水平綫以上，以驅策英雄俾为民用可也；降于水平綫以下，以待英雄之提撕，听英雄之指挥不可也。彼其英雄，守一定之限度，以代众庶而行众意可也；越一定之限度，背众庶以独行其意不可也。此实专制国民服事英雄与立宪国民驅使英雄之辨，亦即专制政治与立宪政治之所由殊也。且拿破仑之与全欧爭也，法兰西国民实为之效命。德意志国民之与世界战也，維廉二世实为之前驅。为因不同，为果自异。故拿破仑之败，得謂为全欧败一拿破仑；德意志国民之胜，不得謂維廉二世胜全世界。然则唯民主义可以勃兴于十九稘，英雄主义则断不能复活于二十稘也。代議政治虽今犹在試驗之中，其良其否，难以确知，其存其易，亦未可測。然即假定其不良，其当易，其起而代之者，度亦必为校代議政治益能通民彝于国法之制，决非退于专制政治，可以篤信而无疑焉。吾民当知国家之事，經緯万端，非一二人之力所能举，圣智既非足依，英雄亦莫可恃，匹夫之責，我自尸之。必需求一人焉，以司机关，则避与民共动之人。此而难获，更择为民活动之人，而施以驅策。彼神武自雄者，物大莫容，无所用之。盖迷信英雄之害，实与迷信历史同科，均为醞酿专制之因，戕賊民性之本，所当力自澌除者也。

　　立宪政治基于自由之理，余既略陈其概矣。顾自由之保障，不仅系于法制之精神，而尤需乎輿論之价值。故凡立宪国民，对于思想言論自由之要求，固在得法制之保障，然其言論本身之涵养，尤为运用自由所必需。盖夫一国专制之积习，淪浹既深，民間持論之态，每易昧于商权之旨，好为抹杀之辞。未尽詢謀之誠，遽下豪定之語，此其流弊，以視偶語之禁，腹誹之罰，尚为可怖。汉土自春秋战国以还，諸子爭鳴，百家并起，子輿氏以論政名家，所言多与近世民政相符，独其距辟楊墨，至詆为邪說淫辞，而謂"楊子为我，是无君也，墨子兼爱，是无父也。无父无君，是禽兽也。"吁！此其言之背于邏輯，何其甚也！自是而后，儒者排距党伐之风，日以昌熾。韓退之之徒，持議尤为偏激。李卓吾傾心內典，一时学士大夫詆为异端。卓吾自知所言为世弗容，至自名其書为"李氏焚書"。未几，身系囹圄，而書亦成灰烬。嗚呼！其群之对于言論之虐，其視专制之一人为何如也。爰及于今，欧西自由之說，虽經东渐，神州共和之帜，亦旣飄然高树。而社会言論武断之力，且与其庞杂喧闐之度而俱增，而是非乱，而眞伪淆，公理正义乃更无由白于天下，自由之精神，轉以言論自由愈湮沒而不彰。吾人追究作俑之罪，春秋之义，責备賢者，虽以子輿氏闡明民政之功，而亦不能为之曲諱矣。昔者穆勒氏之論自由曰："凡在思想言行之域，以众同而禁一异者，无所往而合于公理。其权力之所出，无論其为国会，其为政府，用之如是，皆为悖逆。不独专制政府其行此为非，即民主共和行此亦无有是。依于公信而禁独伸之議者，其为恶浮于违众議而禁公是之言。就使过去来三世之人所言皆同，而一人独持其异，前之諸同不得夺其一异而使同，犹后之一异不得强其諸同以从异也。盖义理言論，不同器物，器物有主人所独宝，而于余人不珍，故夺其所有，謂之私损。而所损者之家寡，犹有别也。义理言論，乃不大然。有或标其一說，而操柄者禁不使宣，将其害周遍于人类。近之其所被者在同世，远之其所被者在后人。与之同者，固所害也。与之异者，被害尤深。其所言为是，则禁之者使天下后世无由得是以救非，其所言为非，则禁之者使天下后世无由得非以明是。盖事理之际，是惟得非，而后其为是愈显，其义乃愈不刊，此其为用正相等耳。是二义者，必分立审辨而后明。言論之出也，当議禁絕之时，从无能决其必非者，就令能决其必非矣，而禁絕之者，仍无功而有过。"① 此透宗之旨。余之謭陋，初事論事，何以加兹，故微引其言，以証社会言論，对于异説加以距辟，无論其説之本非邪説淫辞，眞理以是而隐，不得与天下后世共見，其害滋甚。即令为邪説矣，淫辞矣，其背理之实亦不能以昭示于天下后世，其害仍隐中而无由逃。法制禁之，固非所宜，輿論禁之，亦豈有当。此即征諸楊墨之説，而益信矣。試問今之讀書明理之士，有仍以楊墨之学説为无君无父足以尽之者乎？有仍以无君之民为禽兽者乎？希腊圣者苏格拉的，今世哲俊共許为西方孔子者也。顧当其身，国人众推廷鞫，被以慢神不道、惑众傾邪之罪而戮之矣。耶穌基督，今世奉为唯一之救主者也。顧当其身，时人以其人为逆天而戮之矣。最近如托尔斯泰，世尝尊为文豪大哲者也，而前曾受破門之宣告矣。此可知邪説之未必果邪，淫辞之未必果淫。眞理正义，且或在邪説淫辞之中也。二十年以前，洋海始通，西学輸入，縉紳先生尙持天动地静之説，而以为奇技淫巧焉。今地球环繞太阳之理，声光化电之学，虽在童蒙，亦粗知其义矣。盖所謂眞理者，亦有从世运而变迁者乎。所不可变者，独此民彝之智察耳。予之自人者，人可以夺之。秉之自天者，则非人为之威福，人为之毁誉所能汩沒以空，澌灭以尽也。故

① 見严譯"群己权界論"二十、二十一頁。

夫声色货利足以蠹人之形骸也，而民彝之所操不以是而移也。桁楊刀鋸足以屈人之躯体也，而民彝之所守不以是而淆也。詆諆距辟足以禁人之昌說也，而民彝之所向不以是而反也。即于一言一行之微，其以声色货利蠹之者，其物即緣声色货利而俱存。以桁楊刀鋸屈之者，其物即与桁楊刀鋸而并立。以詆諆距辟禁之者，其物即从詆諆距辟而潛滋。此无他，凡事之涉及民生利害者，其是非眞妄宜听民彝之自择，未遽可以专擅之动作云为，以为屏斥杜絶之方也。天之所賦人焉能夺，天之所禁人何能予。道在听民彝之自为趋向，因势而利导之，为容相当之余裕，俾得尽形于政，以收自然之成，尤事束縛馳驟之劳，防閑检制之工矣。其或不尔，利其不著，便于制异从同，潛存之势，亦終必发。声色货利桁楊刀鋸之力，且不为功，而謂詆諆距辟之事，庸能有成哉！是故立宪国民之于言論自由也，保障之以法制，固为必要，而其言論本身，首当洞明此旨。但察其是，勿拒其非，縱喜其同，莫禁其异，务使一群秉彝之所好，皆得相当之分，反复辯論，获其中庸之理以去。最后豪定之辞，勿得輕用，終极評判之語，勿得漫加。健全之輿論成，而美滿之宪政就矣。近人海智氏著"政治常識"一書[1]，开宗明义即叙著書之旨，不在对于一人一事而为終极豪定之語，惧其侵及天禀而为智力之桎也。其言曰："排斥終极之豪定，其利乃在致一切政治問題，得应有尽有之人，續行討論。此类討論每足以喚起有效之思索，导于理想社会之域，而此理想社会即所以表示吾美人生之协和者也。倘吾全美或其一州之国民心觉，不克活泼泼地以呈于公共問題，則其政

---

① Hedges，美人，所著"政治常識"(Common Sense in Politics)于 1912 年出版。

53

治之体不得尽其全能。正犹一人之身，有其一部麻木不仁，余则仅存形式动作之观而已。于宪法限制之内，法令与判决即多数表布之意思，迄于为新行立法制定所更，为兹土之法律，并政治行为之准则焉。在此期间，进步方法之討論罔有息絕，其查事之精，析論之透，均为其进程所达之驗也。盖背乎邏輯之推論，苟为根于事实而設者，其視合乎邏輯之推論，所据之事全为子虚者，厥失为少。前者得其时而或有合，后者徒为美辞之助，而永无其果。前者犹为实用，后者只为空理。心性之重乎討議。殆与求构之結論无殊也。"① 准乎斯言，不以凡事之理曲是非揽之于己，而下最后判象之辞，则其理曲是非自能获于天下公論之中。盖其参究互議之果，乃能求一事实为之根据。而后邏輯之用，方为不荒，心觉之能，始能昭著，輿論之声，乃能揚于社会而有伟大之权威也。吾民可以諦审其理矣。

群演之道，在一方固其秩序，一方图其进步。前者法之事，后者理之事。必以理之力著为法之力，而后秩序为可安；必以理之力摧其法之力，而后进步乃可图。是秩序者，法力之所守，进步者，理力之所摧也。欧洲当文艺复兴之頃，罗馬教皇，权威赫赫，虽以帝王之尊，莫不俯首帖耳于教皇之前，其法之力，可謂风靡全欧矣。胡以路德之徒，昂然崛起，别树新教之幟，以与炙手可热之教皇抗而卒能胜之，则理之力也。法兰西革命之时，上自王家，下至貴族僧侣，蹂躏平民，无所弗至，其法之力，可謂火热水深矣。而胡以卢梭、孟德斯鳩、烏尔泰②之流，揚其民权自由之声，卒釀革命之风云，而共和之基卒以奠定，则理之力也。他

---

① Hedges: "政治常識"第四、五頁。

② Rousseau, Montesquieu, Voltaire.

如英之大宪章、权利请愿书，美之独立宣言，吾国之南京约法，乃至云南宣言之四大政纲，莫非以理之力冲决法之力，而流露之民彝也。盖法易腐而理常新，法易滞而理常进。国之存也，在于法，人之生也，生于理。国而一日离于法则丧厥权威，人而一日离于理则失厥价值。故立宪国民之责任不仅在保持国之权威，并宜尊重人之价值。前者政治法律之所期，后者学说思想之所为。前者重服从，尚保守，法之所禁，不敢犯也，法之所命，不敢违也。后者重自由，尚进取，彝性之所趋，虽以法律禁之，非所畏也。彝性之所背，虽以法律迫之，非所从也。必使法之力与理之力，息息相攻，即息息相守，无时不在相摩相荡相克相复之天，即无时不得相调相剂相蓄相容之分。既以理之力为法之力开其基，更以理之力为法之力去其障，使法外之理无不有其机会以入法之中，理外之法无不有其因缘以失法之力。平流并进，递演递嬗，即法即理，即理即法，而后突发之革命可免，日新之改进可图。是在民彝与国法疏通之脉络途径何如耳，是在吾民本其秉彝之能以为改进之努力何如耳。

余论至斯，已嫌过冗，最终有欲为吾国民告者。人之生也，莫不有其环境，而常与其生以莫大之影响焉。其境丰者其能啬，其境匮者其能增。此理虽常见于儴野之民，而非可论于文明之族。盖文明云者，即人类本其民彝，改易环境而能战胜自然之度也。文明之人，务使其环境听命于我，不使其我奴隶于环境。太上创造，其次改造，其次顺应而已矣。国家之存立，何莫不然。国民全体，亦有其大生命焉，其与环境相战，所需之秉彝之能，努力之勇，正不减于小己之求生。吾华建国，宅于亚陆，江山秀美，泱泱大风，世界之内，罕有其匹。沃土如兹其广也，河流如兹其多也，海綫如兹其修也，煤鐵如兹其富也。苟吾四亿同胞之心力稍有活泼之机，創造改造之业姑且莫論，但能顺应此环境而利用之，已足以雄視五洲威震欧亚矣。而今則何如者？神衰力竭，气尽能索。全国之人，其颖智者，有力仅以为恶，有心惟以造劫。余則死灰槁木，奄奄待亡，欲东不能，欲西不得，养成矛盾之性，失其自然之天，并其顺应环境之力而亦无之。遂令神州，鞠为茂草，昔称天府，今見陆沉。嗚呼！是果孰之咎歟？余思之，且重思之，則君主专制之祸耳。盖民与君不两立，自由与专制不并存，是故君主生則国民死，专制活則自由亡。而专制之政与君主之制，如水与魚，如胶与漆，固結不解，形影相依。今犹有敢播专制之余燼，起君主之篝火者，不問其为筹安之徒与复辟之辈，一律認为国家之叛逆、国民之公敌而誅其人，火其書，殄灭其丑类，摧拉其根株，无所姑息，不稍优容，永絕其萌，勿使滋蔓，而后再造神州之大任始有可图，中华維新之运命始有成功之望也。吾任重道远之国民乎！当知今日为世界再造之初，中华再造之始。吾人宜悟儒家日新之旨，持佛門忏悔之功，遵耶教复活之义，以革我之面，洗我之心，而先再造其我，弃罪恶之我，迎光明之我；弃陈腐之我，迎活泼之我；弃白首之我，迎青年之我；弃专制之我，迎立宪之我；俾再造之我适于再造中国之新体制，再造之中国适于再造世界之新潮流。我不負此中国，中国即不負此河山，是在吾国民之善用其秉彝，以之造福邦家，以之挽回劫运。国家前途，实利頼之矣。

托尔斯泰詮革命之义曰："革命者，人类共同之思想感情遇真正觉醒之时机，而一念兴起欲去旧恶就新善之心觉变化，发现于外部之謂也。除悔改一語外，无能表革命意义之語也。"今者南中倡义，鉄血横飞，天发杀机，人怀痛愤。此真人心世道，国命民生之一大转机也。一念之悔，万劫都销，此则记者斋戒沐浴，愿光奉其忏悔之心，以贡于同胞之前。而求以心印心，同去旧恶，同就新善，庶不负革命健儿庄严神圣之血，洒于自由神前，为吾侪洗心自忏之用矣。

（樱花节中脱稿）

1916 年 5 月 15 日

"民彝"创刊号

署名：守常

"晨鐘"之使命

(青春中华之創造)

一日有一日之黎明，一秩有一秩之黎明，个人有个人之青春，国家有国家之青春。今者，白发之中华垂亡，青春之中华未孕，旧秩之黄昏已去，新秩之黎明将来。际兹方死方生、方毁方成、方破坏方建設、方废落方开敷之会，吾侪振此"晨鐘"，期与我慷慨悲壮之青年，活泼泼地之青年，日日迎黎明之朝气，尽二十秩黎明中当尽之努力，人人奋青春之元气，发新中华青春中应发之曙光，由是一一叩发一一声，一一声觉一一梦，俾吾民族之自我的自觉，自我之民族的自觉，一一彻底，急起直追，勇往奋进，径造自由神前，索我理想之中华，青春之中华，幸勿姑息迁延，韶光坐誤。人已汲新泉，尝新炊，而我犹卧榻横陈，荒娱于白发中华、残年风烛之中，沉鼾于睡眠中华、黄粱酣梦之里也。

外人之訛吾者，輒曰：中华之国家，待亡之国家也；中华之民族，衰老之民族也。斯语一入吾有精神、有血气、有魂、有胆之青年耳中，鲜不勃然变色，思与四亿同胞发奋为雄，以雪斯言之奇辱者。顾吾以为宇宙大化之流行，盛衰起伏，循环无已，生者不能无死，毁者必有所成，健壮之前有衰颓，老大之后有青春，新生命之誕生，固常在累累坟墓之中也。吾之国家若民族，历数千年而巍然独存，往古来今，罕有其匹，由今論之，始云衰老，始云颓亡，斯何足諱、亦何足伤，更何足沮丧吾青年之精神、销沉吾青年之意气！吾人须知吾之国家若民族，所以扬其光华于二十棋之世界者，不在陈腐中华之不死，而在新荣中华之再生；青年所以贡其精诚于吾之国家若民族者，不在白发中华之保存，而在青春中华之創造。"晨鐘"所以效命于胎孕青春中华之青年之前者，不在惜恋魑魑就木之中华，而在欢迎呱呱隆地之中华。是故中华自身无所謂运命也，而以青年之运命为运命；"晨鐘"自身无所謂使命也，而以青年之使命为使命。青年不死，即中华不亡，"晨鐘"之声，即青年之否，国家不可一日无青年，青年不可一日无觉醒，青春中华之克創造与否，当于青年之觉醒与否卜之，青年之克觉醒与否，当于"晨鐘"之壮快与否卜之矣。

过去之中华，老輩所有之中华，历史之中华，坟墓中之中华也。未来之中华，青年所有之中华，理想之中华，胎孕中之中华也。坟墓中之中华，尽可視为老輩之紀录，而拱手以讓之老輩，俾携以俱去。胎孕中之中华，则断不許老輩以其沉滞颓废、衰朽枯窘之血液，侵及其新生命。盖一切之新創造，新机运，乃吾青年独有之特权，老輩之于社会，自其长于年龄、富于經驗之点，吾人固可与以相当之敬礼，即令以此自重，而輕薄吾青年，嘲骂吾青年，誹謗吾青年，凌辱吾青年，吾人亦皆能忍受，独至并此独有之特权而侵之，则毅然以用排除之手段，而无所于躊躇，无所于逊謝。须知吾青年之生，为自我而生，非为彼老輩而生，青春中华之創造，为青年而造，非为彼老輩而造也。

老輩之灵明，蔽翳于經驗，而青年脑中无所謂經驗也。老輩之精神，局属于环境，而青年眼中无所謂环境也。老輩之文明，和解之文明也，与境遇和解，与时代和解，与經驗和解。青年之文明，奋斗之文明也，与境遇奋斗，与时代奋斗，与經驗奋斗。故青年者，人生之王，人生之春，人生之华也。青年之字典，无"困难"之字，青年之口头，无"障碍"之語；惟知跃进，惟知雄飞，惟知本其自由之精神，奇僻之思想，銳敏之直觉，活泼之生命，以創造环境，征服历史。老輩对于青年之道义，亦当尊重其精神，其思想，其直觉，其生命，而不可抑塞其精神，其思想，其直觉，其生命。苟老輩有以柔順服从之义，規戒青年，以遏其迈往之气，豪放之才者，是无异于劝青年之自杀也。苟老輩有不知苏生，不知蜕化，而犹逆宇宙之进运，投青年于废墟之中者，吾青年有对于揭反抗之旗之权利也。

今日之中华，犹是老輩把持之中华也，古董陈列之中华也。今日中华之青年，犹是崇拜老輩之青年，崇拜古董之青年也。人先失其青春，则其人无元气；国家丧其青年，则其国无生机。举一国之青年，自沉于荒冢之內，自縛于偶像之前，破坏其理想，黯郁其灵光，逐令皓首皤皤之老翁，昂头闊步，以陟于社会枢要之地，据为首丘終老之所，而欲其国不为待亡之国，其族不为瀕死之族，烏可得耶？吾尝稽究其故矣，此其咎不在老輩之不解青年心理，不与青年同情，而在青年之不能与老輩宣战，不能与老輩格斗。盖彼老輩之半体，已埋沒于黄土一坏之中，更安有如許之精神气力，与青年交綏用武者。果或有之，吾青年亦乐引为良师益友，不敢儕之于一般老輩之列，而葬于荒冢之中矣。吾国所以演成今象者，非彼老輩之强，乃吾青年之弱，非彼旧人之勇，乃吾新人之怯，非吾国之多老輩多旧人，乃吾国之无青年无新人耳！非絕无青年，絕无新人，有之而乏慷慨悲壮之精神，起死回天之气力耳！此则不能不求青年之自觉与反省，不能不需"晨鐘"之愤发与努力者矣。

由来新文明之诞生，必有新文艺为之先声，而新文艺之勃兴，尤必赖有一二哲人，犯当世之不韪，发挥其理想，振其自我之权威，为自我觉醒之绝叫，而后当时有众之沉梦，赖以惊破。欧人促于科学之进步，而为由耶教桎梏解放之运动者，起于路德一辈之声也。法兰西人冒革命之血潮，认得自我之光明，而开近世自由政治之轨者，起于孟德斯鸠、卢骚、福禄特尔诸子之声也。他如狄卡儿、培根、秀母、康德之徒，其于当世，亦皆在破坏者、怀疑主义者之列，而清新之哲学、艺术、法制、伦理，莫不胚孕于彼等之思潮。萨兰德、海尔特尔、冷新、乃至改得西尔列尔之流，其于当代，因亦尝见诋为异端，而德意志帝国之统一，殆即苞蕾于彼等热烈之想象力，彼其破丹败奥，摧法征俄，风靡巴尔干半岛与海王国。抗战不屈之德意志魂，非俾士麦、特赖克、白仑哈的之成绩，乃讴歌德意志文化先声之青年思想家、艺术家所造之基础也。世尝啧啧称海聂之名矣，然但知其为沉哀之诗人，而不知其为"青年德意志"弹奏之人也。所谓"青年德意志"运动者，以一八四八年之革命为中心，而德国国民绝叫人文改造□□□也。彼等先俾斯麦、摩尔托克、维廉一世而起，于其国民之精神，与以痛烈之激刺。当是时，海聂、古秋阔、文巴古、门德、洛北诸子，实为其魁俊，各奋其颖新之笔，掊击时政，攻排旧制，否认偶像的道德，诅咒形式的信仰，冲决一切陈腐之历史，破坏一切固有之文明，扬布人生复活国家再造之声，而以使德意志民族回春、德意志帝国建于纯美青年之手为理想，此其孕育胚胎之世，距德意志之统一，才二十载，距今亦不过六十余年，而其民族之声威，文明之光彩，已足以震耀世界，征服世界，改造世界而有余。居今穷其因果，虽欲不归功于青年德意志之运动，青年文艺家、理想家之鼓吹，殆不可得。以视吾之文坛，堕落于男女兽欲之鬼窟，而阁克自拔，柔靡艳丽，驱青年于妇人醇酒之中者，盖有人禽之殊，天渊之别矣。記者不敏，未擅海晶諸子之文才，窃慕青年德意志之运动，海內青年，其有聞风兴起者乎？甚願执鞭以从之矣。

　　吾尝論之，欧战既起，德意志、勃牙利亦以嶄新之民族爆发于烽火之中。环顧茲世，新民族遂无复存。故今后之問題，非新民族崛起之問題，乃旧民族复活之問題也。而是等旧民族之复活，非其民族中老輩之責任，乃其民族中青年之責任也。土尔其以老大帝国与吾幷称，而其冥頑无倫之亚布他尔哈米德朝，顛覆于一夜之頃者，则青年土尔其党憤起之功也。印度民間革命之烽烟，直迷漫于西馬拉亚山之巔者，则印度青年革命家努力之效也。吾国最近革命运动，亦能举清朝三百年来之历史而推翻之。袁氏逆命，謀危共和，未逾数月，义师勃兴，南天震动，而一世之奸雄，竟为护国义军穷迫以死。今虽不敢遽断改革之业，为告厥成功，而青春中华之創造，实已肇基于此。其胚种所由发，亦罔不在吾断头流血之青年也。长驱迈往之青年乎，其各百尺竿头，更进一步，取由来之历史，一举而摧焚之，取从前之文明，一举而淪葬之。变弱者之倫理为强者之人生，变庸人之哲学为天才之宗敎，变"人"之文明为"我"之文明，变"求"之幸福为"取"之幸福。覓新国家，拓新世界，于欧洲战血余腥、炮焰灰燼之中，而以破坏与創造，征服与奋斗为青年专擅之場，厚青年之修养，暢青年之精神，壮青年之意志，礪青年之气节，鼓舞青春中华之运动，培植青春中华之根基，吾乃高撞自由之鐘，以助其进行之勇气。中华其睡獅乎？聞之当勃然兴；中华其病象乎？聞之当霍然起。盖青年者，国家之魂，"晨鐘"者，青年之友。青年当努力为国家自重，"晨鐘"当努力为青年自勉，而各以青春中华之創造为唯一之使命，此则"晨鐘"出世之始，所当昭告于吾同胞之前者矣。

附言 篇中所称老辈云者，非由年龄而言，乃由精神而言；非由个人而言，乃由社会而言。有老人而青年者，有青年而老人者。老当益壮者，固在吾人敬服之列，少年颓丧者，乃在吾人诟病之偷矣。

1916年8月15日

"晨鐘报"创刊号

署名：守常

新生命誕孕之努力

大凡一新生命之誕孕，必历一番之辛苦，即必需一番之努力。

欧洲战焰之腾，杀人盈野，惨痛万千，此欧人新生命誕孕之辛苦也。而欧人不避此辛苦，勇往奋进以赴之者，则欧人欲得自由之努力矣。

西南义师之兴，呜咽叱咤，慷慨悲歌，此民国新生命誕孕之辛苦也。而吾民不避此辛苦，断头流血以从之者，则亦吾民欲得自由之努力矣。

"晨鐘"創刊，締造經营，竭尽棉薄，犹虑弗胜，此本报新生命誕孕之辛苦也。而本报不敢辞其辛苦，殫精瘁力以成之者，则亦本报欲得自由之努力矣。

夫宇宙本相，为不断之輪迴。吾人日循此輪迴生死、成毁、衰亡、誕孕之中，即日尝辛苦，日需努力，而不容有所怠荒。"晨鐘"之所以醫世，与其所以自勉者在斯耳。

1916年8月15日
"晨鐘报"

署名：守常

青　春

　　春日载阳，东风解冻。远从瀛岛，反顾祖邦。肃杀郁塞之象，一变而为清和明媚之象矣；冰雪沍寒之天，一幻而为百卉昭苏之天矣。每更节序，辄动怀思，人事万端，那堪回首，或则幽闺善怨，或则骚客工愁。当兹春雨梨花，重門深掩，詩人顑頷，独倚栏杆之际，登楼四瞩，则见千条垂柳，未半才黄，十里铺青，遥看有色。彼幽闲贞静之青春，携来无限之希望，无限之兴趣，飘然貢其柔丽之姿于吾前途辽远之青年之前，而默許以独享之权利。嗟吾青年可爱之学子乎！彼美之青春，念子之任重而道远也，子之內美而修能也，怜子之劳，爱子之才也，故而經年一度，展其怡和之颜，餞子于长征迈往之途，冀有以慰子之心也。縱子为尽瘁于子之高尚之理想，圣神之使命，远大之事业，艰巨之責任，而夙兴夜寐，不遑启处，亦当于千忙万迫之中，偷隙一盼，舂颜相向，領彼恋子之殷情，赠子之韶华，俾以青年純洁之躬，飫尝青春之甘美，浃浴青春之恩澤，永續青春之生涯。致我为青春之我，我之家庭为青春之家庭，我之国家为青春之国家，我之民族为青春之民族。斯青春之我，乃不枉于遙遙百千万劫中，为此一大因緣，与此多情多爱之青春，相邂逅于无尽青春中之一部分空間与时間也。

　　块然一躯，渺乎微矣。于此广大悠久之宇宙，殆犹沧海之一粟耳。其得永享青春之幸福与否，当問宇宙自然之青春是否为无尽。如其有尽，纵有彭、聃之寿，甚且与宇宙齐，亦奚能許我以常享之福？如其无尽，吾人奋其悲壮之精神，以与无尽之宇宙竞进，又何不能之有？而宇宙之果否为无尽，当問宇宙之有无初終。宇宙果有初乎？曰，初乎无也。果有終乎？曰，終乎无也。初乎无者，等于无初；終乎无者，等于无終。无初无終，是于空間为无限，于時間为无极。質言之，无而已矣，此絕对之說也。若由相对观之，則宇宙为有进化者。既有进化，必有退化。于是差别之万象万殊生焉。惟其为万象万殊，故于全体为个体，于全生为一生。个体之积，如何其广大，而終于有限。一生之命，如何其悠久，而終于有涯。于是有生即有死，有盛即有衰，有阴即有阳，有否即有泰，有剝即有复，有屈即有信，有消即有长，有盈即有虚，有吉即有凶，有禍即有福，有青春即有白首，有健壮即有頹老，質言之有而已矣。庄周有云："朝菌不知晦朔，蟪蛄不知春秋。"又云："小知不如大知，小年不如大年。"夫晦朔与春秋而果为有耶，何以菌蛄以外之有生，几經晦朔几历春秋者皆知之，而菌蛄独不知也？其果为无耶，又何以菌蛄虽不知，而菌蛄以外之有生，几經晦朔几历春秋者，皆知之也？是有无之說，亦至无定矣。以吾人之知，小于宇宙自然之知，其年小于宇宙自然之年，而欲断空間時間不能超越之宇宙为有为无，是亦朝菌之晦朔，蟪蛄之春秋耳！秘观宇宙有二相焉：由佛理言之，平等与差别也，空与色也。由哲理言之，絕对与相对也。由数理言之，有与无也。由"易"理言之，周与易也。周易非以昭代立名，宋儒罗泌尝論之于"路史"，而金氏圣叹序"离騒經"，釋之尤近精微，謂"周其体也，易其用也。約法而論，周以常住为义，易以变易为义。双约人法，则周乃圣人之能事，易乃大千之变易。大千本无一有，更立不定，日新、日日新、又日新之谓也。圣人独能以忧患之心周之，尘尘刹刹，无不普遍，又复尘尘周于刹刹，刹刹周于尘尘，然后世界自见其易，圣人时得其常，故云周易。"仲尼曰："自其异者视之，肝胆楚越也；自其同者视之，万物皆一也。"此同异之辨也。东坡曰："自其变者而观之，则天地曾不能以一瞬；自其不变者而观之，造物与吾皆无尽藏也。"此变不变之殊也。其变者青春之进程，其不变者无尽之青春也。其异者青春之进程，其同者无尽之青春也。其易者青春之进程，其周者无尽之青春也。其有者青春之进程，其无者无尽之青春也。其相对者青春之进程，其绝对者无尽之青春也。其色者差别者青春之进程，其空者平等者无尽之青春也。推而言之，乃至生死、盛衰、阴阳、否泰、剥复、屈信、消长、盈虚、吉凶、祸福、青春白首、健壮颓老之轮回反复，连续流转，无非青春之进程。而此无初无终、无限无极、无方无体之机轴，亦即无尽之青春也。青年锐进之子，尘尘刹刹，立于旋转簸扬循环无端之大洪流中，宜有江流不转之精神，屹然独立之气魄，冲荡其潮流，抵拒其势力，以其不变应其变，以其同操其异，以其周执其易，以其无持其有，以其绝对统其相对，以其空驭其色，以其平等律其差别，故能以宇宙之生涯为自我之生涯，以宇宙之青春为自我之青春。宇宙无尽，即青春无尽，即自我无尽。此之精神，即生死肉骨、回天再造之精神也。此之气魄，即慷慨悲壮、拔山盖世之气魄也。惟真知爱青春者，乃能识宇宙有无尽之青春。惟真能识宇宙有无尽之青春者，乃能具此种精神与气魄。惟真有此种精神与气魄者，乃能永享宇宙无尽之青春。

一成一毁者，天之道也。一阴一阳者，易之道也。唐生維廉与鉄特二家，遽研物理，知天地必有終极，盖天之行也以其动，其动也以不均，犹水之有高下而后流也。今太阳本热常耗，以彗星来往度之递差，知地外有最輕之闓气，为能阻物，旣能阻物，斯能耗热耗力。故大宇积热力，每散趋均平，及其均平，天地乃毁。天地且有时而毁，况其間所包蘊之万物乎？漫云天地，究何所指，殊嫌茫漠，征实言之，有若地球。地球之有生命，已为地質学家所明証，惟今日之地球，为兒童地球乎？青年地球乎？丁壮地球乎？抑白首地球乎？此实未答之問也。苟犹在兒童或青年之期，前途自足乐观，游优乐土，来日方长，人生趣味益以浓厚，神志益以飞舞；即在丁壮之年，亦屬元神盛涌，血气暢发之期，奋志前行，亦当勿懈；独至地球之寿，已臻白发之頹齡，则栖息其上之吾人，夜夜仰見死气沉沉之月球，徒借曜灵之末光，以示伤心之颜色于人寰，若以警告地球之終有死期也者，言念及此，能勿愀然。虽然，地球即成白首，吾人尚在青春，以吾人之青春，柔化地球之白首，虽老犹未老也。是则地球一日存在，即吾人之青春一日存在。吾人之青春一日存在，即地球之青春一日存在。吾人有现在一刹那之地球，即有现在一刹那之青春，即当尽现在一刹那对于地球之責任。虽明知未来一刹那之地球必毁，当知未来一刹那之青春不毁，未来一刹那之地球，虽非现在一刹那之地球，而未来一刹那之青春，犹是现在一刹那之青春。未来一刹那之我，仍有对于未来一刹那之地球之責任。庸得以虞地球形体之幻灭，而猥为沮丧哉！

复次，生于地球上之人类，其犹在青春乎，抑已臻白首乎？将来衰亡之頃，究与地球同时自然死灭乎，抑因地球温度激变，突与动植物共死灭乎？其或先兹事变，如个人若民族之死灭乎？斯亦难决之题也。生物学者之言曰：人类之生活，反乎自然之生活也。自妇人暨薆，抱子而奔，始学立行，胸部暴露，必须被物以求遮卫，而人类遂有衣裳；又以播迁转徙，所携食物，易于腐败，而人类遂有火食。有衣裳而人类失其毛发矣，有火食而人类失其胃肠矣。其趋文明也日进，其背自然也日遐，浸假有舟车电汽，而人类丧其手足矣。有望远镜德律风等，而人类丧其耳目矣。他如有书报传译之速，文明利器之普，而人类亡其脑力。有机关枪四十二珊之炮，而人类弱其战能。有分工合作之都市生活，歌舞楼台之繁华景象，而人类增其新病。凡此种种，人类所以日响灭种之途者，若决江河，奔流莫遏，长此不已，劫焉可逃？此辈学者所由大声疾呼，布兹骇世听闻之噩耗，而冀以谋挽救之方也。宗教信士则从而反之，谓宇宙一切皆为神造，维护之任神自当之，吾人智能薄弱，惟托庇于神而能免于罪恶灾厄也。如生物家言，是为蔑夷神之功德，影响所及，将驱人类入于悲观之途，圣智且尚无灵，人工又胡能阙，惟有瞑心自放，居于下流，荒亡日久，将为人心世道之忧矣。末俗浇漓，未始非为此说者阶之厉也。吾人宜坚信上帝有全知全能，虔心奉祷，罪患如山，亦能免矣。由前之说，固易流于悲观，而其足以警觉世人，俾知谋矫正背乎自然之生活，此其所长也。由后之说，虽足以坚人信仰之力，俾其灵魂得优游于永生之天国，而其过崇神力，轻蔑本能，并以讳蔽科学之实际，乃其所短也。吾人于此，宜如宗教信士之信仰上帝者信人类有无尽之青春，更宜悚然于生物学者之旨，以深自警惕，力图于背逆自然生活之中，而能依人为之工夫，致其背逆自然之生活，无异于顺适自然之生活。斯则人类之寿，虽在耄耋之年，而吾人苟奋自我之欲能，又何不可返于无尽青春之域，而奏起死回生之功也？

人类之成一民族一国家者，亦各有其生命焉。有青春之民族，斯有白首之民族，有青春之国家，斯有白首之国家。吾之民族若国家，果为青春之民族、青春之国家欤，抑为白首之民族、白首之国家欤？苟已成白首之民族、白首之国家焉，吾辈青年之谋所以致之回春为之再造者，又应以何等信力与愿力从事，而克以著效。此则系乎青年之自觉何如耳！异族之觇吾国者，辄曰：支那者老大之邦也。支那之民族，濒灭之民族也。支那之国家，待亡之国家也。洪荒而后，民族若国家之递兴递亡者，靡然其不可纪矣。粤稽西史，罗马、巴比伦之盛时，丰功伟烈，彪著寰宇，曾几何时，一代声华，都成尘土矣。祗今屈指，欧土名邦，若意大利，若法兰西，若西班牙，若葡萄牙，若和兰，若比利时，若丹马，若瑞典，若那威，乃至若英吉利，罔不有积尘之历史，以重累其国家若民族之生命。迴溯往禩，是等国族，固皆尝有其青春之期，以其畅盛之生命，展其特殊之天才。而今已矣，声华渐落，躯壳空存，纷纷者皆成文明史上之过客矣。其校新者，惟德意志与勃牙利，此次战血洪涛中，又为其生命力之所注，勃然暴发，以挥展其天才矣。由历史考之，新兴之国族与陈腐之国族遇，陈腐者必败；朝气横溢之生命力与死灰沉滞之生命力遇，死灰沉滞者必败；青春之国民与白首之国民遇，白首者必败，此殆天演公例，莫或能逃者也。支那自黄帝以降，赫赫然树独立之帜于亚东大陆者，四千八百余年于兹矣。历世久远，纵观横览，罕有其伦。稽其民族青春之期，远在有周之世，典章文物，灿然大备，过此以往，渐响衰歇之运，然犹浸衰浸微，扬其余辉，以至于今日者，得

70

不謂为其民族之光歟？夫人寿之永，不过百年，民族之命，垂五千載，斯亦寿之至也。印度为生释迦而兴，故自释迦生而印度死；犹太为生耶穌而立，故自耶穌生而犹太亡；支那为生孔子而建，故自孔子生而支那衰，陵夷至于今日，残骸枯骨，滿目黯然，民族之精英，澌灭尽矣，而欲不亡，庸可得乎？吾青年之驟聞斯言者，未有不变色裂眥，怒其侮我之甚也。虽然，勿怒也。吾之国族，已閲长久之历史，而此长久之历史，积尘重压，以桎梏其生命而臻于衰敝者，又宁容諱？然而吾族青年所当信誓旦旦，以昭示于世者，不在齗齗辯証白首中国之不死，乃在汲汲孕育青春中国之再生。吾族今后之能否立足于世界，不在白首中国之苟延残喘，而在青春中国之投胎复活。蓋尝聞之，生命者，死与再生之連續也。今后人类之問題，民族之問題，非苟生残存之問題，乃复活更生、回春再造之問題也。与吾幷称为老大帝国之土耳其，则青年之政治运动，屢試不一試焉。巴尔干諸邦，则各謀离土自立，而为民族之运动，兵連祸結，干戈頻兴，卒以酿今兹世界之大变焉。遙望喜馬拉亚山之巓，恍見印度革命之烽烟一縷，引而弥长，是亦欲回其民族之青春也。吾华自辛亥首义，癸丑之役繼之，喘息未安，风尘澒洞，又复傾动九服，是亦欲再造其神州也。而在是等国族，凡以冲决历史之桎梏，滌蕩历史之积秽，新造民族之生命，挽回民族之青春者，固莫不惟其青年是望矣。建国伊始，肇錫嘉名，实維中华。中华之义，果何居乎？中者，宅中位正之謂也。吾輩青年之大任，不仅以于空間能致中华为天下之中而遂足，幷当于时間而諦时中之旨也。曠观世界之历史，古往今来，变迁何极！吾人当于今岁之青春，画为中点，中以前之历史，不过如进化論仅于考究太阳地球动植各物乃至人类之如何发生、如何进化者,以纪人类民族国家之如何发生、如何进化也。中以后之历史,则以是为古代史之职,而别以纪人类民族国家之更生回春为其中心之的也。中以前之历史,封闭之历史,焚毁之历史,葬诸坟墓之历史也。中以后之历史,洁白之历史,新装之历史,待施绚绘之历史也。中以前之历史,白首之历史,陈死人之历史也。中以后之历史,青春之历史,活青年之历史也。青年乎!其以中立不倚之精神,肩兹砥柱中流之责任,即由今年今春之今日今刹那为时中之起点,取世界一切白首之历史,一火而摧焚之,而专以发挥青春中华之中,缀其一生之美于中以后历史之首页,为其职志,而勿逡巡不前。华者,文明开敷之谓也,华与实相为轮迴,即开敷与废落相为嬗代。白首中华者,青春中华本以胚孕之实也。青春中华者,白首中华托以再生之华也。白首中华者,渐即废落之中华也。青春中华者,方复开敷之中华也。有渐即废落之中华, 所以有方复开敷之中华。有前之废落以供今之开敷,斯有后之开敷以续今之废落,即废落,即开敷,即开敷,即废落,终竟如是废落,终竟如是开敷。宇宙有无尽之青春,斯宇宙有不落之华,而栽之、培之、灌之、溉之、赏玩之、享爱之者,舍青春中华之青年,更谁与归矣?青年乎,勿徒发愿,愿春常在华常好也, 愿华常得青春,青春常在于华也。宜有即华不得青春,青春不在于华,亦必奋其回春再造之努力,使废落者复为开敷,开敷者终不废落,使华不能不得青春,青春不能不在于华之决心也。抑吾闻之化学家焉,土质虽腴,肥料虽多,耕种数载,地力必耗,砂土硬化,无能免也,将欲柔融之,俾再反于丰穰,惟有一种草木为能致之,为其能由空中吸收窒素肥料,注入土中而沃润之也。神州赤县,古称天府,胡以至今徒有万木秋声、萧萧落叶之悲，昔时繁华之盛，荒凉废落至于此极也！毋亦无此种草木为之文柔和润之耳。青年之于社会，殆犹此种草木之于田畴也。从此广植根蒂，深固不可复拔，不数年间，将见青春中华之参天蓊郁，错节盘根，树于世界，而神州之域，还其丰穰，复其膏腴矣。则谓此菁菁茁茁之青年，即此方复开敷之青春中华可也。

顾人之生也，苟不能窥见宇宙有无尽之青春，则自呱呱堕地，迄于老死，觉其间之春光，迅于电波石火，不可淹留，浮生若梦，直菌鹤马蜩之过乎前耳。是以川上尼父，有逝者如斯之嗟；湘水灵均，兴春秋代序之感。其他风骚雅士，或秉烛夜游；勤事劳人，或重惜分寸。而一代帝王，一时豪富，当其垂暮之年，绝诀之际，贪恋幸福，不忍离舍，每为咨嗟太息，尽其权力黄金之用，无能永一瞬之天年，而重留遗憾于长生之无术焉。秦政并吞八荒，统制四海，固一世之雄也，晚年畏死，遍遣羽客，搜觅神仙，求不老之药，卒未能获，一旦魂断，宫车晚出。汉武劳兵，蛮荒慑伏，汉代之英主也，暮年永叹，空有"欢乐极兮哀情多，少壮几时兮奈老何"之慨。最近美国富豪某，以毕生之奋斗，博得＄式之王冠，衰病相催，濒于老死，则抚枕而叹曰："苟能延一月之命，报以千万金弗惜也。"然是又安可得哉？夫人之生也有限，其欲也无穷，以无穷之欲，逐有限之生，坐令似水年华，滔滔东去，红颜难再，白发空悲，其殆人之无奈天何者欤！涉念及此，灰肠断气，厌世之思，油然而生。贤者仁智俱穷，不肖者流连忘返，而人生之蕲向荒矣，是又岂青年之所宜出哉？人生兹世，更无一刹那不在青春，为其居无尽青春之一部，为无尽青春之过程也。顾青年之人，或不得常享青春之乐者，以其有黄金权力一切烦忧苦恼机械生活，为青春之累耳。谚云："百金买骏马，千金买美人，万金买爵禄，何处买青春？"岂惟无处购买，邓氏銅山，郭家金穴，愈有以障縶青春之路俾无由达于其境也。罗馬亚布达尔曼帝，位在皇极，富有四海，不可謂不尊矣，临終語其近侍，謂四十年間，眞感愉快者，仅有三日。权力之不足福人，以視黄金，又无差等。而以四十年之青春，娱心不过三日，悼心悔憾，宁有勞耶？夫青年安心立命之所，乃在循今日主义以进，以吾人之生，洵如卡萊尔所云，特为时間所执之无限而已。无限現而为我，乃为現在，非为过去与将来也。苟了現在，即了无限矣。昔者圣叹作詩，有"何处誰人玉笛声"之句。釋弓年小，窃以玉字为未安，而質之圣叹。圣叹則曰："彼若說'我所吹本是铁笛，汝何得用作玉笛？'我便云：'我已用作玉笛，汝何得更吹铁笛？'天生我才，岂为汝铁笛作奴兒婢子来耶？"夫铁字与玉字，有何不可通融更易之处。圣叹顧与之爭一字之短长而不憚煩者，亦欲与之爭我之現在耳。詩人拜輪，放浪不羈，时人訕之，謂于来世必当酷受地獄之苦。拜輪答曰："基督敎徒自苦于現世，而欲祈福于来世。非基督敎徒，則于現世曠逸自遣，来世之苦，非所辞也。"二者相校，但有先后之別，安有分量之差。拜輪此言，固甚矯激，且寓風刺之旨。以余观之，現世有現世之乐，来世有来世之乐。現世有現世之青春，来世有来世之青春。为貪来世之乐与青春，而迟吾現世之乐与青春，固所不許。而为貪現世之乐与青春，遽棄吾来世之乐与青春，亦所弗应也。人生求乐，何所不可，亦何必妄分先后，区異今来也？耶曼孙曰："尔若爱千古，当利用現在。昨日不能呼还，明日尙未确实。尔能确有把握者，惟有今日。今日之一日，适当明晨之二日。"斯言足发吾人之深省矣。盖現在者吾人青春中之青春也。青春作伴以还于大漠之乡，无如而不自得，更何煩忧之有焉。烦忧既解，恐怖奚为？耶比古达士曰："贫不足恐，流窜不足恐，囹圄不足恐，最可恐者，恐怖其物也。"美之政雄罗斯福氏，解政之后，游猎荒山，奋其铦腕，以与虎豹熊罴相搏战。一日猎白熊，险遭吞噬，自传其事，谓为不以恐怖误其稍纵即逝之机之效，始获免焉。于以知恐怖为物，决不能拯人于危。苟其明日将有大祸临于吾躬，无论如何恐怖，明日之祸万不能因是而减其豪末。而今日之我，则因是而大损其气力，俾不足以御明日之祸而与之抗也。艰虞万难之境，横于吾前，吾惟有我、有我之现在而足恃。堂堂七尺之躯，徘徊回顾，前不见古人，后不见来者，惟有昂头阔步，独往独来，何待他人之援手，始以遂其生者，更胡为乎念天地之悠悠，独怆然而涕下哉？惟足为累于我之现在及现在之我者，机械生活之重荷，与过去历史之积尘，殆有同一之力焉。今人之赴利禄之途也，如蚁之就膻，蛾之投火，究其所企，克致志得意满之果，而营营扰扰，已逾半生，以孑然之身，强负黄金与权势之重荷以趋，几何不为所重压而僵毙耶？盖其优于权富即其短于青春者也。耶经有云："富人之欲入天国，犹之骆驼欲潜身于针孔。"此以喻重荷之与青春不并存也。总之，青年之自觉，一在冲决过去历史之网罗，破坏陈腐学说之囹圄，勿令僵尸枯骨，束缚现在活泼泼地之我，进而纵现在青春之我，扑杀过去青春之我，促今日青春之我，禅让明日青春之我。一在脱绝浮世虚伪之机械生活，以特立独行之我，立于行健不息之大机轴。袒裼裸裎，去来无罣，全其优美高尚之天，不仅以今日青春之我，追杀今日白首之我，并宜以今日青春之我，豫杀来日白首之我，此固人生唯一之蕲向，青年唯一之责任也矣。拉凯尔曰："长保青春，为人生无上之幸福，尔欲享兹幸福，当死于少年之中。"吾颇吾亲爱之青年,生于青春死于青春,生于少年死于少年也。德国史家孟孙氏,評驚錫札曰:"彼由青春之杯,飲人生之水,并泡沫而干之。"吾願吾亲爱之青年,擎此夜光之杯,举人生之醍醐浆液,一飲而干也。人能如是,方为不役于物,物莫之伤。大浸稽天而不溺,大旱金石流土山焦而不热,是其尘垢粃糠,将犹陶鑄尧、舜。自我之青春,何能以外界之变动而改易,历史上殘骸枯骨之灰,又何能塞蔽青年之聪明也哉?市南宜僚見魯侯,魯侯有忧色,市南子乃示以去累除忧之道,有曰,"吾願君去国捐俗,与道相輔而行。"君曰:"彼其道远而險,又有江山,我无舟車,奈何?"市南子曰:"君无形倨,无留居,以为舟車。"君曰:"彼其道幽远而无人,吾誰与为邻?吾无粮,我无食,安得而至焉?"市南子曰:"少君之費,寡君之欲,虽无粮而乃足,君其涉于江而浮于海,望之而不見其崖,愈往而不知其所勞,送者者将自崖而反,君自此远矣。"此其謂道,殆即达于青春之大道。青年循蹈乎此,本其理性,加以努力,进前而勿顾后,背黑暗而向光明,为世界进文明,为人类造幸福,以青春之我,創建青春之家家,青春之国家,青春之民族,青春之人类,青春之地球,青春之宇宙,資以乐其无涯之生。乘風破浪,迢迢乎远矣;复何无計留春望尘莫及之忧哉?吾文至此,已嫌冗贅,請誦漆园之語,以終斯篇。

1916 年 9 月 1 日
"新青年"第 2 卷第 1 号
署名:李大釗

孔子与宪法

　　孔子与宪法，渺不相涉者也。吾今以此标题，宁非怪诞之尤。然于怪诞标题之前，久已有怪诞事实之发见。本报之功用，颇重写实。此怪诞之标题，盖因怪诞之事实而生也，岂得已哉？

　　怪诞之事实者，何也？则宪法草案中规定"国民教育以孔子之道为修身大本"之事是也。云何以此为怪诞？最宜以孔子与宪法为物之性质两相比证，则知以怪诞之名加之者，为不妄矣。

　　孔子者，数千年前之残骸枯骨也。宪法者，现代国民之血气精神也。以数千年前之残骸枯骨，入于现代国民之血气精神所结晶之宪法，则其宪法将为陈腐死人之宪法，非我辈生人之宪法也；荒陵古墓中之宪法，非光天化日中之宪法也；护持偶象权威之宪法，非保障生民利益之宪法也。此孔子之纪念碑也。此孔子之墓志铭也。宪法云乎哉！宪法云乎哉！

　　孔子者，历代帝王专制之护符也。宪法者，现代国民自由之证券也。专制不能容于自由，即孔子不当存于宪法。今以专制护符之孔子，入于自由证券之宪法，则其宪法将为萌芽专制之宪法，非为孕育自由之宪法也；将为束制民彝之宪法，非为解放人权之宪法也；将为野心家利用之宪法，非为平民百姓日常享用之宪法也。此专制复活之先声也。此乡愿政治之见端也。宪法云乎哉！宪法云乎哉！

孔子者，国民中一部分所謂孔子之徒者之圣人也。宪法者，中华民国国民全体无問其信仰之为佛为耶，无問其种族之为蒙为回，所資以生存乐利之信条也。以一部分人尊崇之圣人，入于全国所托命之宪法，則其宪法将为一部分人之宪法，非国民全体之宪法也；所謂孔教徒之宪法，非汉、滿、蒙、藏、回、释、道、耶諸族諸教共同遵守之宪法也；乃一小社会之宪法，非一国家之宪法也。此挑动教爭之呼声也。此离析蒙藏之口令也。宪法云乎哉！宪法云乎哉！

孔子之道者，含混无界之辞也。宪法者，一文一字均有极确之意义，极强之效力者也。今以含混无界之辞，入于辞严力强之宪法，无論实施之效力，不克普及于全国，即此小部分之人，将欲遵此条文，亦苦于无确切之域以資循守。何者为孔子之道？何者为非孔子之道？必如何始为以孔子之道为修身之大本？必如何則否？此質之主张规定此条之議宪諸君，亦将瞠目而莫知所应。须知一部之失效宪法，全体之尊严随之，此宪法之自杀也，此宪法自取消其效力之告白也。然則辛苦經营，絞諸公数月之脑血，耗国家数月之金錢以从事于制定宪法之劳者，不几为无意义乎？

总之宪法与孔子发生关系，为最背于其性質之事实。吾人甚希望于二讀会时，删去此項，以全宪法之效力。此一部尊崇孔子之人，尽可听其自由以事传播。国家幷无法律以禁止之，社会幷可另設方法以奖助之，何必定欲以宪法之权威，为孔子壮其声势，俾他种宗教、他种学派不得其相当之分于宪法而后快于心歟？

1917 年 1 月 30 日
"甲寅"日刊

署名：守常

自然的倫理观与孔子

余既絶对排斥以孔道规定于宪法之主张，乃更进而略述自然的倫理观，以判孔子于中国今日之社会，其价值果何若者。

吾人生于今日之知識世界，唯一自然之眞理外，举不足劳吾人之信念，故吾人之倫理观，即基源于此唯一自然之眞理也。历稽中国、印度，乃至欧洲之自古传来之种种教宗哲派，要皆以宇宙有一具絶对理性、絶对意思之不可思議的、神秘的大主宰。曰天，曰神，曰上帝，曰絶对，曰实在，曰宇宙本源，曰宇宙本体，曰太极，曰眞如，名称虽殊，要皆指此大主宰而言也。由吾人观之，其中虽不无一二叶于学理的解释，而其或本宗教之权威，或立理想之人格，信为倫理之渊源而超乎自然之上，厥説盖非生于今日世界之吾人所足取也。

吾人以为宇宙乃无始无終自然的存在。由宇宙自然之眞实本体所生之一切现象，乃循此自然法而自然的、因果的、机械的以渐次发生渐次进化。道德者，宇宙现象之一也。故其发生进化亦必应其自然进化之社会。而其自然变迁，断非神秘主宰之惠与物，亦非古昔圣哲之遗留品也。

余謂孔子为数千年前之残骸枯骨，聞者駭然，虽然无駭也。孔子于其生存时代之社会，确足为其社会之中枢，确足为其时代之圣哲，其説亦确足以代表其社会其时代之道德。使孔子而生于今日，或更创一新学说以适应今之社会，亦未可知。而自然的势力之演进，断非吾人推崇孔子之诚心所能抗，使今日返而为孔子之时代之社会也。而孔子又一死而不可使之复生于今日，以应乎今日之社会而变易其说也。则孔子之于今日之吾人，非残骸枯骨而何也？

余谓孔子为历代帝王专制之护符，闻者骇然，虽然无骇也。孔子生于专制之社会，专制之时代，自不能不就当时之政治制度而立说，故其说确足以代表专制社会之道德，亦确足为专制君主所利用资以为护符也。历代君主，莫不尊之祀之，奉为先师，崇为至圣。而孔子云者，逐非复个人之名称，而为保护君主政治之偶象矣。使孔子而生于今日，或且倡民权自由之大义，亦未可知。而无如其人已为残骸枯骨，其学说之精神，已不适于今日之时代精神何也！故余之掊击孔子，非掊击孔子之本身，乃掊击孔子为历代君主所雕塑之偶象的权威也；非掊击孔子，乃掊击专制政治之灵魂也。

盖尝论之，道德者利便于一社会生存之习惯风俗也。古今之社会不同，古今之道德自异。而道德之进化发展，亦泰半由于自然淘汰，几分由于人为淘汰。孔子之道，施于今日之社会为不适于生存，任诸自然之淘汰，其势力迟早必归于消灭。吾人为谋新生活之便利，新道德之进展，企于自然进化之程，少加以人为之力，冀其迅速蜕演，虽冒毁圣非法之名，亦所不恤矣。

1917年2月4日

"甲寅"日刊

署名：守常

俄国大革命之影响

俄国大革命之酝酿，非一朝一夕之故，其由远因近因纷综累积，卒以演成今兹壮快淋漓之活剧，余既于本报略述其梗概矣。惟其影响所及于吾国并世界之政治前途，关系絶非浅鲜，兹复约举其说，贡览观焉。

一、及于世界政治前途之影响　欧战勃发以来，颇闻世之论客，有谓十九世纪之初，以全欧之人战一拿破仑，拿翁败而"唯民主义"从而大昌；二十世纪之初，以全世之人敌一维廉二世，维帝胜而"新英雄主义"必从而崛起。于是热心官僚政治之徒，闻其说而和之，不曰"哲人政治"，辄曰"贤人政治"。吾之东邻，寺内内阁之成立，即以是为招帜者也。其国之学士文人，如上杉、慎吉、茅原、华山辈，又从而为之鼓吹。吾国论坛，拾人唾余，亦欲以贡之吾民，是皆官僚政治之梦想，开明专制之变相，非予以当头之棒喝，俾为痛切之警悟，此种谬误之思想，蔓延于政治，终于酿成反动之祸根。兹幸于战端未息之时，俄国革命之风云，即蓬勃于欧、亚连毗之域界，德国国民亦因之生絶大之觉悟。夫俄与德固世之行官僚政治最著之国也，今已不见容于其国民，然则战后世界之政治的趋势，絶不许所谓"新英雄主义"、"哲人政治"、"贤人政治"云者之变相的官僚政治有存在于世界之余地，可以推知。盖前世纪之初期之革命，其主要目的，乃在对于"君主政治"、"貴族政治"而革命；今世紀初期之革命，其主要目的，乃在对于"官僚政治"而革命。主张"官僚政治"者其猛醒！鼓吹"賢人政治"者其猛醒！

二、及于中国政治前途之影响　吾国改建共和以来，国中犹有一部分人，对于共和政治深抱疑虑，此无須諱言者也。虽一再革命，国民不惜以头顱血肉为之保証，为之牺牲，而此輩頑迷，終难使之觉悟。邇来复辟运动之說，虽屬无根，然使国外政治之潮流，稍有傾于"官僚政治"之趋势，則此剪除未淨之謬种，难保不附之以复萌。今以俄人庄严璀灿之血，直接以洗滌俄国政界积年之宿秽者，間接以灌潤吾国自由之胚苗，使一般官僚耆旧，确認专制之不可复活，民权之不可复抑，共和之不可复毀，帝政之不可复兴。即彼貌托共和之"官僚政治"，于今亦可不尝試。苟尝試焉，必且攖国民之怒，抑之愈甚，抗之愈力，終以激成险烈可怖之变动。此則宜引俄为前車而速自觉察者也。平心論之，俄国此次革命之成功，未始不受吾国历次革命之影响。今吾更将依俄国革命成功之影响，以厚我共和政治之势力。此因果之定律，报偿之原則，循环往复，若兹其巧，或即异日中、俄两国邦交日篤之机緣歟？

1917 年 3 月 29 日
"甲寅"日刊

署名：守常

战争与人口问题

余曩居日本，时闻彼邦政界山斗，奋勖其国人者，辄提二义以相警惕。彼謂地球之面积有限，人口之增庶无穷，吾人欲图生存，非依武力以为对外之发展不可。盖优胜劣败，弱肉强食，天演之义，万无可逃者也。此其所据，全根于馬尔薩斯之人口論与达尔文之天演論。

余之举此，以証今世列国对于战爭之观念，其的志乃在賴以解决己国之人口问题。夫人口过庶，固当求解决之道，而以战争以解决之，乃无异于堕胎自杀也。观于近日交战国之面包问题日益危迫，足知饑饉之来逼，全为战争之所赐。Proudhon 氏"战争乃饑饉之子"之言，今乃适居其反，而以战争解决人口问题之迷梦，可以破矣。

吾人虽不欲苛論古人，而对于馬氏人口論所授近世侵略家以口实之事实，亦不敢为之曲諱。余乃审馬氏之說而妄为之評隲焉。馬氏人口論之要旨，在謂地球之面积有限，地之生产力又为报酬递减之法则所制，而有一定之限度不能超越，故食物增加之率为算术的，而人口增殖之率则为几何的。人类苟不自节其欲以限制其出生，縱其本能之所之，必陷于人口过庶之境，而饑饉灾病夭折之祸殃，战争掠夺自杀杀人堕胎等之罪恶，乃以不免。人欲避是等祸殃与罪恶，当以节欲洁身之德，自度其生計之能力，而后娶妻生子，此患或可减免，舍此更无他道。达尔文之天演論，盖深感于斯說而著也。余謂斯說所有助长战争之恶影响者，半由其說本身之不完，半由野心家之利用。由今考之，各国不惟无人口过庶之忧，且有过減之虑。征之英、法、美諸邦之統計，皆有此等傾向，此其說之不完者一。就令果过庶焉，人类自具无限之天能，宇宙自有无尽之物力，以无限之天能求无尽之物力，当可自处其生，使之裕如而得養，初非必待节欲始克遏其势者。又況純以限制出生預防人口之过庶，究能奏效与否，尚为一疑問，此其說之不完者二。准此以談，土地报酬递減之律，亦非必絕对不可抗者，盖所謂文明即人类发揮其天賦之能以与自然势力抗敌之度也。人类本能之势力日增，自然之势力日減，即文明之程度益进。今世之声、光、电、汽，无非人类依其开发之資能，战胜自然势力之虏获品。使无文明之进步，则声之不能传，光之不能显，电汽之不能应用以縮小时間与空間，其为不可抗之势力，何尝不与土地报酬递減之律相等。顧以人类思究之精，发明之巧，飞机可迴旋于空碧，潜艇可横行于海底，汽車、汽船可以較少之时日繞遍坤輿一周，无綫电可以瞬息之刹那环星球数度，而一一战胜自然以有若是之成功，安見地力之所包蓄者，尽于今日人智所能发見之度而不可以文明之势力抗之歟？此其說之不完三。馬氏旣認定人口过庶为确定之事实，复認定报酬递減为无抗之法则，遂謂徵人各准其生計之度，以自行节欲、限制出生，则战争等等之灾殊罪恶，将为必然之結果。一方忘却人类反抗自然之本能，一方暗示人类以战争之难免，乃以隱中人类卑弱之心理，潜滋其貪惰之根性，而人生之祸烈矣。此其說之不完四。有此四者，野心家乃取以与达尔文之天演論幷为文飾侵略之材料，奖励战争之口实，以有今日之惨祸。今而犹不揭出救济人口过庶之正当途径，与夫人类好战之眞实原因，长此相杀，以爭自存，余誠不知以心灵理性超絶万类自夸之人类，视禽兽之互相吞噬者，相去何几耶？

余維今日战爭之眞因，不在人满乏食，乃在貪与惰之根性未除。以自享之物为未足，而欲强夺他人之所有，是謂之貪。不思竭自己之勤奋，求新增之創造，以为自养，徒患自然惠与之不足，是謂之惰。惟貪与惰，实为万恶之原。人間种种罪恶，皆丛伏于此等恶劣之心理。斯而不除，即使举世之人，其生活程度一跃而皆能伍于欧美中等以上之社会，爭城爭地之事，亦岂能尽免者。吾人果以人口过庶为忧，亦当知人口所以过庶者，必为其群貪惰自弃之结果。欲有以救之，惟在祓除此等根性，是乃解决人口問題之正当途径，銷弭战爭惨象之根本方策也。

最后当附一言者，余虽对于馬說有所非难，然并不抹煞其說于經济学上之价值，悬其說以为警戒，使人益知奋进，以謀文明之发展。稍存貪惰之心，必来穷乏之患，而以无敢邻于怠荒焉。余虽不敢信其节欲以限制出生之說有显著之效果，但亦絶不否認其說之本旨。余謂此事之当然，与其著眼于經济，毋宁立脚于倫理，盖恐使人誤認解决人口問題之道，舍此更无他术，因而自忘創造文明之努力，自疑銷弭战爭之可能。此则余作本文之微意也矣。

1917 年 3 月 30 日
"甲寅"日刊
署名：守常

眞理之权威

余曩在本报著論，謂："余信宇宙間有唯一无二之眞理。孔子、释迦、耶穌辈之于此眞理，皆为近似得半，偏而弗全。故吾人今日与其信孔子、信释迦、信耶穌，毋宁信眞理。"时賢多以为与目今之社会不相应，頗以为过。余友仲公，著"丁巳杂志"券首发端，即陈此义曰："……今日学术社会之不发达，与思想界之窒塞、腐败所由致之使然，其責讀者固应分之，即著者亦烏能辞其咎。浅演之群，其智不足与語高深，譬执今之人而劝之，宁崇拜眞理，勿崇拜孔子，必将嘩然群詈，訾为大逆。虽有至理，其不能以入焉，固也。然彼之不知崇拜眞理固愚，而我曰，汝勿崇拜孔子，亦过喻之理而挑之怒，将求我信，宜乎其难。……"似为针砭余言而发者也。余既拜賜良友葯石之箴，复喜余崇拜眞理之主张，实已得吾友之同情，又进而以其委婉曲諒之言，展轉以渐入社会之心趣，而潜消其訑訑固拒之程，益信眞理之权威，不以流俗社会之未喻，而有所损削。余此后持眞理以发言立义之气，用益壮矣。

言論之挾有眞理与否，在其言論本身之含有眞理之質与否。苟其言之确合于眞理，虽一时之社会不听吾說，且至不容吾身，吾为爱眞理之故，而不敢有所逡巡嗫嚅以迎附此社会；苟其言之确背乎眞理，虽一时之社会欢迎吾說，而并重視吾身，吾为爱眞理之故，而不敢有所附和唯阿，以趋承此社会。为其持诚以遭世厌绝，犹胜违心以博世优容。前者则幸免于自欺，后者则已陷于欺人。以言违时之弊犹小，以言惑世之弊乃无穷焉。故吾人执笔以临社会，其当拳拳服膺、严矢勿失者，一在查事之精，一在推论之正。二者交备，则逻辑之用以昭，而二者之中，尤以据乎事实为要。盖背乎逻辑之推论，苟为根于事实而设者，视合乎逻辑之推论，其所据全属子虚者，厥失为少。盖事实确而推论妄者，有时而或可合，推论正而事实虚者，则永世而无其果。吾人论事析理，亦但求其真实之境而已，一时幻妄之象，虚伪之用，举不足移易吾人真理之主张也。

然而宇宙之内，万象森列，以一人之智察，而欲洞明一切应有尽有之实体，戛乎其难。即令各人竭其所知，以求真理之所在，而见仁见智，又人人殊，此其为道，不几一分而不可复合，一乱而不可复理，将言真理者愈众，求真理者愈多，而真理之为物愈以湮没而不彰乎？曰，此不足以障真理之表显也。吾人各有其知力，即各有其知力所能达之境，达于其境而确将其所信以示之人，此即其人所见之真理也。言真理者之所谓真理，虽未必果为真理，即含有真理，而亦未必全为真理。而能依其自信以认识其所谓真理者，即或违于真理，真理亦将介其自信之力以就之。故言论家欲求见信于社会，必先求所以自信社会之人，能自信者众，则此自信之众，即足成其社会之中枢，而能轨范其群于进步向上之途矣。故真理者，人生之究竟，而自信者，又人生达于真理之途径也。

人生最高之理想，在求达于真理。故自呱呱堕地之时，即求光明于兹世，而葬于幽暗之域，乃为死亡之特征。然则吾人苟有所自信，初不必計及社会之于吾言，或遵为天經地义，抑斥为邪說淫辞。古今来之天經地义，未必永为天經地义，而邪說淫辞，则又未必果为邪說淫辞也。法律禁之，固所不許，社会压之，亦非得宜，使人人皆慴于社会心理之势力，而苟且姑息，以与之因循敷衍，不惜枉其所信以暫屈于现状維持之下者，亦觉于真理之生涯未能彻底。平情論之，社会之进演、进步与秩序宜并重之。即高悬理想与俯就社会之言論，亦当兼容互需而不可有所偏废，此立宪政治之所以重乎言論，而言論之所以重乎自由也。虽其立言之旨，不容于当世，要其助益进步之功，亦与漸世之言論为用相等，或且过之。方其一群之中，犹自封于前人先圣之說，驟聞之，或且訾为离經畔道之徒，而于其說乃杆格而不相入。究之自有此离經畔道之說，一于世人之思想，着其痕影，虽受之者期期以为不可，而由斯已得正負相反之意象，并列杂陈，以于不知不識之間，动其堅固不拔之单純思能，彼縱始終对于斯說，深惡痛絕，而有較为和緩委曲之說，以向之陈說，斯其言之虽不得直接以承其信許者，而間接以收調剂之功，已为不少。即讓步言之，此种駭世之言論，直接間接絲毫不为并世之人所用，亦不足以沮立言者之气，而遂默持其所信以終于暗昧之乡。此其事，古人有行之者矣！楊朱为我之說，墨翟兼爱之旨，固二子所信为真理者也，而孟軻之徒，则距之辟之，不遺余力，以无父无君罪之为禽兽。然自今日观之，其說于中国周秦时代哲学上之价值，固不减于孔、孟，已为中外学者所公認矣。李卓吾氏究討內典，得罪儒宗，举世儒生，尽情謗傷，几不儕于人类之倫，卒至囚其人，火其書，然而卓吾当日，固明知其書必遭焚毁之阨，而犹自榜其書曰"焚書"，将其所信，表而出之，而今其書固犹流在人間也。苏格拉的当其身，尝以慢神不道之罪，而受国人之众推廷鞫，終以受戮矣；耶穌基督，亦以逆天之罪受时人之磔杀，流血于十字架上矣；近代俄之大儒托尔斯泰氏，亦尝見嫉于政府，破門于宗敎矣。然而今世之人，或则崇为哲家，或则尊为敎主，或则称为曠代文豪，此以知言論之权威，即不行于当时，犹能存于异代；虽或見阨于社会，仍可自信于良知也。余爱自信之言論，余尤爱自由之言論。盖言論而基于自信本于自由者，虽不必合于眞理，而与眞理为邻。余虽为急进之言論，余幷不排渐进之言論，盖言論而发于良知之所信，无論其为急进、为渐进，皆能引于进步之境，而达于眞理之生涯也。余故以眞理之权威，张言論之权威，以言論之自由，示良知之自由，而願与幷世明达共勉之矣。

1917 年 4 月 17 日
"甲寅"日刊

署名：守常

此　日

（致"太平洋"杂志記者）

記者足下：

光阴荏苒，民国建立，忽忽六年，今日又为民国六年之国庆日矣。僕于此日，淹滞沪滨，散步江头，百感交集。飘飘国徽，翻扬空碧，其与吾人以絶强之印触者，誠不知是悲是喜！但一迴溯此六年中，风尘溃洞，戎馬仓皇，此万众欢呼之国庆日，殆皆于风鹤中度之。吾民丁兹新旧嬗更之交，喘息未安，惊魂又丧，流离轉徙，思痛抑且未遑，庸能忭欣鼓舞从容逸乐以为庆祝。此以知新命誕生之难，而国民所以为之努力者，益不容稍怠也矣。

僕尝論之，大凡新命之誕生，新运之創造，必經一番苦痛为之代价。而能忍此苦痛以赴之者，为足尽誕生新命創造新运之努力。美利坚之独立，必历八年之血战，始能告厥成功。法兰西自由之花，必有数十年牺牲之血以灌溉之，始有今日之繁茂。最近俄人且于酣战之中，不惮高树赤旗，以奠自由民主之基。凡其国民所不敢避之苦痛，即其国民所不容委之努力也。向使三国之民，畏难苟安，避苦痛而自弃其当尽之努力，则自由之惠与虽丰，恐不及于三国之民也。

吾以老大衰朽之邦，风烛残年，始有新中华之誕育，先天遗传之病惰种子，在在皆足以沉滞新命发育之机能，甚且有流产胎殇之恐焉。故吾人于新命诞孕之中，所当尽之努力，所当忍之苦痛，尤须百倍于美、法、俄诸国之民。前路茫茫，非旦夕之间所能竟此大任。此则国庆日者，乃新中华诞孕之纪念日，非新中华长成之纪念日；乃吾民开始努力之纪念日，非吾民太平歌舞之纪念日；乃吾民勇于牺牲之足庆，非吾民臻于安乐之足庆也。

年来国事之坏，造因固自多种，而最足痛心者，乃为党争一事。其在平时，各党人士之立言，多属一偏之辞，绝少同情之论。独于今日，乃罔不以奋斗拥护共和自矢，仿佛良知所诏，惟于此日，恩怨都消，各愿以其真实诚挚之天良，质诸神明，贡之国家。夫人非圣贤，岂能无过，惟善修养者，每于昧爽平旦之际，深自省察，故能复其明德。大局至斯，平心论之，亦岂一党一派之过。但望各派人士，皆以此日为一年中复旦之机，痛自忏悔，则往者已矣，未来之事，待各派人士之猛省以图补救者，尚自多端。国人苟犹有悔祸之心，请即以今日为洗心忏悔之日可矣。

昔者，德人蓄战英之志，尝胆卧薪，举国皆是，军士于杯酒酬酢之间，相与谈及，辄以"此日"（The Day）一语代之。仆今亦愿持此语赠吾国民，斯非必如德人之指与某国交战之日，亦谓由此亿万斯年，年年都有"此日"，等闲过之，宁复有何意味，即或唏嘘凭吊，徒回顾过去以为可歌可哭之节令，而忘却未来活跃精进之生涯，亦岂兴国之民所应出者。窃以世运所逼，吾人仔肩所负之责任，愈益繁重。宜自今日起，至翌年此日，划为一期间，来年以下，亦复如是，而皆定其应做之事业，立其应达之目的。即以此未来之一年，为吾国民历史之一页空白，待吾人本其优洁美尚之理想，施其敏断刚毅之努力以约书之，期于必达，勿稍怠荒，月异岁新，与时俱进，页页联缀，永续无穷。以过去之此日为纪念，以未来之此日为理想；以过去之此日为陈迹，以未来之此日为前程，如是推嬗，吾人之此日无空期，即吾人之进步无止境。然则新中华无疆之休，将以此日为发軔之始矣。

抑吾尤有感者，黄花岗畔，汉水潮中，先烈之殉共和以死者，固不知其几千万辈。此日招魂望祭，国家之所以崇报忠良，宜如何庄重其典礼，厚恤其遗族；而今酬勋授位，乃厚生而薄死，国庆之日，文虎嘉禾，勋章雨下，甚且洪宪帝孽，造反罪魁，咸膺上赏，独不闻于殉国先烈之丘墓、遗族有所瞻顾。在死者一瞑不顾，生前已为其国尽最终之努力以去，英灵在天，尚复何憾，区区后人之荣封祀祷，奚足以慰死者于九京，然而国家社会，薄待英雄至于若此，吾人坐食先烈之赐，诚于心有弗安者矣。

嗟夫！国有英贤，不幸而生于嫉贤妒能之社会，于其生前，既饱受世之诋毁排挤，而悲愤抑郁以殒厥身，因与兹世生死辞矣。今乃以其人之既死，与人无患，与世无争，与生者之名誉地位无所妨害，始肯稍事敷衍，而此嫉贤妒能之心理，犹不能从死者以葬于坟墓之中，转而移注于其他未死之辈，风俗人心之坏，是则堪为痛哭者也。

偶有所感，以稔足下，非志庆之辞，乃伤心之语也。余不白。

国庆日 L. S. C. 生白

1917 年 10 月 15 日

"太平洋"第 1 卷第 7 号

署名: L. S. C. 生

"今"

我以为世间最可宝贵的就是"今"，最易丧失的也是"今"。因为他最容易丧失，所以更觉得他可以宝贵。

为甚么"今"最可宝贵呢？最好借哲人耶曼孙所说的话答这个疑问："尔若爱千古，尔当爱现在。昨日不能唤回来，明天还不确实，尔能确有把握的就是今日。今日一天，当明日两天。"

为甚么"今"最易丧失呢？因为宇宙大化，刻刻流转，绝不停留。时间这个东西，也不因为吾人贵他爱他稍稍在人间留恋。试问吾人说"今"说"现在"，茫茫百千万劫，究竟那一刹那是吾人的"今"，是吾人的"现在"呢？刚刚说他是"今"是"现在"，他早已风驰电掣的一般，已成"过去"了。吾人若要糊糊涂涂把他丢掉，岂不可惜？

有的哲学家说，时间但有"过去"与"未来"，并无"现在"。有的又说，"过去"、"未来"皆是"现在"。我以为"过去未来皆是现在"的话倒有些道理。因为"现在"就是所有"过去"流入的世界，换句话说，所有"过去"都埋没于"现在"的里边。故一时代的思潮，不是单纯在这个时代所能凭空成立的。不晓得有几多"过去"时代的思潮，差不多可以说是由所有"过去"时代的思潮一凑合而成的。吾人投一石子于时代潮流里面，所激起的波澜声响，都向永远流动传播，不能消灭。屈原的"离骚"，永远使人人

93

感泣。打击林肯头颅的枪声，呼应于永远的时间与空间。一时代的变动，绝不消失，仍遗留于次一时代，这样傳演，至于无穷，在世界中有一貫相联的永远性。昨日的事件与今日的事件，合构成数个复杂事件。此数个复杂事件与明日的数个复杂事件，更合构成数个复杂事件。势力結合势力，問題牵起問題。无限的"过去"都以"现在"为归宿，无限的"未来"都以"现在"为渊源。"过去"、"未来"的中間全仗有"现在"以成其連續，以成其永远，以成其无始无終的大实在。一掣现在的鈴，无限的过去未来皆遙相呼应。这就是过去未来皆是现在的道理。这就是"今"最可宝貴的道理。

现时有两种不知爱"今"的人：一种是厌"今"的人，一种是乐"今"的人。

厌"今"的人也有两派：一派是对于"现在"一切现象都不满足，因起一种回顾"过去"的感想。他們觉得"今"的总是不好，古的都是好。政治、法律、道德、風俗全是"今"不如古。此派人唯一的希望在复古。他們的心力全施于复古的运动。一派是对于"现在"一切现象都不满足，与复古的厌"今"派全同。但是他們不想"过去"，但盼"将来"。盼"将来"的结果，往往流于梦想，把許多"现在"可以努力的事业都放棄不做，单是耽溺于虚无縹渺的空玄境界。这两派人都是不能助益进化，并且很足阻滯进化的。

乐"今"的人大概是些无志趣无意識的人，是些对于"现在"一切满足的人，觉得所处境遇可以安乐优游，不必再商进取，再为創造。这种人丧失"今"的好处，阻滯进化的潮流，同厌"今"派毫无区别。

原来厌"今"为人类的通性。大凡一境尚未实现以前，觉得此境有无限的佳趣，有无疆的福利。一旦身陷其境，却觉不过尔尔，随即起一种失望的念，厌"今"的心。又如吾人方处一境，觉得无甚可乐，而一旦其境变易，却又觉其境可恋，其情可思。前者为企望"将来"的动机，后者为反顾"过去"的动机。但是回想"过去"，毫无效用，且空耗努力的时间。若以企望"将来"的动机，而尽"现在"的努力，则厌"今"思想却大足为进化的原动。乐"今"是一种惰性（Inertia），须再进一步，了解"今"所以可爱的道理，全在凭他可以为创造"将来"的努力，决不在得他可以安乐无为。

热心复古的人，开口闭口都是说"现在"的境象若何黑暗，若何卑污，罪恶若何深重，祸患若何剧烈。要晓得"现在"的境象倘若真是这样黑暗，这样卑污，罪恶这样深重，祸患这样剧烈，也都是"过去"所遗留的宿孽，断断不是"现在"造的。全归咎于"现在"是断断不能受的。要想改变他，但当努力以创造将来，不当努力以回复"过去"。

照这个道理讲起来，大实在的瀑流永远由无始的实在向无终的实在奔流。吾人的"我"，吾人的生命，也永远合所有生活上的潮流，随着大实在的奔流，以为扩大，以为继续，以为进转，以为发展。故实在即动力，生命即流转。

忆独秀先生曾于"一九一六年"文中说过，青年欲达民族更新的希望，"必自杀其一九一五年之青年，而自重其一九一六年之青年。"我尝推广其意，也说过人生唯一的蕲向，青年唯一的责任，在"从现在青春之我，扑杀过去青春之我，促今日青春之我，禅让明日青春之我。""不仅以今日青春之我，追杀今日白首之我，并宜以今日青春之我，豫杀来日白首之我。"实则历史的现象，时时流转，时时变易，同时还遗留永远不灭的现象和生命于宇宙之间，如何能杀得？所谓杀者，不过使今日的"我"不仍旧沉滞于昨天的"我"。而在今日之"我"中固明明有昨天的"我"存在。不止有昨天的"我"，昨天以前的"我"，乃至十年二十年百千万亿年的"我"都俨然存在于"今我"的身上。然则"今"之"我"，"我"之"今"，岂可不珍重自将，为世间造些功德？稍一失脚，必致遗留层层罪恶种子于"未来"无量的人，即未来无量的"我"，永不能消除，永不能忏悔。

我请以最简明的一句话写出这篇的意思来：

吾人在世，不可厌"今"而徒回思"过去"，梦想"将来"，以耗误"现在"的努力。又不可以"今"境自足，毫不拿出"现在"的努力，谋"将来"的发展。宜善用"今"，以努力为"将来"之创造。由"今"所造的功德罪孽，永久不灭。故人生本务，在随实在之进行，为后人造大功德，供永远的"我"享受，扩张，传袭，至无穷极，以达"宇宙即我，我即宇宙"之究竟。

1918 年 4 月 15 日
"新青年"第 4 卷第 4 号
署名：李大钊

新的！旧的！

宇宙进化的机轴，全由两种精神运之以行，正如車有两輪，鳥有两翼，一个是新的，一个是旧的。但这两种精神活动的方向，必须是代謝的，不是固定的；是合体的，不是分立的，才能于进化有益。

中国人今日的生活全是矛盾生活，中国今日的现象全是矛盾现象。举国的人都在矛盾现象中討生活，当然觉得不安，当然觉得不快，既是觉得不安不快，当然要打破此矛盾生活的阶级，另外創造一种新生活，以寄頓吾人的身心，慰安吾人的灵性。

矛盾生活，就是新旧不調和的生活，就是一个新的，一个旧的，其間相去不知几千万里的东西，偏偏湊在一处，分立对抗的生活。这种生活，最是苦痛，最无趣味，最容易起冲突。这一段国民的生活史，最是可怖。

欲研究一国家或一都会中某一时期人民的生活，任取其生活现象中的一粒微尘而分析之，也能知道其生活全部的特質。一个都会里一个人所穿的衣服，就是此都会里最美的市场中所陈設的；一个人的指爪上的一粒炭灰，就是由此都会里最大机械场的烟突中所飞落的。既同在一个生活之中，刹刹尘尘都含有全体的質性，都着有全体的颜色。

我前岁在北京过年，刚过新年，又过旧年。看见賀年的人，有的鞠躬，有的拜跪，有的脱帽，有的作揖，有的在門首懸挂国旗，有的张贴春联，因而起了种种联想。

想起黄昏时候走在街头，听见的是更夫的梆子丁丁的响，看見的是站崗巡警的枪刺耀耀的亮。更夫是旧的，巡警是新的。要用更夫，何用巡警？既用巡警，何用更夫？

又想起我国现已成了民国，仍然还有甚么清室。吾侪小民，一面要負担議会及公府的經費，一面又要負担优待清室的經費。民国是新的，清室是旧的，既有民国，那有清室？若有清室，何来民国？

又想起制定宪法。一面规定信仰自由，一面规定"以孔道为修身大本"。信仰自由是新的，孔道修身是旧的。既重自由，何又迫人来尊孔？既要迫人尊孔，何謂信仰自由？

又想起談論政治的。一面主张自我实现，一面鼓吹賢人政治。自我实现是新的，賢人政治是旧的。既要自我实现，怎行賢人政治？若行賢人政治，怎能自我实现。

又想起法制习俗。一面立禁止重婚的刑律，一面許納妾的习俗。禁止重婚的刑律是新的，納妾的习俗是旧的。既施刑律，必禁习俗；若存习俗，必废刑律。

以上所説不过一时的杂感，其余类此者尚多。最近又在本志上看見独秀先生与南海圣人爭論，半农先生向投書某君棒喝。以新的为本位論，南海圣人及投書某君最少应該生在百年以前。以旧的为本位論，独秀、半农最少应生在百年以后。此等"风馬牛不相及"的人物思想，竟不能不凑在一处，立在同一水平綫上来講話，岂不是絕大憾事！中国今日生活现象矛盾的原因，全在新旧的性質相差太远，活动又相邻太近。换句話説，就是新旧之間,縱的距离太远,橫的距离太近;时間的性質差的太多,空間的接触逼的太紧。同时同地不容幷有的人物、事实、思想、議論,走来走去,竟不能不走在一路来碰头,呈出两两配映、两两对立的奇观。这就是新的气力太薄,不能努力創造新生活,以征服旧的的过处了。

我常走在前門一带通衢,觉得那样狭隘的一条道路,其間竟能容納数多时代的器物:也有駱駝轎,也有上贴"借光二哥"的一輪車,也有騾車、馬車、人力車、自轉車、汽車等,把二十世紀的东西同十五世紀以前的彙在一处。輪蹄軋軋,汽笛嗚嗚,車声馬声,人力車夫互相唾罵声,紛紜錯綜,复杂万状,稍不加意,即遭冲軋,一般走路的人,精神很觉不安。推一輪車的討厌人力車、馬車、汽車,拉人力車的討厌馬車、汽車,赶馬車的又討厌汽車。反說回来,也是一样。新的嫌旧的妨阻,旧的嫌新的危险。照这样层級論,生活的內容不止是一种单純的矛盾,簡直是重重叠叠的矛盾。人生的径路,若是为重重叠叠的矛盾現象所塞,怎能急起直追,逐宇宙的文化前进呢?仔細想来,全是我們創造的能力缺乏的原故。若能在北京創造一条四通八达的电車軌路,我想那时乘坐駝轎、騾車、人力車等等的人,必都舍却这些笨拙迂腐的器具,来坐迅速捷便的电車,馬路上自然綽有余裕,不象那样拥挤了。即于寥寥的汽車、馬車、自轉車等依旧通行,因为与电車縱的距离不甚相远,橫的距离又不象从前那样逼近,也就都有容头过身的道路了,也就没有互相嫌恶的感情了,也就没有那样容易冲突的机会了。

因此我很盼望我們新青年打起精神,于政治、社会、文学、思想种种方面开辟一条新径路,創造一种新生活,以包容覆載那些残废颓败的老人，不但使他們不妨害文明的进步，且使他們也享享新文明的幸福，尝尝新生活的趣味，就象在北京建造电車軌道，輸运从前那些乘駝轎、騾車、人力車的人一般。打破矛盾生活，脱去二重負担，这全是我們新青年的責任，看我們新青年的創造能力如何？

进！进！进！新青年！

1918 年 5 月 15 日
"新青年"第 4 卷第 5 号
署名：李大釗

法俄革命之比較观

俄国革命最近之形势，政权全归急进社会党之手，将从来之政治組織、社会組織根本推翻。一时泯梦之象，颇足致覘国者之悲观。吾邦人士，亦多窃窃焉为之抱杞忧者。余尝考之。一世紀新文明之創造，新生命之誕生，其机运每肇基于艰难恐怖之中，征之历史，往往而是。方其艰难締造之初，流俗惊焉，視此根本之顚覆，乃为非常之祸变，抑知人群演进之途辙，其最大之成功，固皆在最大牺牲、最大痛苦之后。俄国今日之革命，誠与昔者法兰西革命同为影响于未来世紀文明之絶大变动。在法兰西当日之景象，何尝不起世人之恐怖、惊駭而为之深抱悲观。尔后法人之自由幸福，即奠基于此役。岂惟法人，十九世紀全世界之文明，如政治或社会之組織等，罔不胚胎于法兰西革命血潮之中。二十世紀初叶以后之文明，必将起絶大之变动，其萌芽即苗发于今日俄国革命血潮之中，一如十八世紀末叶之法兰西亦未可知。今之为俄国革命抱悲观者，得毋与在法国革命之当日为法国抱悲观者相类歟。

或者謂法人当日之奔走呼号，所索者"自由"，俄人今日之渙汗絶叫，所索者"面包"。是法人当日之要求，在精神在理性之解放，俄人今日之要求，在物質在貪欲之满足。俄人革命之动机視法人为鄙，则俄人革命之结果，必視法人为恶。且在法国当

101

日，有法兰西爱国的精神，足以維持法兰西之人心。而今日之俄国无之，故法人虽冒万险以革命，卒能外御强敌內安宗国，确立民主之基业，昌大自由之治化，将来俄人能否恢复秩序，重建組織，如当年法人之所为，殊为一大疑問。不知法兰西之革命是十八世紀末期之革命，是立于国家主义上之革命，是政治的革命而兼含社会的革命之意味者也。俄罗斯之革命是二十世紀初期之革命，是立于社会主义上之革命，是社会的革命而并著世界的革命之采色者也。时代之精神不同，革命之性質自异，故迥非可同日而語者。法人当日，固有法兰西爱国的精神，足以維持其全国之人心；俄人今日，又何尝无俄罗斯人道的精神，內足以喚起其全国之自觉，外足以适应世界之潮流，倘无是者，则赤旗飄飄举国一致之革命不起。且其人道主义之精神，入人之深，世无倫比。数十年来，文豪輩出，各以其人道的社会的文学，与其专擅之宗敎政治制度相搏战。迄今西伯利亚荒寒之域，累累者固皆为人道主义牺牲者之坟墓也。此而不謂之俄罗斯人之精神殆不可得。不过法人当日之精神，为爱国的精神，俄人之今日精神，为爱人的精神。前者根于国家主义，后者傾于世界主义；前者恒为战爭之泉源，后者足为和平之曙光，此其所异者耳。

由文明史观之，一国文明，有其暢盛之期，即有其衰歇之运。欧洲之国，若法若英，其文明均已臻于熟烂之期，越此而上之进步，已无此实力足以赴之。德之文明，今方如日中天，其支配世界之势力，言其运命，亦可謂已臻极盛，过此以往，则当入盛极而衰之运矣。俄罗斯虽与之数国者同为位于欧陆之国家，而以与上述之各国相較，则俄国文明之进步，殊为最迟，其迟約有三世紀之久。溯諸历史，其原因在蒙古鉄骑之西侵，俄国受其蹂躪者三百余载，其渐即长育之文明，遂而中斩于斯时，因复反于蛮僿之境而毫无进步。职是之故，欧洲文艺复兴期前后之思想，独不与俄国以影响，俄国对于欧洲文明之关系遂全成孤立之势。正惟其孤立也，所以较欧洲各国之文明之进步为迟；亦正惟其文明进步較迟也，所以尚有向上发展之余力。

由地理之位置言之，俄国位于欧亚接壤之交，故其文明之要素，实兼欧亚之特質而并有之。林士①論东西文明之关系，有曰："……俄罗斯之精神，将表现于东西二文明之間，为二者之媒介而活动。果俄罗斯于同化中国之广域而能成功，则东洋主义，将有所受赐于一种强健之政治組織，而助之以显其德性于世界。二力間确实之接触，尚在未来，此种接触，必蓄一空前之結果，皆甚明显也。"② 林氏之为此言，实在一九〇〇年頃。虽邇来滄桑变易，中国政治組織之变迁，轉在俄国革命之前，所言未必一一符中，而俄罗斯之精神，实具有調和东西文明之資格，殆不为誣。原来亚洲人富有宗敎的天才，欧洲人富有政治的天才。世界一切之宗敎，除多路伊德敎外，罔不起源于亚洲，故在亚洲实无政治之可言，有之皆基于宗敎之精神而为专制主义之神权政治也。若彼欧洲及其支派之美洲，乃为近世国家及政治之渊源，现今施行自由政治之国，莫不宗为式范，流风返被，且延及于亚洲矣。考俄国国民，有三大理想焉："神"也，"独裁君主"也，"民"也，三者于其国民之精神，殆有同等之势力。所以然者，即由于俄人既受东洋文明之宗敎的感化，复受西洋文明之政治的激动，"人道"、"自由"之思想，得以深中乎人心。故其文明，其生活，半为东

---

① Paul S. Reinsch.

② 見 "World Politics", Chapter III, "The Meeting of Orient and Occident"。

洋的，半为西洋的，盖总未奏調和融会之功也。今俄人因革命之风云，冲决"神"与"独裁君主"之势力范围，而以人道、自由为基础，将統制一切之权力，全收于民众之手。世界中将来能創造一兼东西文明特質，欧亚民族天才之世界的新文明者，盖舍俄罗斯人莫屬。

历史者，普遍心理表现之紀录也。故有权威之历史，足以震蕩亿兆人之心，而惟能写出亿兆人之心之历史，始有震蕩亿兆人心之权威。盖人間之生活，莫不于此永远实在之大机轴中息息相关。一人之未来，与人間全体之未来相照应，一事之朕兆，与世界全局之朕兆有关联。法兰西之革命，非独法兰西人心变动之表征，实十九世紀全世界人类普遍心理变动之表征。俄罗斯之革命，非独俄罗斯人心变动之显兆，实二十世紀全世界人类普遍心理变动之显兆。桐叶落而天下惊秋，听鹃声而知气运，历史中常有无数惊秋之桐叶、知运之鹃声唤醒讀者之心。此非历史家故为惊人之笔逐足以聳世听聞，为历史材料之事件本身实足以报此消息也。吾人对于俄罗斯今日之事变，惟有翘首以迎其世界新文明之曙光，傾耳以迎其建于自由、人道上之新俄罗斯之消息，而求所以适应此世界的新潮流，勿徒以其目前一时之乱象逐遽为之抱悲观也。

1918年7月1日
"言治"（季刊）第3册
署名：李大釗

Pan……ism 之失败与
Democracy 之胜利

　　一九一四年世界战祸之勃发，与夫吾国近来政局之翻复，虽原因多端，凑泊而成，未可以一概而論，然挈其要領，不外二大精神之冲突，即 Pan……ism 与 Democracy 之冲突。

　　Pan……ism 者，譯云"大……主义"。持此主义者，但求遂一己之欲求，不恤以强压之势力，迫制他人，使之屈伏于其肘腋之下焉。是等关系，国家与国家間有之，地域与地域間有之，閭閻与閭閻間有之，党派与党派間有之。于是世界之中，有所謂大欧罗巴主义焉，大美利坚主义焉，大亚細亚主义焉，大……主义焉；欧洲之中，更有所謂大日尔曼主义焉，大斯拉夫主义焉，大……主义焉；亚洲之中，更有所謂大日本主义焉，大……主义焉。最近于吾一国之中，又有所謂大北方主义焉，大西南主义焉，大……主义焉；同一北方主义之下，亦有所謂大……主义焉，大……主义焉；同一西南主义之下，亦有所謂大……主义焉，大……主义焉。凡此者，其范围之广狭，区分之性質，虽各不同，而其本专制之精神，以侵犯他人之自由，扩张一己之势力于固有之范围以外则一。故"大……主义"者，乃专制之隐語也。

　　吾于此发見二种奇迹焉，即他人之"大……主义"，乃奋其全力以向外部发展；吾国之"大……主义"，乃互相侵陵，以自裂其本体。故他人之"大……主义"，为扩充之主义；吾国之"大……主义"，为缩小之主义。窃尝推原其故焉：人类有好争之性，每求所以为争之方向。强大优越之民族，所争多在外部之发展，其民族精神之缔结，国家位置之优胜，均足以助其争之本能，以高其固有之境遇，而一致以注泄于外竞。独至弱小之国，其民似皆能自觉其懦弱无能，对外言争，已决不敢作此梦想，所得以发泄其好争之性者，惟有对内以自相残杀焉耳。历史所告，凡外竞无力之民族，其内争必烈，卒至亡国而后已。斯诚伤心之景象也。复次吾国之持"大……主义"者，包涵于此"大"之范围，固不嫌其大，而统驭此"大"之中心，则不嫌其小，且欲其愈趋愈小，至于一身而止焉。前者喻如几何学上之圆周，后者则如中心点。此中心点者，初犹划定某一地域，某一党派以当之，递嬗而集极于某一人身矣。以地域或党派为中心者，其主义犹为大某地主义，大某派主义；以某人为中心者，递嬗而成大某人主义矣。夫至大某人主义，实现于一国，必为专制之君主，实现于各省，必为割据之群雄。前者有如洪宪之皇帝，后者有如今日之督军，皆"大……主义"之产物也。

宇宙间凡能承一命而为存在者，必皆有其自由之域，守之以与外界之体相调和、相对抗，以图与之并存而两立。倘有悍然自大而不恤侵及他人者，则彼之大即此之小，彼之张即此之屈，彼之强即此之弱，彼之长即此之消；一方蒙厥幸运，一方即被厥灾殃，一方引为福利，一方即指为祸患。彼大者、张者、强者、长者，蒙幸运而乐福利者，固自以为得矣；然而小者、屈者、弱者、消者，被灾殃而逢祸患者之无限烦冤，无限痛苦，遏郁日久，势且集合众力而谋所以报之，此等心理，将易成为中坚，而卒然迸发，至于不可抑止。且人之欲大，誰不如我，苟有第二之持"大……主义"者进而挟其力以与争其大焉，征之物莫两大之理，则争而败者，二者必居其一。然则持"大……主义"者，不败亡于众弱之反抗，即粉碎于两大之俱伤。此即观于欧战中之德国，吾国最近之南北关系、滇蜀关系、桂粤关系，均足为持"大……主义"者之棒喝。而其演成之公例，则为凡持"大……主义"以侵陵他人者，其结果必遭失败而无疑。

与"大……主义"适居反对者，则为 Democracy。是語也，或譯为民主，或譯为民治，实则欧美最近行用是語，乃以当"平权主义"之义。前者尚力，后者尚理；前者重专制，后者重自由；前者谋一力之独行，后者谋各个之幷立，此其大較也。

世每謂欧战为专制与自由之争，而以德国代表专制，以联合国代表自由。綜合世界而为大量之观察，誠有若斯之采色。但即德、奥、土諸国中，亦何尝不有专制与自由之争者，例如德国社会党之在議院絕叫民主也，德皇不得已而允与修正宪法也，奥国之革命运动也，同盟罢工也，土国青年党之奋起也，在平时断无行之之希望者，均于大战中行之而无阻。反面观之，英、俄諸国，俄则由极端之专制主义，依猛烈之革命，一跃而为社会民主矣；英则各殖民地对于本国之地位，将更进一步而成联邦之一員矣；本国内之工人与女子，其政治上社会上之地位亦日益加高。此足証 Democracy 之胜利。潮流所至，持"大……主义"者，莫不退避三舍，凡足为其进路之障者，莫不一扫而空之。为时代之精神，具神圣之权威，十九世紀生活上之一切見象，皆依 Democracy 而增飾彰采。美术也，文学也，习俗也，乃至衣服等等，罔不着其采色。近更借机关炮、輪船、新聞、电报之力，自西徂东，拯我数千年横陈于专制坑内惰眠之亚洲，以竟其征服世界之全功。同一袁世凯氏也，迎之则踦于总统之尊，背之则伏天诛之罪。同一段祺瑞君也，忽而反抗洪宪，与 Democracy 为友，则首揆之位，群戴斯人；忽而纵容群督干宪，与 Democracy 为仇，则颠覆踣顿，复职免职，玩弄废置如弈棋。此其显者著者。其他居要位，享荣名者，举无不以对于 Democracy 之向背为准。由是观之，袁世凯氏之胜利，非袁氏之胜利，乃 Democracy 之胜利；其失败也，非 Democracy 之失败，乃袁氏之失败。段祺瑞君之胜利，非段君之胜利，乃 Democracy 之胜利；其失败也，亦非 Democracy 之失败，乃段君之失败。Democracy 于今日之世界，正犹罗马教于中世之欧洲；今人对于 Democracy 之信仰，正犹中世欧人对于宗教之信仰。吾目所见者，皆 Democracy 战胜之旗，耳所闻者，皆 Democracy 凯旋之声。顺 Democracy 者昌，逆 Democracy 者亡，事迹昭然，在人耳目。奈何今之人，犹纷纷树 Pan……ism 之帜，或依于其下以与 Democracy 为难，其不自取覆亡者鲜矣！吾不暇为失败之 Pan……ism 哀，吾但愿为胜利之 Democracy 祝！

1918 年 7 月 15 日

"太平洋"第 1 卷第 10 号

署名：守常

庶民的胜利

我們这几天庆祝战胜，实在是热闹的很。可是战胜的，究竟是那一个？我們庆祝，究竟是为那个庆祝？我老老实实講一句話，这回战胜的，不是联合国的武力，是世界人类的新精神。不是那一国的軍閥或資本家的政府，是全世界的庶民。我們庆祝，不是为那一国或那一国的一部分人庆祝，是为全世界的庶民庆祝。不是为打敗德国人庆祝，是为打敗世界的軍国主义庆祝。

这回大战，有两个結果：一个是政治的，一个是社会的。

政治的結果，是"大……主义"失敗，民主主义战胜。我們記得这回战争的起因，全在"大……主义"的冲突。当时我們所听見的，有什么"大日尔曼主义"咧，"大斯拉夫主义"咧，"大塞尔維主义"咧，"大……主义"咧。我們东方，也有"大亚細亚主义"、"大日本主义"等等名詞出現。我們中国也有"大北方主义"、"大西南主义"等等名詞出現。"大北方主义"、"大西南主义"的范围以內，又都有"大……主义"等等名詞出現。这样推演下去，人之欲大，誰不如我？于是两大的中間有了冲突，于是一大与众小的中間有了冲突，所以境內境外战爭迭起，連年不休。

"大……主义"就是专制的隐語，就是仗着自己的强力蹂躪他人欺压他人的主义。有了这种主义，人类社会就不安宁了。大家为抵抗这种强暴势力的横行，乃靠着互助的精神，提倡一种平等自由的道理。这等道理，表现在政治上，叫做民主主义，恰恰与“大……主义”相反。欧洲的战争，是“大……主义”与民主主义的战争。我们国内的战争，也是“大……主义”与民主主义的战争。結果都是民主主义战胜，“大……主义”失败。民主主义战胜，就是庶民的胜利。社会的結果，是资本主义失败，劳工主义战胜。原来这回战争的真因，乃在资本主义的发展。国家的界限以內，不能涵容他的生产力，所以资本家的政府想靠着大战，把国家界限打破，拿自己的国家做中心，建一世界的大帝国，成一个經济組織，为自己国內資本家一阶級謀利益。俄、德等国的劳工社会，首先看破他们的野心，不惜在大战的时候，起了社会革命，防遏这资本家政府的战争。联合国的劳工社会，也都要求平和，漸有和他们的异国的同胞取同一行动的趋势。这亘古未有的大战，就是这样告終。这新紀元的世界改造，就是这样开始。资本主义就是这样失败，劳工主义就是这样战胜。世間資本家占最少数，从事劳工的人占最多数。因为资本家的資产，不是靠着家族制度的繼袭，就是靠着资本主义經济組織的垄断，才能据有。这劳工的能力，是人人都有的，劳工的事情，是人人都可以作的，所以劳工主义的战胜，也是庶民的胜利。

民主主义劳工主义既然占了胜利，今后世界的人人都成了庶民，也就都成了工人。我们对于这等世界的新潮流，应该有几个觉悟：第一，须知一个新命的誕生，必經一番苦痛，必冒許多危险。有了母亲誕孕的劳苦痛楚，才能有兒子的生命。这新紀元的創造，也是一样的艰难。这等艰难，是进化途中所必須經过的，不要恐怕，不要逃避的。第二，須知这种潮流，是祗能迎，不可拒的。我們应该准备怎么能适应这个潮流，不可抵抗这个潮流。人类的

110

历史，是共同心理表现的記录。一个人心的变动，是全世界人心变动的征兆。一个事件的发生，是世界風云发生的先兆。一七八九年的法国革命，是十九世紀中各国革命的先声。一九一七年的俄国革命，是二十世紀中世界革命的先声。第三，須知此次平和会議中，断不許持"大……主义"的阴謀政治家在那里发言，断不許有带"大……主义"臭味，或伏"大……主义"根蒂的条件成立。即或有之，那种人的提議和那种条件，断归无效。这場会議，恐怕必須有主張公道破除国界的人士占列席的多数，才开得成。第四，須知今后的世界，变成劳工的世界。我們应該用此潮流为使一切人人变成工人的机会，不該用此潮流为使一切人人变成强盗的机会。凡是不做工吃干饭的人，都是强盗。强盗和强盗夺不正的資产，也是一种的强盗，沒有什么差異。我們中国人貪惰性成，不是强盗，便是乞丐，总是希图自己不作工，搶人家的饭吃，討人家的飯吃。到了世界成一大工厂，有工大家作，有飯大家吃的时候，如何能有我們这样貪惰的民族立足之地呢？照此說来，我們要想在世界上当一个庶民，应該在世界上当一个工人。諸位呀！ 快去作工呵！

1918年11月15日

"新青年"第5卷第5号

署名：李大釗

Bolshevism 的胜利

　　"胜利了! 胜利了! 联军胜利了! 降服了! 降服了! 德国降服了!"家家門上插的国旗，人人口里喊的万岁，似乎都有这几句話在那顔色上音調里隐隐約約的透出来。联合国的士女，都在街上跑来跑去的庆祝战胜。联合国的軍人，都在市內大吹大擂的高唱凱歌。忽而有打碎德人商店窗子上玻璃的声音，忽而有**拆毁**"克林德碑"砖瓦的声音，和那些祝賀欢欣的声音遥相应对。在留我国的联合国人那一种高兴，自不消說。我們这些和世界变局沒有很大关系似的国民，也得强顔取媚，拿人家的欢笑当自己的欢笑；把人家的光荣做自己的光荣。学界举行提灯。政界举行祝典。参战年余未出一兵的将軍，也去閱兵，威风凛凛的耀武。著"欧洲战役史論"主张德国必胜后来又主张对德宣战的政客，也来登报，替自己作政治活动的广告；一面归答于人，一面自己掠功。象我們这种世界上的小百姓，也祇得跟着人家湊一湊热鬧，祝一祝胜利，喊一喊万岁。这就是几日来北京城內庆祝联軍战胜的光景。

　　但是我輩立在世界人类中一員的地位，仔細想想：这回胜利，究竟是誰的胜利? 这回降服，究竟是那个降服? 这回功业，究竟是誰的功业?我們庆祝，究竟是为誰庆祝?想到这些問題，不但我們不出兵的将軍、不要脸的政客，耀武夸功，沒有一点趣味，就是联合国人論这次战争終結是联合国的武力把德国武力打倒的，发狂祝賀，也是全沒意义。不但他們的庆祝夸耀，是全无意味，就是他們的政治运命，也怕不久和德国的軍国主义同归消亡！

原来这次战局終結的真因，不是联合国的兵力战胜德国的兵力，乃是德国的社会主义战胜德国的軍国主义。不是德国的国民降服在联合国武力的面前，乃是德国的皇帝、軍閥、軍国主义降服在世界新潮流的面前。战胜德国軍国主义的，不是联合国，是德国觉醒的人心。德国軍国主义的失败，是 Hohenzollern 家（德国皇家）的失败，不是德意志民族的失败。对于德国軍国主义的胜利，不是联合国的胜利，更不是我国徒事內爭托名参战的軍人，和那投机取巧卖乖弄俏的政客的胜利，而是人道主义的胜利，是平和思想的胜利，是公理的胜利，是自由的胜利，是民主主义的胜利，是社会主义的胜利，是 Bolshevism 的胜利，是赤旗的胜利，是世界劳工阶级的胜利，是二十世紀新潮流的胜利。这件功业，与其說是威尔逊（Wilson）等的功业，毋宁說是列宁（Lenin）、陀罗慈基（Trotsky）、郭冷苦（Collontay）的功业；是列卜涅西（Liebknecht）、夏蝶曼（Scheidemann）的功业；是馬客士（Marx）的功业。我們对于这桩世界大变局的庆祝，不該为那一国那些国里一部分人庆祝，应该为世界人类全体的新曙光庆祝；不該为那一边的武力把那一边的武力打倒而庆祝，应該为民主主义把帝制打倒，社会主义把軍国主义打倒而庆祝。

Bolshevism 就是俄国 Bolsheviki 所抱的主义。这个主义，是怎样的主义，很难用一句話解释明白。寻他的語源，却有"多数"的意思。郭冷苦（Collontay）是那党中的女杰，曾遇見过一位英国新聞記者，問她 Bolsheviki 是何意义？女杰答曰：

"問 Bolsheviki 是何意义，实在沒用，因为但看他們所做的事，便知这字的意思。"据这位女杰的解释，"Bolsheviki 的意思，衹是指他們所做的事。"但从这位女杰自称他在西欧是 Revolutionary Socialist，在东欧是 Bolshevika 的話，和 Bolsheviki 所做的事看起来，他們的主义，就是革命的社会主义；他們的党，就是革命的社会党；他們是奉德国社会主义經济学家馬客士(Marx)为宗主的；他們的目的，在把现在为社会主义的障碍的国家界限打破，把资本家独占利益的生产制度打破。此次战爭的眞因，原来也是为把国家界限打破而起的。因为资本主义所扩张的生产力，非现在国家的界限內所能包容；因为国家的界限內范围太狹，不足供他的生产力的发展，所以大家才要靠着战爭，打破这种界限，要想合全球水陆各地成一經济組織，使各部分互相联結。关于打破国家界限这一点，社会党人也与他們意見相同。但是资本家的政府企望此事，为使他們国內的中级社会获得利益，依靠战胜国资本家一阶级的世界經济发展，不依靠全世界合于人道的生产者合理的組織的协力互助。这种战胜国，将因此次战爭，由一个强国的地位进而为世界大帝国。Bolsheviki 看破这一点，所以大声疾呼，宣告：此次战爭是 Czar 的战爭，是 Kaiser 的战爭，是 Kings 的战爭，是 Emperors 的战爭，是资本家政府的战爭，不是他們的战爭。他們的战爭，是阶级战爭，是合世界无产庶民对于世界资本家的战爭。战爭固为他們所反对，但是他們也不恐怕战爭。他們主张一切男女都应該工作，工作的男女都应該組入一个联合，每个联合都应該有的中央統治会議，这等会議，应該組織世界所有的政府，沒有康格雷，沒有巴力門，沒有大总統，沒有总理，沒有內閣，沒有立法部，沒有統治者，但有劳工联合的会議，什么事都归他們决定。一切产业都归在那产业里作工的人所有，此外不許更有所有权。他們将要联合世界的无产庶民，拿他們最大、最强的抵抗力，創造一自由乡土，先造欧洲联邦民主国，做世界联邦的基础。这是 Bolsheviki 的主义。这是二十世紀世界革命的新信条。

倫敦"泰唔士报"曾载过威廉氏（Harold Williams）的通訊，他把 Bolshevism 看做一种群众运动，和前代的基督教比較，寻出二个相似的点：一个是狂热的党派心，一个是默示的傾向。他說："Bolshevism 实是一种群众运动，带些宗教的气質。我曾記得遇见过一个铁路工人，他虽然对于至高的究竟抱着怀疑的意思，犹且用耶典的话，向我极口称道 Bolshevism 可以慰安灵魂。凡是晓得俄国非国敎历史的人，沒有不知道那些极端的党派将要联成一大势力，从事于一种新运动的。有了 Bolshevism，于貧苦的人是一好消息，于地上的天堂是一捷徑的观念，他的传染的性質和权威，潛藏在他那小孩似的不合理的主义中的，可就变成明显了。就是他們党中的著作家、演說家所說极不純正的話，足使俄国語言損失体面的，对于群众，也仿佛有一种敎堂里不可思議的仪式的語言一般的效力。"这话可以证明 Bolshevism 在今日的俄国，有一种宗教的权威，成为一种群众的运动。岂但今日的俄国，二十世紀的世界，恐怕也不免为这种宗教的权威所支配，为这种群众的运动所風靡。

哈利逊氏（Frederic Harrison）也曾在"隔周評論"上說过："猛厲，不可能，反社会的，像 Bolshevism 的样子，须知那也是很坚、很广、很深的感情的发狂。——这种感情的发狂，有很多的形式。有些形式，是将来必不能避免的。"哈氏又說："一七八九年的革命，唤起恐怖，唤起过激革命党的骚动；但見有鲜血在扫薄世界的革命潮中发泡，一种新天地，就由此造成。Bolshevism 的下边，潜藏着一个极大的社会的进化，也与一七八九年的革命同是一样，意大利、法兰西、葡萄牙、爱尔兰、不列颠都怵然于革命变动的暗中激奋。这种革命的暗潮，将殃及于兰巴和威尼斯。法兰西也难幸免。过一危机，危机又至。爱尔兰独立运动，涌出很多的国事犯。就是英国的社会党，也祇想和他們的斯堪的那維亚、日耳曼、俄罗斯的同胞握手。"

陀罗慈基在他著的"Bolsheviki 与世界平和"書中，也曾說过："这革命的新紀元，将由无产庶民社会主义无尽的方法，造成新組織体。这种新体，与新事业一样伟大。在这枪炮的狂吼、寺堂的破裂、豺狼性成的資本家爱国的怒号声中，我们应先自进而从事于此新事业。在这地狱的死亡音乐声中，我们应保持我们清明的心神，明了的視觉。我們自觉我們将为未来唯一无二創造的势力。我們的同志现在已有很多。将来但可更多。明日的同志，多于今日。后日更不知有几千万人跃起，隶于我們旗帜的下边。有数千万人，就是现在，去共产党人发布檄文已經六十七年，他們祇須丟了他們的絆鎖。"从这一段话，可知陀罗慈基的主张，是拿俄国的革命做一个世界革命的导火綫。俄国的革命，不过是世界革命中的一个，尚有无数国民的革命将連續而起。陀罗慈基既以欧洲各国政府为敌，一时遂有亲德的嫌疑。其实他既不是亲德，又不是亲联合国，甚且不爱俄国。他所亲爱的，是世界无产阶级的庶民，是世界的劳工社会。他这本书，是在瑞士作的。着笔在大战开始以后，主要部分，完结在俄国革命勃发以前。書中的主义，是在陈述他对于战争因果的意见。关于国际社会主义与世界革命，尤特加注意。通体通篇，总有两事放在心头，就是世界革命与世界民主。对于德奥的社会党，不惮厚加责言，說他們不应該牺牲自己本来的主張，协助資本家的战争，不应該背弃世界革命的信約。

以上所举，都是战争終結以前的話，德奥社会的革命未发以前的話。到了今日，陀氏的責言，已經有了反响。威、哈二氏的評論，也算有了驗証。何奥革命，德国革命，勃牙利革命，最近荷兰、瑞典、西班牙也有革命社会党奋起的风潮。革命的情形，和俄国大抵相同。赤色旗到处翻飞，劳工会紛紛成立，可以說完全是俄罗斯式的革命，可以說是二十世紀式的革命。象这般滔滔滚滚的潮流，实非现在資本家的政府所能防遏得住的。因为二十世紀的群众运动，是合世界人类全体为一大群众。这大群众里边的每一个人、一部分人的暗示模仿，集中而成一种伟大不可抗的社会力。这种世界的社会力，在人間一有动蕩，世界各处都有风靡云涌、山鳴谷应的样子。在这世界的群众运动的中間，历史上残余的东西，什么皇帝咧，貴族咧，軍閥咧，官僚咧，軍国主义咧，資本主义咧，——凡可以障阻这新运动的进路的，必挟雷霆万鈞的力量摧拉他們。他們遇見这种不可当的潮流，都象枯黄的树叶遇見凛冽的秋风一般，一个一个的飞落在地。由今以后，到处所見的，都是 Bolshevism 战胜的旗。到处所聞的，都是 Bolshevism 的凱歌的声。人道的警鐘响了！自由的曙光現了！試看将来的环球，必是赤旗的世界！

我尝說过："历史是人間普遍心理表現的記录。人間的生活，都在这大机轴中息息相关，脉脉相通。一个人的未来，和人間全体的未来相照应。一件事的朕兆，和世界全局的朕兆有关联。一七八九年法兰西的革命，不独是法兰西人心变动的表征，实是十九世纪全世界人类普遍心理变动的表征。一九一七年俄罗斯的革命，不独是俄罗斯人心变动的显兆，实是二十世纪全世界人类普遍心理变动的显兆。"俄国的革命，不过是使天下惊秋的一片桐叶罢了。Bolshevism 这个字，虽为俄人所創造，但是他的精神，可是二十世纪全世界人类人人心中共同觉悟的精神。所以 Bolshevism 的胜利，就是二十世纪世界人类人人心中共同觉悟的新精神的胜利！

1918 年 11 月 15 日
"新青年"第 5 卷第 5 号
署名：李大钊

新 紀 元

新紀元来，新紀元来！

人生最有趣味的事情，就是送旧迎新，因为人类最高的欲求，是在时时創造新生活。

今日是一九一九年的新紀元，现在的时代又是人类生活中的新紀元，所以我們要欢欣庆祝。

我們今日欢祝这新紀元，不是象那小兒女們喜欢过年；喜欢那灯光照旧明，爆竹照旧响，魚肉照旧吃，春联照旧貼，恭喜的套話照旧說，新衣新裳照旧穿戴。那样陈陈相因的生活，就过了百千万亿年，也是毫无意义，毫无趣味，毫无祝賀的价值。人类的生活，必須时时刻刻拿最大的努力，向最高的理想扩张传衍，流轉无穷，把那陈旧的組織、腐滞的机能一一的扫蕩摧清，別开一种新局面。这样进行的发軔，才能配称新紀元；这样的新紀元，才有祝賀的价值。一个人的一生，包含无数的新紀元，才算能完成他的崇高的生活。人类全体的历史，联結无数的新紀元，才算能貫达这人类伟大的使命。

一九一四年以来世界大战的血、一九一七年俄国革命的血、一九一八年德奥革命的血，好比作一場大洪水——諾阿以后最大的洪水——洗来洗去，洗出一个新紀元来。这个新紀元带来新生活、新文明、新世界，和一九一四年以前的生活、文明、世界，大不相同，仿佛隔几世纪一样。

看呵，从前講天演进化的，都說是优胜劣败，弱肉强食，你們应该牺牲弱者的生存幸福，造成你們优胜的地位，你們应该当强者去食人，不要当弱者，当人家的肉。从今以后都晓得这話大錯，知道生物的进化，不是靠着竞争，乃是靠着互助。人类若是想求生存，想享幸福，应该互相友爱，不該仗着强力互相殘杀。从前研究解决人口問題的，都是說馬尔查士說过，人口的增加是几何的，食物的增加是算术的，人口的增加沒有限制，地球的面积只有这一定的大小，若不能自节生殖，不是酿成疾疫，就是惹起战争。这也是无可如何的事情。所以强大的国家都要靠着兵力，扩張領土；自尊的民族，也多执着人种的偏见，限制異种的工人入境。种种不公平背人道的事情，都起于这个学說。从今以后，大家都晓得生产制度如能改良，国家界綫如能打破，人类都得一个机会同去作工，那些种种的悲情、穷困、疾疫、争夺，自然都可以消灭。人类的衣食，沒有少数强盗的侵夺暴掠，自然也可以足用了。从前的战争靠着单純腕力，所以皇家、貴族、軍閥、地主、資本家，可以拿他們的不正势力，驅使几个好身手的武士，作他們的爪牙，造出一个特别阶级，压服那些庶民，庶民也沒有法子可以制裁他們，只有受他們的蹂躪。从今以后，因为现代的战爭要靠着工业知識，所以那些皇家貴族等等，一旦爭斗起来，非仰賴劳工阶級不可。从前欺凌他們侮辱他們，现在都来諂媚他們，夺去他們的工具，把武器授与他們。他們有了武器在手，就要掉过头来，拥护劳工的权利，攻击他們的公敌。劳工阶級有了自卫的方法，那些少数掠夺劳工剩余的强盗，都該匿迹銷声了。从前在資本主义的生产制度之下，一国若想扩充他那一国中資本阶级的势力，都仗着战争把国界打破，合全世界作一个經济組織，拿他一国的資本家的政府去支配全世界。从今以后，生产制度起一种絕大的变动，劳工阶級要联合他們全世界的同胞，作一个合理的生产者的結合，去打破国界，打倒全世界資本的阶級。总同盟罷工，就是他們的武器。从前倘有几个皇帝、軍閥残存在世界上，偷着作鬼祟的事情。秘密外交是他們作鬼的契約，常备兵是他們作鬼的保障。他們总是戴着一副鬼脸，你猜我忌的阴謀怎么吞幷、虐待那些小的民族。虽然也曾組織过什么平和会議，什么仲裁裁判，但在那里边，仍旧去规定些杀人灭国的事情。从今以后，人心渐渐觉醒。欧洲几个先觉，在那里大声疾呼，要求人民的平和，不要皇帝，不要常备兵，不要秘密外交，要民族自决，要欧洲联邦，做世界联邦的基础。这都是差强人意的消息。这些消息，都是这新紀元的曙光。在这曙光中，多少个性的屈枉、人生的悲惨、人类的罪恶，都可望象春冰遇着烈日一般，消灭渐凈。多少历史上遺留的偶象，如那皇帝、軍閥、貴族、資本主义、軍国主义，也都象枯叶經了秋风一样，飞落在地。这个新紀元是世界革命的新紀元，是人类觉醒的新紀元。我們在这黑暗的中国，死寂的北京，也仿佛分得那曙光的一綫，好比在沉沉深夜中得一个小小的明星，照見新人生的道路。我們应該趁着这一綫的光明，努力前去为人类活动，作出一点有益人类工作。这点工作，就是賀新紀元的紀念。

作于 1919 年元旦

1919 年 1 月 5 日

"每周評論"第 3 号

面包問題

欧战停止以后，日本大阪的工厂闭鎖者日有所闻。据經济学者的推测，到了三月間，才是失业劳工的生死关头。又据东京帝大的森本教授在去年二十二日日本社会政策大会的报告，日本五口的人家，最小生活費，一年也要二千七十六元。有这样收入的，百戶中不过二戶，其余都是食不能充飢，衣不能御寒，老不能养贍，子弟不能教育。貧富的悬隔，一天甚似一天，大有法兰西大革命以前的样子。一般武人，却是一日跋扈一日，压迫自国的平民，还在不算，更想和别国的武人勾結，害别国的平民。现在米价又涨了。这面包問题不解决，换几个內閣，也是得倒，倒几个內閣，还是不了。因为今日政治問题，就是面包問题。照这样看起来，我很替我们邻邦担忧。

1919 年 1 月 19 日
"每周評論"第 5 号
署名：明明

政　　客

　　主客是对待的名辞，既有政客必有政主。今日中国的政治现象，但見有几个政客，抱着强盗的大腿轉来轉去，混一口飯吃，看不見主人影兒。請問这种客吃的飯是那个款待他們的？共和国的政主到底是誰？

1919 年 1 月 26 日
"每周評論"第 6 号
署名：明明

过激乎？过惰乎？

　　人类所以总是这不长进的样子，实因社会上有一种力量作怪，就是惰性 (Inertia)。他的力量，实在比进步的力量大的多。有了进步的举动，人就說是过激，因为他是在惰性空气包围的中間。其实世間只有过惰，那有过激！不說是自己过惰，却說人家过激，这是人类的劣根性。

1919 年 1 月 26 日
"每周評論"第 6 号
署名：明明

乡愿与大盗

　　中国一部历史，是乡愿与大盗結合的記录。大盗不結合乡愿，作不成皇帝；乡愿不結合大盗，作不成圣人。所以我說，眞皇帝是大盗的代表，圣人是乡愿的代表。到了現在，那些皇帝与圣人的灵魂，搞复辟尊孔的鬼，自不用提，就是这些跋扈的武人，无聊的政客，那个不是大盗与乡愿的化身呢!

1919 年 1 月 26 日

"每周評論"第 6 号

署名：明明

放弃特殊地位

日本"万朝报"主张日本应該放弃在中国的特殊地位，眞是明白話。这特殊地位，实在是要不得的东西。德国要想在世界上得一个特殊地位，惹起了一場世界大战爭。資本家、地主要想在产业界占特殊地位，惹起了社会革命。中国有一派人要想在中国保持特殊地位，惹起了南北紛爭。日本要想在世界上对于中国占特殊地位，也必要步德国的后尘。就为日本自身計，也是放弃的好。

1919 年 1 月 26 日
"每周評論"第 6 号

署名:明明

大亚細亚主义与
新亚細亚主义

日本近来有一班人，倡大亚細亚主义，我們亚細亚人听見这个名辞，却很担心。倡这个主义的人有建部遯吾、大光谷瑞、德富苏峰、小寺謙吉等。我們須要把他們所倡的大亚細亚主义認識得清清楚楚，然后再下判断，再加批評。

第一，須知"大亚細亚主义"是幷吞中国主义的隐語。中国的运命，全靠着列强均势，才能维持，这也不必諱言。日本若想独吞，非先排去这些均等的势力不可。想来想去，想出这个名辞。表面上只是同文同种的亲热話，实际上却有一种独吞独咽的意思在話里包藏。

第二，須知"大亚細亚主义"是大日本主义的变名。就是日本人要借亚細亚孟罗主义一句話，挡欧、美人的駕，不令他們在东方扩张势力。在亚細亚的民族，都听日本人指揮，亚細亚的問題，都由日本人解决，日本作亚細亚的盟主，亚細亚是日本人的舞台。到那时亚細亚不是欧、美人的亚細亚，也不是亚細亚人的亚細亚，简直就是日本人的亚細亚。这样看来，这"大亚細亚主义"不是平和的主义，是侵略的主义；不是民族自决主义，是吞幷弱小民族的帝国主义；不是亚細亚的民主主义，是日本的军国主义；不是适应世界組織的組織，乃是破坏世界組織的一个种子。

我們实在念同种同文的关系，不能不說几句話，奉劝邻邦的明达。此次欧洲战爭，牵动了全世界，杀人杀了好几年，不是就因为这个"大……主义"嗎？你倡大斯拉夫主义，我就倡大日尔曼主义，你倡大亚細亚主义，我就倡大欧罗巴主义。人之欲大，誰不如我，这样倡起来，那还得了，結局必是战爭紛起，来爭这一个"大"字。到头来这个"大……主义"不是死于两大之俱伤，就是败在众小的互助，那德国就是一个絕好的敎訓了。試想日本人倡这个主义，亚洲境內的弱国、小国，那个甘心，那欧、美的列强，那个願意；必至內启同洲的爭，外召世界的忌，岂不是自杀政策嗎？

　　若說这个主义，是欧、美人蔑視黄人的反响，那么何不再看一看这回平和会議的結果呢？如果欧、美人不說理，想拿我东方的民族作牺牲，我們再联合起抵拒他們不迟。如果那排斥亚細亚的問題，还是沒有正当的解决，还是不与平等的待遇，那眞是亚細亚人的共同問題，应該合我們亚人的全力来解决。为爭公理起了战爭，也在所不惜。不从此着想，妄倡"大亚細亚主义"，实在是危险的很。这个危险，不仅足以危害日本，幷且可以危害亚細亚一切民族，危害全世界的平和。防止这种危险的責任，不仅在日本以外的东亚民族，凡世界上的人类，就連日本的眞正善良的国民也都該負一份的。

　　看世界大势，美洲将来必成一个美洲联邦，欧洲必成一个欧洲联邦，我們亚洲也应該成一个相类的組織，这都是世界联邦的基础。亚細亚人应該共倡一种新亚細亚主义以代日本一部分人所倡的"大亚細亚主义"。这种新亚細亚主义，与浮田和民氏所說的也不相同，浮田和民主张拿中、日联盟作基础，維持現状；我們主张拿民族解放作基础，根本改造。凡是亚細亚的民族，被人吞并的都該解放，实行民族自决主义，然后結成一个大联合，与欧、美的联合鼎足而立，共同完成世界的联邦，益进人类的幸福。

1919 年 2 月 1 日

"国民杂志"第 1 卷第 2 号

署名：李大釗

联治主义与世界組織

现在的时代是解放的时代，现代的文明是解放的文明。人民对于国家要求解放，地方对于中央要求解放，殖民地对于本国要求解放，弱小民族对于强大民族要求解放，农夫对于地主要求解放，工人对于資本家要求解放，女子对于男子要求解放，子弟对于亲长要求解放。现代政治或社会里边所起的运动，都是解放的运动！

有了解放的运动，旧組織遂不能不破坏，新組織遂不能不創造。人情多为习惯所拘，惰性所中，往往只见有旧的破坏，看不见新的創造，所以觉着这种解放的运动，就是分裂的现象。见了国家有人民的、地方的解放运动，就說是国权分裂了；见了經济界有农夫、工人的解放运动，就說是經济組織分裂了；见了社会里家庭里有女子或子弟的解放运动，就說是社会分裂了、家庭分裂了；见了这些分裂的现象都湊集在一个时代，凡在这个时代所制的器物，所行的俗尚，都带着分裂的彩色，就說"现在的时代是分裂的时代。看呵！国旗由一个黄色变为五色，不是分裂的现象嗎？正阳門的通路由一个变而为数个，不是分裂的现象嗎？再看现在流行妇人的鬡髻、女孩的辮发，多由奇数变为偶数，不是分裂的现象嗎？一个中国有两个国会、两个政府，俄国裂成几个国家，德、奥、匈的小民族紛紛自主，不都是分裂的现象嗎？"数年以来，我們国人所最怕的有两个东西：一是民主主义，一是联治主义。国体由君主变为民主了，大家对于民主主义才稍稍安心。这联治主义直到如今，提起来还是有些害怕，不是説联邦須先邦后国，就是説中国早已統一；不是吞吞吐吐的説我是主张自治，避去联邦字样，就是空空洞洞的説我是单談学理，不涉中国事实。推本求原，一般人所以怕他的原故，都是誤認他是分裂的现象，所以避去他的名字不講，都是怕人誤認他是个分裂的别名。

其实这些人都是只見半面，不見全体。现在人群进化的軌道，都是沿着一条綫走，——这条綫就是达到世界大同的通衢，就是人类共同精神联貫的脉絡，民主主义、联治主义都是这一条綫上的記号：沒有联治的組織，而欲大规模的行民主政治，是不能成功的，有了联治的組織，那时行民主政治，就象有了師导一般，因为民主政治与联治主义有一綫相貫的渊源，有不可分的关系。这条綫的渊源，就是解放的精神。可是这解放的精神，断断不是单为求一个分裂就算了事，乃是为完成一切个性脱离了旧絆鎖，重新改造一个普通广大的新組織，一方面是个性解放，一方面是大同团結。这个性解放的运动，同时伴着一个大同团結的运动。这两种运动似乎是相反，实在是相成。譬如中国的国旗，一色裂为五色，固然可以説他是分裂，但是这五个颜色排列在一面国旗上，很有秩序，成了一个新組織，也可以説他是联合；正阳門的通路变少为多，妇人的鬢髻、女孩的发辮变奇为偶，一面是分裂，一面又是联成一种新組織、新形式，适应这新生活，也同国旗上的颜色是一样的；中国政局的分裂，南一国会，北一国会，南一政府，北一政府；俄国当此社会的根本改造的时候，这里一个政府，那里一个国家，一时也呈出四分五裂的现象；奥国、匈国、德国都是这样，一方面可以說他是分裂，一方面也可以說他是改造一种新組織。这种新組織就是一个新联合。这个新联合的內容，比从前的旧組織要扩大一层，因为个人的、社会的、国家的、民族的、世界的种种生活，发生种种新要求，断断非旧組織旧形式所能适应的，所能滿足的。今后中国的汉、滿、蒙、回、藏五大族，不能把其他四族作那一族的隶屬。正阳門若是照旧只有一条路，那些来往不絕的車馬，紛乱冲突，是断断不能容納的。方今世界大通，生活关系一天复杂似一天，那个性自由与大同团結，都是新生活上、新秩序上所不可少的。联治主义于这两点都很相宜。因为地方、国家、民族，都和个人一样有他們的个性，这联治主义，能够保持他們的个性自由，不受他方的侵犯；各个地方、国家、民族間又和各个人間一样，有他們的共性，这联治主义又能够完成他們的共性，結成一种平等的組織，达他們互助的目的。这个性的自由与共性的互助的界限，都是以适应他們生活的必要为标准的。

照此看来，联治主义不但不是分裂的种子，而且是适于复杂、扩大、殊异、駁杂生活关系的新組織。多少国家民族間因为感情、嗜性、語言、宗教不同的原故，起过多年多次的紛爭，一旦行了联治主义，旧时的仇怨嫌憎，都可消灭，都可了結。我們中国自从改造共和以来，南北的冲突总是不止，各省对于中央，也都是不肯服从，依我看来，非行联治主义，不能改造一个新中国。又如俄国那样大的領域，那样杂的民族，将来秩序重复，也是非采联治主义不可。这回大战終結，奥、匈也改成民主联邦了。德国的联邦，原来是几个君主組織的，够不上純粹联邦，經这一回的革命，把那些君主皇族总共有二百七十八人，一个一个的都驅逐去了，那普鲁士的霸权也根本摧除净尽，才成了真正的民主联邦。据近来的报告，英国也宣布改成联邦了。那澳洲、非洲、坎拿大、紐西兰諸領地，原来就是一种联治的組織，他們和英格兰本土的关系，不因为这回改造有多大变动。这回英国的改造，愛尔兰自治与印度自治却是最可注意的。我們可以断言现在的世界已是联邦的世界，将来的联邦必是世界的联邦。

上古时代，人与人爭，也同今日国与国爭全是一样。以后交通日繁，人人都知道长此相爭，不是生活的道路，于是有了人群的組織。到了今日，国与国的关系也一天多似一天，你爭我战，常常酿成大战，杀人无算，耗財无算，人才渐悟国与国长此相爭，也不是生活的道路，于是才有海牙平和会議、海牙仲裁裁判，新世界共和国代表五年会議种种国际的組織。这种組織，就是世界联邦的初步。本来邦联与联邦的区别，不过是程度的差异，邦联就是各独立国为謀公共的防卫、公共的利益所結的联合，各国仍保留他的主权。这联合的机关全仰承各国共同商决的政策去做。那古代的希腊各邦，后来瑞士的 Cantons，德国的各邦，美国的各州，都曾行过。联邦就是一国有一个联合政府，具有最高的主权，統治涉及联邦境內各邦共同的利益，至于那各邦自治領域以內的事，仍归各邦自决，联合政府不去干涉。那采行一七八九年宪法以后的美国，采行一八四八年宪法以后的瑞士，都是此类。我們要晓得美国的联邦是由一七八九年以前各州的邦联蜕化而成的，这个邦联是由一六四三年四个新英兰殖民地的同盟蜕化而成的。瑞士的联邦也是由一八四八年以前各 Cantons 的邦联蜕化而成的。现在全世界的生活关系，已竟是脉絡相通。从前德国的军国主义若是不打破，世界的民主政治都有危险。亚洲若有一国行军国主义，象从前的德国一样，中国的民主政治，总不安宁。我們的政局，若是长此扰乱，世界各国都受影响。中欧的社会革命一經发动，世界的社会組織都有改变的趋势，为应世界的生活的必要，这国际組織、世界組織，是刻不容緩了。只要平和会議变成了世界的議会，仲裁裁判变成了世界的法庭，国际警察如能实现，再变成了世界的行政机关，那时世界的联合政府，就正式成立了。依我的推測，这世界联邦进行的程序，就是：（一）各土地广大民族众杂的国家，自己先改成联邦；（二）美洲各国組成全美联邦，欧洲各国組成全欧联邦，亚洲各国組成全亚联邦；（三）合美、欧、亚三洲組成世界联邦；（四）合世界人类組織一个人类的联合，把种界国界完全打破。这就是我們人类全体所馨香祷祝的世界大同！

1919 年 2 月 1 日

"新潮"第 1 卷第 2 号

署名：李大釗

战后之世界潮流

(有血的社会革命与无血的社会革命)

在这回世界大战的烈焰中間，突然由俄国冲出了一派滚滚的潮流，把战焰的势子挫了一下。細查这派潮流的发源，幷不在俄国，乃是在德国。果然，不久在他的渊源所在也澎澎湃湃的涌现出来。这烈火一般的世界战祸，可就从此消灭了！这是什么？这是什么？这就是社会革命的潮流！

这回德国的失败，不是败于外部的强敌，乃是败于內部的国民。这回民主主义的胜利，不是从前英、美式民主主义的胜利，乃是新发生的德、俄式社会民主主义的胜利。若是单講武力，德国縱然稍稍退却，决不至一败塗地若此。这都是經济学者、軍事家所証明的。

这种社会革命的潮流，虽然发靱于德、俄，蔓延于中欧，将来必至弥漫于世界。德国革命未发以前，就有一位哈利孙(Harrison)氏，曾在"隔周評論"上說过："一七八九年的革命，引起了恐怖，引起了过激革命党的騷动，但见有鲜血在那扫蕩世界的革命潮中发泡，一种新世界，就在那里边造成。Bolshevism 的下边，也潜藏着一个极大的社会进化，与一七八九年的革命同是一样，意大利、法兰西、葡萄牙、爱尔兰、不列顛都怃然于革命变动的暗中激奋。这种革命的暗潮，将与一种灾殃于兰巴地和威尼斯，法兰西也难幸免，过一危机，又一危机。爱尔兰的独立运动，涌出了很多的国事犯。就是英国的社会党，也只想和他們的斯堪的那威亚、日尔曼、俄罗斯的同胞握手。"日本有一位陆军中将佐藤鋼次郎，是一个宣传军国主义的人，人称他为日本的伯倫哈的。他最近也有一篇"皇室中心的社会主义"的論文在"日本評論"上发表，其中有一段說："这回德国的革命，是过激派的势力在德国愈益扩张的结果。德国在俄国扩张过激派的势力，也曾尽过很大的力量。这回他的本国，也陷于同一命运了。这过激派的势力，今后益将弥漫于世界。意大利非常危险，因为他的国民性很容易感染这种思想。我想英国也是不大稳当，从雷德乔治的演說可以看出他們严加警戒的口气来。美国虽然原来是个民主国，由过激派的立场看起来，也有可以令人想得到他有惹起什么社会的大变革的理由。因为美国有叫做黄金閥的一阶級，非常跋扈，近来渐有失却 Democracy 实質的样子。实在講起来，最近的美国把和最大幸福給多数国民 Democracy 的本旨一点兒也不相合。多数国民，苦于金权的压迫，想把他打破，过激派是最所必要的。那么，过激派的思想，也怕自然要弥漫于美国。"这些話，都可以証明今日的世界，大有 Bolsheviki 化的趋势。就是我們近邻的日本，也难保沒有这种的危机。彼邦評論家茅原华山氏，最近也在"日本評論"上說过："世界的平和来，日本的不平和来，經济上、政治上的台风，都要一涌而至。若問給日本国民生活怎么样的影响变化，不能不把劳工阶級与中流阶級分开想一想。劳工阶級将出許多失业的人，无論何人都已首肯，到处失业的人，已覺层見迭出了。这些失业的人，并不求何职业，求也是沒有，也不定規。政府仿佛也不作象英、美、法、意諸国关于怎么使那些还乡的軍人就职的研究，倒有一种乐观的样子。若問这些失业的人，不求职求什么呢？簡直的說，他們正在想怎么暴动，正在感染上一种 Bolshevism 了。将来騷动、暴动、烧打的事情，我們預知是不能免的。或者比‘米暴动’不同，有更深刻的举动，也难計算。‘米暴动’从一种意思講起来，也可以說是有了成功，在一般的民心上造了一种印象，仿佛一有暴动，米和金錢就可从天降下似的。失业的人，一旦穷了，就要拿从前成过功的东西再来求一回成功，也是自然的势子。若想得一个大成功，必須起一回更大的暴动，这种的感想，也难保不发生。”他又說："俄、德的革命，决不限于一国。英、法、意及其他欧洲諸国，固然也不能免，或者也不剛是欧洲与亚洲大陆的事情，这易受暗示习于模仿的日本，突然起了这种变动，也未可知。我所以說日本有土崩瓦解之势，就是这个原故。”

现在社会革命的潮流，已經遍布于中央欧罗巴一带，由烏拉山至亚尔布士山，其間的城市，大半成了社会主义的根据。虽然有些反过激軍崛起，但是反过激軍不必定是反社会主义軍，就象捷克斯洛瓦克軍，他們虽然反对过激派，其中却有什之四是社会党員呢。现在不过开始活动，将来的結果难以預測。但是这种革命，决不止于中欧一隅，可以断言，久而久之，必将袭入西欧，或者渡过大西洋到美国去观观光，或者渡过印度海、中国海訪問訪問日本。我們中国也許从西北的陆地，东南的海岸，望見他的颜色。

1919 年 2 月 7、8 日
‘晨报’

署名：守常

劳动教育問題

现代生活的种种方面都带着 Democracy 的顏色，都沿着 Democracy 的軌轍。政治上有他，經济上也有他；社會上有他，倫理上也有他；教育上有他，宗教上也有他，乃至文学上、艺术上，凡在人类生活中占一部位的东西，靡有不受他支配的。簡单一句話，Democracy 就是现代唯一的权威，现代的时代就是 Democracy 的时代。战后世界上新起的那劳工問题，也是 Democracy 的表现，因为 Democracy 的意义就是人类生活上一切福利的机会均等。劳工們辛辛苦苦生产的结果，都为少数資本家所襲断，所掠夺，以致合理工作的生产者，反不得均当的分配，断断非 Democracy 所許的。应該要求一种 Democracy 的产业組織，使这些劳苦工作的人，也得一种均等机会去分配那生产的结果。不但这个，人类的生活，衣食而外尙須知識物的欲望，尙有灵的要求；一个人汗血滴滴的终日劳作，靡有工夫去浚发他的知識，陶养他的性灵，他就同机械一样，牛馬一般，久而久之，必把他的人性完全消失，同物品沒有甚么区别。人但知道那些資本家夺去劳工社會物質的结果，是資本家莫大的暴虐，莫大的罪恶，那知道那些資本家夺去劳工社會精神上修养的工夫，这种暴虐，这种罪恶，却比掠夺他們的資财更是可怕，更是可恶！现代的劳工社會已竟渐渐觉醒，我們常常听見他們有"一日工作八时"、"一周工作四十时"、"假期休工不停給"种种的要求。这种要求，在我們游惰性成的社會，必要是更表同情。可是他們的同情，未必和人家这种要求的本意一致,必以为少做点工,岂不快乐,那晓得这省出来的一点时间在人家正是工人的神圣时间,要拿他去讀書,去看报,去补习技能,慰安灵性,非常的宝貴,那忍輕輕的把他抛弃呢?

凡是一个人靡有不願脫去黑暗向光明里走的,人生必須的知識就是引人向光明方面的明灯。不幸生在組織不良社会制度之下,眼看人家一天天安宁清靜去求知識,自己却为衣食所迫,終岁勤动,蠢蠢的象牛馬一样不知道人間何世,这种侮辱个性束縛个性的事,也断断非現在 Democracy 的时代所許的。因为 Democracy 的精神,不但在政治上要求普通选举,在經济上要求分配平均,在敎育上、文学上也要求一个人人均等机会,去应一般人知識的要求。現代的著作不許拿古典的文学专門去滿足那一部分人的欲望,必須用通俗的文学,使一般苦工社会也可以了解許多的道理。現代的敎育,不許专立几个专門学校,拿印板的程序去造一班知識阶级就算了事,必須多設补助敎育机关,使一般劳作的人,有了休息的工夫也能就近得个适当的机会去滿足他們知識的要求。战后劳工生活改善的第一步,就是这种补助敎育机关的設备,我們預知战后欧美的書报机关,必将愈益扩张愈益发达,劳工聚集的地方,必須有适当的图書館、报社,专供工人休息时間的閱覽。英国这次社会改革的方案中也有改革村落生活的一条打算,各村均設一所大会堂,多設書报社,这真是应时的設施了。欧洲工人生活改善,而后必有新文明萌发于其中,象我們这敎育不昌、知識貧弱的国民,劳工补助敎育机关尤是必要之必要,望关心社会敎育、劳动問題的人注意!

1919 年 2 月 14、15 日"晨报"

署名:守常

战后之妇人問題

　　现代民主主义的精神，就是合凡在一个共同生活組織中的人，无論他是什么种族、什么属性、什么阶级、什么地域，都能在政治上、社会上、經济上、教育上得一个均等的机会，去发展他們的个性，享有他們的权利。妇人参政的运动，也是本着这种精神起的。因为妇人与男子虽然属性不同，而在社会上也同男子一样，有他們的地位，在生活上有他們的要求，在法律上有他們的权利，他們岂能久甘在男子的脚下受践踏呢？妇人参政的运动，在这次大战之前，久已有他們奋斗的历史。美国有許多州，已經实行了。可是当时有很多人反对这种运动，他們大都說：女子的判断力薄弱，很容易动感情，不宜为政治家。也有对于女子的能力怀疑的。我們东方人对于这个問題的观念，更是奇怪，不是說"礼教大防"、"男女授受不亲"，就是說女子应该做男子的"內助"，专管"閫以內"的事。到了战爭起来的时候，那些男子一个一个的都上了战場，女子才得了机会，去作出一个榜样来，讓那些男子看看，到底女子有沒有能力。于是当警察的也有，作各种劳动的也有，在赤十字救护队中活动的也有，在軍队中作后方勤动的也有，做了种种的成績，都可以杜从前輕视女子的口实。所以在战事末了的时候，美、英、德諸国已經都有認許妇人参政权的表示。俄国 Bolsheviki 政府里边有一个救济部总长，名叫郭冷苦，就是一位女子，这就是妇人参政的一个新紀元。

　　妇人参政的运动，到了今日，总算是告一段落。这过去半世紀的悬案，总算有了解决的希望。但在战时有一段事，还引起了許多人怀疑。就是美国对德宣战的时候，孟塔拿州有位女議員，名叫兰金，是美国最初的女議員，一时世聞对他，很有不滿意的批評。因为决議宣战案的时候，第一次喚他，他幷不答，第二次仍是无語，第三次問他，他才哭着，顫声答了一个"NO"字。后来有一位新聞記者去訪問他，他說：惩膺德国的横暴，他也認为必要，但不贊成战争。于是有人說：妇人决一件事，往往不靠理性，单靠感情，所以讓他們去做政治家，很不相宜。但是我們对于这种話，实在是有些疑問。那些政治家的理性，都是背着人类感情的么？那些背着人类感情的理性，都是好的么？都是对的么？这个不忍的感情，都是錯的么？都是坏的么？这几点，我們都应該拿出純眞的心想一想，然后再下断語的。就美国而論，妇人中有很多比获享选举权的男子們还有独立的判断与知識的。美国西部各州，有很多实行妇人参政著有成效的地方。数年前，考劳拉豆州有夫妇二人，各有各的投票权，他們所欲选的人，却正是反对党，結果，其妻所选举的人归于失敗，选举后家庭的感情，幷不以是生何影响。这个例，不可以証明妇人也有独立的判断力，妇人参政也不致与社会及家庭以恶影响么？就說关于社会一般的文教制度、法律习惯，妇人的判断知識实視男子为貧弱，而关于妇人切身的問題，与其父兄夫友全不相干的問題，令他們自己也有发表意见的机会，难道不比由男子一手代办，把妇人当作一阶级排出政治以外妥当的多么？又有人說：妇人的大多数，对于政治幷不发生兴趣。这也不可一概而論。象美国的考劳拉豆和优达二州，各阶级的妇女对于选举投票，均很踊跃，很可以证明他們承認妇人选举权是正当的。又象最近英国的总选举，那些妇人行使选举权踊跃的样子，令人惊愕。一个社会生活上有了必須的要求，就应該立一种制度，适应他的情况，才是正当的道理。

預想这回战后，欧、美妇人社会发生許多难解决的問题：

第一，就是妇女过庶問題 据人口統計，从前欧、美男女的比例，就是女多男少。經这回战争，壮丁男子在战场上死的很多，已嫁的女子添了許多新寡，末嫁的女子也天天想着結婚难，妇女过庶的傾向愈益显著。这时的社会，必起許多悲惨的現象，生活一天难似一天，結婚也不容易，离婚却更增多，卖淫、墮胎、私生子，一天多似一天。妇女一个阶級有了这样悲惨的現象，社会全体必也受莫大的影响。

第二，就是女工对男工的問题 欧战既起，作工的男子都上了战场，一时非用女工填他們的缺，各工厂就得停工。英国政府拿战后必恢复旧状作条件，违背战时劳动組合的規定，許工厂得以女工代男工用。其他各国，也大都如此。欧洲妇女界驟得了工作的机会，如同开辟了新領土一样。那些資本家也很願意雇用这工价低廉的女工。到了战后，从前赴战场的男子都还乡土，看見他們作工的地盘都被价廉的女工們占領，自然要同这些女工們起一场爭斗。那些女工因为生活难的結果，也断断不肯把已經取得的新領土拱手讓还男子。那些資本家也不願辞退这价廉的女工。从前妇女劳动最大的缺点，就是不熟練，經这次战争中的訓練，与职工敎育的发达，这种缺点已經消灭。既沒有不熟練的缺点，又有工价低廉的便宜，資本家正可以利用女工操縱男工。为防止男工女工間的竞争与資本阶級的操縱，必須謀一个对于同一工作給与同額报酬的方法。可是这个方法，很不容易定規，因为妇人劳动的团体結合不坚，他的势力也很微弱，不能独立抗資本家，要求得与男子同額的报酬，恐怕做不到。解决这个问题，有的希望政府定出一个公定工銀法来，有的主张設法奖励男女劳动组合的一致提携。总而言之，男女工人間有了争执，必为資本家所乘，結局都是不利。男女工人間有了結合，定能于阶級战爭添一层力量。将来出于那条道路，虽难預定，若从俄、德革命的潮流滔滔滾滾的及于全欧的大势看起来，英、法的动搖也是迟早間的问题。男女工人大約不至长相争执，他們或者可以互相提携，于阶級战爭加一层力量。

第三，就是劳动阶級的母亲问题　战时丁男驟去出征，剩下家中的老弱沒人照管，甚为可怜。因此有的国家就规定一律办法，对于出征兵士的家族，发一項扶助費，这个費額，不是拿那为家长的男子出征前的工銀作标准的，乃是按那家族人数的多寡发給他們。从前因为收入不足，且不确定，天天在苦痛的生活中鬼混的劳动阶級的母亲們，这才有了确实生活的保障。他們在这战爭期間，算是享了一点子的幸福。一旦战爭停止，这种幸福也就跟着消灭，又要回复他們那暫时忘下的苦痛生活。他們怎样抛弃这暫时的幸福，去迎受那旧日不要的生活，实在是一个问题。这次战爭，丧失壮丁不少，为补充战后的人口計，对于母性的保护，应該特别注意。象那育兒扶助費，及种种母性保护的方法，也是不能不研究的。还有一样，开战后英国所設的兒童保护所約有二百处，收容的兒童約六万人，这种机关，战后必愈見发达，因为有些作工同时而为母亲的妇人，若去作工，就不能照管小孩，这种机关，实在是必要的。兒童的养育，由家庭移到社会的共同育兒机关，这也是社會进化的一个新现象。

这些問題，若是单靠着女权运动去解决他們，固然也不能說全沒有一点效果。但是女权运动，仍是带着阶級的性質。英国的妇人自从得了选举权，那妇人參政联合又把以后英国妇人应該要求的事項罗列出来，大約不过是：

（一）妇人得为議員；

（二）派妇人到国际战后經济会議；

（三）使同外人結婚的英国妇人也得享有英国国籍；

（四）妇人得为审判官及陪审官；

（五）妇人得为律师；

（六）妇人得为政府高級官吏；

（七）妇人得为警察官；

（八）使女教师与男教师同等；

（九）以官費莽育寡妇和他們的子女；

（十）父权及母权的均衡；

（十一）男女道德标准的一致。

这儿項都是与中产阶級的妇人最有直接紧要关系的問題，与那些靡有財产、沒受教育的劳动阶級的妇人全不相干。那中产阶級的妇人們是想在紳士閥的社会內部有和男子同等的权力。无产阶級的妇人們天高地闊，只有一身，他們除要求改善生活以外，別无希望。一个是想管治他人，一个是想把自己的生活由穷苦中释放出来，两种阶級的利害，根本不同；两种阶級的要求，全然相异。所以女权运动和劳动运动純是两事。假定有一无产阶級的妇人，因为卖淫被拘于法庭，只是提他的是女警官，訊

144

他的是女审判官，为他辩护的是女律师，这妇人問题就算解决了么？这卖淫的女子受女官吏的拘訊，和受男官吏的拘訊，有什么两样的地方么？就是科刑的輕重有点不同，也是枝叶的問題。根本的問題，不問直接間接，还是因为有一个强制妇人不得不卖淫的社会組織在那里存在。在那种組織的机关的一部安放一两个妇人，怎能算是妇人的利益呢？中产阶级妇人的利害，不能說是妇人全体的利害；中产阶级妇人的权力伸张，不能說是妇人全体的解放。我以为妇人問題彻底解决的方法，一方面要合妇人全体的力量，去打破那男子专断的社会制度；一方面还要合世界无产阶級妇人的力量，去打破那有产阶級（包括男女）专断的社会制度。

　　我們中国的女界，对于这世界的妇人問題，有点兴趣沒有，我可不敢武断。但是我很盼望我們中国不要长有这"半身不遂"的社会。我很盼望不要因为世界上有我們中国，就讓这新世紀的世界文明仍然是"半身不遂"的文明。

1919 年 2 月 15 日

"新青年"第 6 卷第 2 号

署名：李大釗

青年与农村

要想把现代的新文明，从根底輸到社会里面，非把知識阶級与劳工阶級打成一气不可。我甚望我們中国的青年認清这个道理。

俄国今日的情形，縱然紛乱到什么地步，他們这回革命，总算是一个彻底的改革，总算是为新世紀开一新紀元。我們要晓得，这种新机的酝酿，不是一时半刻的功夫，也不是一手一足的力量。他們有許多文人志士，把自己家庭的幸福全抛弃了，不惮跋涉艰难的辛苦，都跑到乡下的农村里去，宣传人道主义、社会主义的道理。有时乘着他們休息的时間和他們談話，有时和他們在一处工作，一滴血一滴汗的作他們同情的伴侣。有时在农村里聚集老幼妇孺，和他們灯前話語，說出他們的苦痛，增进他們的知識。一经政府侦知他們，或者逃走天涯，或者陷入罗网。在那阴霾障天的俄罗斯，居然有他們青年志士活动的新天地，那是什么？就是俄罗斯的农村。

我們中国今日的情况，虽然与当年的俄罗斯大不相同，可是我們青年应該到农村里去，拿出当年俄罗斯青年在俄罗斯农村宣传运动的精神，来作些开发农村的事，是万不容緩的。我們中国是一个农国，大多数的劳工阶級就是那些农民。他們若是不解放，就是我們国民全体不解放；他們的苦痛，就是我們国民全体的苦痛；他們的愚暗，就是我們国民全体的愚暗；他們生活的利病，就是我們政治全体的利病。去开发他們，使他們知道要求解放、陈說苦痛、脫去愚暗、自己打算自己生活的利病的人，除去我們几个青年，举国昏昏，还有那个？

中国农村的黑暗，算是达于极点。那些臟官、汚吏、恶紳、劣董，专靠差役、土棍，作他們的爪牙，去魚肉那些老百姓。那些老百姓，都是愚暗的人，不知道謀自卫的方法，結互助的团体。他們里边，有的是剛能自給的有土农夫，有的是厚拥田畴的地主，有的是专作农工的佃戶，有的是专待雇佣的工人。他們不但不知道結合起来，抗那些官紳，拒那些役棍，他們自己中間也是按着等級互相凌虐，去結那些官紳棍役的欢心。地主总是苛待佃戶与工人，佃戶与工人不但不知互助、沒有同情，有时也作自己同行的奸細，去結那地主的欢心。农村的教育机关，不完不备，虽有成立一二初等小学的地方，也不过剛有一个形式。小学教师的知識，不晓得去现代延迟到几世紀呢！至于那閱書报的机关，更是絕无仅有。他們一天到晚，只是到田园里去，象牛馬一般作他們的工；就是在吹风落雨，灯前月下的时候，有点閑暇，也沒有他們开展知識修养精神的机会。从前的村落都有个寺院庙堂，他們也不会利用这些东西，作他們大家聚合的会堂，白白的看着他頹零在荒烟蔓草的田里。村落中也有比較开明一点，大家立个青苗会，在庙堂中覓个会所，也不过听那些会头們、紳董們一手处理，有了費用，就向老百姓們要；用去以后，全沒什么报銷。世界潮流已竟到了这般地步，他們在那里，还只是向人家要什么真主，还只是听官紳們宰割蹂躏，作人家的良民，你说可怜不可怜呢？推究这个緣故，都是因为一般知識阶級的青年，跑在

147

都市上，求得一知半解，就专想在都市上活动，都不願回到田園；专想在官僚中討生活，却不願再去工作。久而久之，青年常在都市中混的，都成了鬼蜮。农村中絕不见知識阶級的足迹，也就成了地獄。把那清新雅洁的田園生活，都埋没在黑暗的地獄里面，这不是我們这些怠惰青年的責任，那个的責任？

民主政治的精神进展的结果，扩张选举的声音逐渐增高起来。战后各立宪国，苟想把民主主义做到比前更加充实的地步，至少也要施行普通选举。我們中国将来的选举法，也不能漠視这种趋势，无論所行的是限制选举，抑是普通选举，那选民的生活本据，大多数都在农村。若想扩清选举，使这种新制度不作高等流氓們藏污納垢的巢穴，发财作官的捷径，非开发农村不可，非使一般农民有自由判别的知能不可。入民国，名义上也算行过几次选举，可是弄得污七八糟，几乎把这个制度糟蹋的没有一点本来面目了。根本的原因，就在农村中没有真是农民伴侶的青年，告知他們那选举的道理，备他們选出的人物。那些运动选举的人都是来自都市，不是在都市中当过几天流氓，就是在都市中作过几天强盗，练习了許多的詭詐手段，积下了許多的罪孽金錢，却来骗他乡里的父老。这些人都靠着选举入了議院。立宪政治、民主政治，那有絲毫的希望？那些老百姓的生活上的疾苦，那能改善？生活上的幸福，那能狄享？立宪的青年呵！你們若想得个立宪的政治，你們先要有个立宪的民間；你們若想有个立宪的民間，你們先要把黑暗的农村变成光明的农村，把那专制的农村，变成立宪的农村。只要农村里有了现代青年的足迹，作现代文明的导綫，那些农民們，自然不会放弃他們的选举权，不会滥用他們的选举权，不会受那都市中流氓的欺、地方上紳董的骗，每人投的清清楚楚的一票，必能集中到一个勤苦工作、满腹和劳工阶级表同情的人身上。他来到议院，才能替老百姓说话，也就是老百姓说话，他的话才能有无限的权威；万一有种非礼的压迫无端相加，老百姓才能作他们的后援。这样的民主主义，才算有了根底，有了泉源。这样的农村，才算是培养民主主义的沃土。在这一方面活动的青年才算是栽植民主主义的工人。

现在有许多青年，天天在都市上漂泊，总是希望那位大人先生替他觅一个劳少报多的地位。那晓得官僚的地位有限，预备作官僚的源源而来，皇皇数年，弄不到一个饭碗。这时把他的青年气质，早已消磨净尽，穷愁嗟叹，都成了失路的人。都市上塞满了青年，却没有青年活动的道路。农村中很有青年活动的余地，并且有青年活动的需要，却不见有青年的踪影。到底是都市误了青年，还是青年自误？到底是青年辜负了农村，还是农村辜负了青年？只要我们青年自己去想。

在都市里漂泊的青年朋友们呵！你们要晓得：都市上有许多罪恶，乡村里有许多幸福；都市的生活，黑暗一方面多，乡村的生活，光明一方面多；都市上的生活，几乎是鬼的生活，乡村中的活动，全是人的活动；都市的空气污浊，乡村的空气清洁。你们为何不赶紧收拾行装，清结旅债，还归你们的乡土？你们在都市上天天向那虚伪凉薄的社会求点恩惠，万一那点恩惠天幸到手，究竟是幸福，还是痛苦，尚有一个疑问。曾何如早早回到乡里，把自己的生活弄简单些，劳心也好，劳力也好，种菜也好，耕田也好，当小学教师也好，一日把八小时作些与人有益，与己有益的工活，那其余的工夫，都去作开发农村，改善农民生活的事业，一面劳作，一面和劳作的伴侣，在笑语间商量人生向上的道理。只要知識阶级加入了劳工团体，那劳工团体就有了光明；只要青年多多的还了农村，那农村的生活就有改进的希望；只要农村生活有了改进的效果，那社会組織就有进步了，那些掠夺农工，欺騙农民的强盗，就該銷声匿迹了。

　　青年呵！速向农村去吧！日出而作，日入而息，耕田而食，凿井而飮。那些終年在田野工作的父老妇孺，都是你們的同心伴侣，那炊烟耡影，鷄犬相聞的境界，才是你們安身立命的地方呵！

1919 年 2 月 20—23 日

"晨报"

署名：李大釗

过激派的引綫

昨天我接了一封美国朋友的信，中間有几句話，講欧洲现在和議的情形和过激派的关系，虽然是激烈一点，却着实有理，等我把他写出来，請大家共閱。他說：

近日和議将开，惟协商国的守旧党，忽又一齐出台，既要德国偿还各国战费，又要割土讓地，且极反对国际联盟的办法。威尔逊自到欧洲以来，也是到处"疏通"。十四条究竟几件能見实行，頗屬疑問。吾意照这些頑固东西的办法办去也好，盖不如此，则过激主义将限于俄国及东欧一带，不能传布于英、法，頑固党又将延长其寿命也。

这話我想一点也不錯。过激主义的是非，和过激的人行为的对不对，我們暫且不論。但是过激主义种子，实在是因为社会上不滿意的事太多，才生产的。既有这个种子，那社会上的一切不平、不安稳、不公道的事体，就是他的肥料。既加了肥料，又要他不生长，那可有点办不到。所以世界政府中的頑固党，都怕过激主义，但是都在那里培植过激主义。

还有一层，就是怕过激主义过甚的，动輒拿来安在不相干的人身上，这也是有一种最有力的引綫。前几天听見几个与政府有关系的人，看了几篇思想新一点、議論稀奇一点的文字，他們就动色相戒的說道："你們不看見过激主义已經到我們国来了嗎？"

实在講起来，现在我們国內最新的議論，不晓得跟过激主义还差几千里呢。再进一步說，他們这些怕过激主义的人，何尝知道过激主义是甚么一回事呢。不晓得过激主义是甚么一回事体，偏要拿来說人，岂不是"疑心生暗鬼"嗎？

这种"疑心生暗鬼"的惧怕心，何以能为过激主义作引綫呢？我晓得有位朋友，平常是不信过激主义的，所以对于过激主义的行动，他总不大看得起。后来听了这几位先生的議論，他說为开通他們这一班人起見，倒不可不譯几本过激派的著作出来，給他們看。这种書果然譯出，看得見的，可就不止那几位怕过激主义的人。

1919 年 3 月 2 日
"每周評論"第 11 号
署名：冥冥

唐山煤厂的工人生活

（工人不如驛馬）

前天遇見一位由唐山煤厂来的朋友，我就向他詢問那里工人的生活狀况，这位朋友就略略的把他們的狀况述說一点。我今将他的話写出来，供关心劳动問題的参考。

唐山煤厂的工人，約有八九千人。这样多数工人聚合的地方，竟沒有一个工人組織的团体。听說有过一次同盟罢工的事情，原因却为着工厂对于一个工人罰了几角錢，一时动了公憤，才联合起来，以罢工为抵抗的手段。但是他們平日既沒有什么团結，这回举动，又歷有正大的要求，罢工的时候，系由工头持刀斧在門前堵守，不許进去作工，象这种沒有結合的罢工，无意識的罢工，强迫的罢工，自然是沒有效果了。

他們終日在炭坑里作工，面目都成漆黑的色。人世間的空气阳光，他們都不能十分享受。这个炭坑，仿佛是一座地獄。这些工人，仿佛是一群餓鬼。有时炭坑頹塌，他們不幸就活活压死，也是常有的事情。

他們每日工作八小时，工銀才有二角，飲膳还要自备。他們有个恶习慣，常常把两星期的工，并在一星期来作。在这一星期中，无昼无夜，不停工作，不睡眠，不休息，不盥漱，不沐浴，把两星期的工在一星期作完，其余一星期，就去胡吃狂飲，乱嫖大賭

153

去了。因为他們太无知識，所以他們除嫖賭酒肉外，不知道有比較的稍为高尙的娛乐方法，可以慰安他們的劳苦，也靡有供他們别样娛乐的設备。因为他們的工銀太低，所以他們必須把数日的工夫，无昼无夜的象牛馬一般劳动，才能积得一元半元錢，好去嫖賭。

在唐山的地方，騾馬的生活費，一日还要五角，万一劳动过度，死了一匹騾馬，平均价值在百元上下，故資主的損失，也就是百元之譜。一个工人的工銀，一日仅有二角，尙不用供給飮食，若是死了，資主所出的撫恤費，不过三四十元。这样看来，工人的生活，尙不如騾馬的生活；工人的生命，尙不如騾馬的生命了。

唐山煤厂，是取包工制。資本家对于工人不生直接的关系，那包工的人对于工人，就算立在資本家的地位。也有許多幼年人，在那里作很苦很重不該令他們作的工，那种情景，更是可怜。

1919 年 3 月 9 日

"每周評論"第12号

署名：明明

新旧思潮之激战

宇宙的进化，全仗新旧二种思潮，互相挽进，互相推演，仿佛象两个轮子运着一辆车一样；又象一个鸟仗着两翼，向天空飞翔一般。我确信这两种思潮，都是人群进化必要的，缺一不可。我确信这两种思潮，都应該知道须和他反对的一方面并存同进，不可妄想灭尽反对的势力，以求独自横行的道理。我确信万一有一方面若存这种妄想，断断乎不能如願，徒得一个与人无伤、适以自败的結果。我又确信这二种思潮，一面要有容人并存的雅量，一面更要有自信独守的坚操。

我們且看今日的日本，新的方面，有"黎明会"一班人士种种的結合，大张民主主义、社会主义的旗帜，大声疾呼，和那一切頑迷思想宣战。什么軍閥、貴族，什么軍国主义、資本主义，都是他們的仇敌，都在他們攻击之列。他們天天宣传，天天游說，这兒一个演說会，那兒一个討論会，这里立一个杂志，那里創一所日刊。公共結合以外，他們还有自己本着他专究的学理、择选的問題，今天一个小册子，明天一个小册子，散布传播，飞如蝴蝶。他們虽然定了一个公同进行的方向，都向着黎明的曙光去走。可是各人取那条路，还是各人的自由，不必从同，且不能从同，不可从同。那反对一方面，也是堂堂鼓、正正旗来相对应。"桐花会"这一般人的思想虽旧，他們也知道本着自己所信的道理、思想，和新的对抗。就是那个"浪人会"的行动，在日本社会已为舆论所不直，他们对于新派的激战，也不过开一个演说会，请反对党的魁领莅会辩论而已。

我们再回过头来看看我们中国，新的旧的，都是死气沉沉。偶有一二稍稍激昂的议论、稍稍新颖的道理，因为靡有旗鼓相当的对立，也是单调靡有精采，比人家那如火如荼的新潮、那风起潮涌的新人运动，尚不知相差几千万里。那些旧人见了，尚且鬼鬼祟祟的，想用道理以外的势力，来锄除这刚一萌动的新机。他们总不会堂皇正大的立在道理上来和新的对抗。在政治上相见，就想引政治以外的势力；在学术上相遇，就想引学术以外的势力。我尝追究这个原因，知道病全在惰性太深、奴性太深，总是不肯用自己的理性，维持自己的生存，总想用个巧法，走个捷径，靠他人的势力，摧除对面的存立，这种靠人不靠己，信力不信理的民族性，真正可耻！真正可羞！

我正告那些顽旧鬼祟，抱着腐败思想的人：你们应该本着你们所信的道理，光明磊落的出来同这新派思想家辩驳、讨论。公众比一个人的聪明质量广、方面多，总可以判断出来谁是谁非。你们若是对于公众失败，那就当真要有个自觉才是。若是公众袒右你们，那个能够推倒你们？你们若是不知道这个道理，总是隐在人家的背后，想抱着那位伟丈夫的大腿，拿强暴的势力压倒你们所反对的人，替你们出出气，或是作篇鬼话妄想的小说快快口，造段谣言宽宽心，那真是极无聊的举动。须知中国今日如果有真正觉醒的青年，断不怕你们那伟丈夫的摧残；你们的伟丈夫，也断不能摧残这些青年的精神。当年俄罗斯的暴虐政府，也不知用尽多少残忍的心性，杀戮多少青年的志士，那知道这些青年牺牲的血，都是培植革命自由花的肥料；那些暗沉沉的监狱，都是这些青年运动奔劳的休息所；那暴横政府的压制却为他們增加一层革命的新趣味。直到今日这样滔滔滚滚的新潮，一决不可复遏，不知道那些当年摧残青年、压制思想的伟丈夫那里去了。我很盼望我們中国眞正的新思想家或旧思想家，对于这种事实，都有一种觉悟。

1919 年 3 月 9 日

“每周評論”第 12 号

署名:守常

现代青年活动的方向

新世紀的曙光現了！新世紀的晨鐘响了！我們有热情的青年呵！快快起来！努力去作人的活动！努力去作人的活动！

青年呵！你們临开始活动以前，应該定定方向。譬如航海远行的人，必先定个目的地，中途的指針，总是指着这个方向走，才能有达到那目的地的一天。若是方向不定，随風飄轉，恐怕永无达到的日子。万一能够达到，也是偶然的机会。靠着偶然机会所得的成功，究竟没有很大的价值。

我今就现代青年活动的方向，稍有陈說，望我亲爱的青年垂听！

第一，现代的青年，应該在寂寞的方面活动，不要在热閙的方面活动。近来常听人說："我們青年要耐得过这寂寞日子。"我想这"寂寞日子"，并不是苦境，实在是一种乐境。我觉得世間一切光明，都从寂寞中发見出来。譬如天时，一年有一个冬季，是一年的寂寞日子。在此时間，万木枯黄，气象彫落，死寂冷靜，都是他的特色。可是那一年中最华美的春天，不是就从这个寂寞的冬天发見出来的么？一天有一个暗夜，也是一天的寂寞日子。在此时間，万种的尘嚣嘈杂，都有个一时片刻的安息。可是一日中最光耀的曙色，不是从这寂寞的暗夜发見出来的么？热閙中所含的，都是消沉，都是散灭；黑暗寂寞中所含的，都是发生，都是創造,都是光明。这样讲来,这寂寞日子,实在有滋味、有趣意的日子,不是忍苦受罪的日子,我们实在乐得过,不是耐得过。况且耐得过的日子,必不长久。一个人若对于一种日子总觉得是耐得过,他的心中,必是认这寂寞日子,是一种苦境,是一种烦恼,那就很容易把他抛弃,去寻快乐日子过。因为避苦求乐,是人性的自然,勉强矜持的心,是靠不住的。譬如孀妇不再嫁,若是本着他自由的意思,那便是他的乐境,那种寂寞日子,他必乐得过到底。若是全因为受传说偶象的拘束,风俗名教的迫胁,才不去嫁,那真是人间莫大的苦境,那种寂寞日子,他虽天天耐得过,天天总有耐不得跟着。乐得过的是一种趣味,耐得过的是一种矜持。青年呵! 我们在寂寞的方面活动,不可带着丝毫勉强矜持的意思,必须知道那里有一种真趣味,一种真光明,甘心情愿乐得过这寂寞日子,才能有这寂寞日子中寻出真趣味,获得真光明的一日。

第二,现代的青年,应该在痛苦的方面活动,不要在欢乐的方面活动。本来苦乐两境,是比较的,不是绝对的。那个苦,那个乐,全靠个人的主观去判定他,本靡有一定标准的。我从前曾发过一种谬想, 以为人生的趣味就在苦中求乐,受苦是人生本分,我们青年应该练忍苦的本领。后来觉得大错,避苦求乐,是人性的自然,背着自然去做,不是勉强,就是虚伪。这忍苦的人生观,是勉强的人生观,虚伪的人生观。那求乐的人生观,才是自然的人生观, 真实的人生观。我们应该顺应自然, 立在真实上,求得人生的光明,不可陷入勉强、虚伪的境界,把真正人生都归幻灭。但是,求乐虽是人性的自然,苦境总缘着这乐境发生,总来缠绕,这又当怎样摆脱呢? 关于此点,我却有一个新见解,可是妥当与否，我自己还未敢自信。我觉得人生求乐的方法，最好莫过于尊重劳动。一切乐境，都可由劳动得来，一切苦境，都可由劳动解脱。劳动的人，自然没有苦境跟着他。这个道理可以由精神的物質的两方面說。劳动为一切物質的富源，一切物品，都是劳动的结果。我们凭的几，坐的椅，写字用的紙笔墨硯，乃至吃的米，飲的水，穿的衣，靡有一样不是从劳动中得来。这是很容易曉得的。至于精神的方面，一切苦恼，也可以拿劳动去排除他，解脱他。这一点一般人却是多不注意。一个人一天到晚，无所事事，这个境界的本身，已竟是大苦；而在无事的时間，一切不正当的欲望，靡趣味的思索，都乘隙而生；疲敝陈惰的血分，周滿于身心，一切悲苦煩恼，相因而至，于是要想个消遣的法子。这消遣的法子，除去劳动，便靡有正当的法则。吃喝嫖赌，眞是苦中苦的魔窟，把宝贵的人生，都消磨在这个中間，岂不可惜！岂不可痛！堕落在这里的人，都是不知道尊重劳动，不知道劳动中有无限的快乐，所以才誤入迷途了。青年呵！你們要曉得劳动的人，实在不知道苦是什么东西。譬如身子疲乏，若去劳动一时半刻，頓得非常的爽快。隆冬的时候，若是坐着洋車出門，把渾身冻得战慄，若是步行走个十里五里，頓觉周身温暖。免苦的好法子，就是劳动。这叫作尊劳主义。这样講来，社會上的人，若都本着这尊劳主义去达他們人生的目的，世間不就靡有什么痛苦了么，你为何又說要我們青年在痛苦方面活动呢？此間甚是。但是现在的社會，持尊劳主义的人很少，而且社會的組織不良，大多数劳动的人，所得的结果，都被少数不劳动的人掠夺一空。劳动的人，仍不免有苦痛，仍不免有悲惨，而且最苦痛最悲惨的人，恐怕就是这些劳动的人。所以我們要打起精神来，寻着那苦痛悲惨的声音走。我們要晓得痛苦的人,是些什么人？痛苦的事,是些什么事？痛苦的原因,在什么地方？要想解脱他們的苦痛,应該用什么方法？我們不能从苦痛里救出他們,还有誰可能救出他們,肯救出他們？常听假慈悲的人說,这个苦痛悲惨的地方,我們真是不忍去,不忍看。但是我們青年朋友們,却是不忍不去,不忍不看,不忍不援手,把他們提醒,大家一齐消灭这痛苦的原因呵！

第三,现代的青年,也应在黑暗的方面活动,不要专在光明的方面活动。人生的努力,总向光明的方面走,这是人类向上的自然动机,但是世間果然到了光明的机运,无一处不是光明。我們在这光明中享尽人生之乐,岂不是一大幸事？无如世間的黑暗,仍旧遍在,許多的同胞,都陷溺到黑暗中間,我們焉能独自享受光明呢？同胞都在黑暗里面,我們不去援救他們,却自找一点不沾泥土的地方,儸去安乐,儸去清洁,那种光明,究竟能算得光明么？那种幸福,究竟能算得幸福么？旧时代的青年講修养的,犹且有"先忧后乐"的話,新时代的青年,单单做到"独善其身"、"洁身自好"的地步,能算尽了責任的人么？俄国某詩人訓告他們青年說:"毁了你的巢居,离开你的父母,你要独立自营,保信你心的清白与自然,那里有悲惨愁苦的声音,你到那里去活动。"这話真是现代青年的宝訓,真是现代青年的警鐘。我們睁开眼看！那些残杀同胞的兵士們,果真都是他們自己愿做这样残暴的事情么？杀人果真是他們的幸福么？他們就没有一段苦情不平,为一般人所不知道的么？他們的背后,果真沒有什么东西逼他們去作杀人野兽么？那些倚門卖笑的娼妓們,果真都是他們自己愿做这样丑賤的事情么？卖笑果真是他們的幸福么？他們就没有一段苦情不平，为一般人所不知道的么？他們的背后，果真没有什么东西迫他們去作辱身的賤业么？那些监狱里的囚犯們，果真都是他們自己願作罪恶的事么？他們做的犯法的事，果真是罪恶么？他們所受的刑罰，果真适当他們的罪恶么？他們就没有一段苦情不平，为一般人所不知道的么？他們的背后，果真没有什么东西逼他們陷于罪恶或是受了冤枉么？再者巷里街头老幼男女的乞丐們，冻餒的战抖在一堆，一种求爷叫奶的声音，最是可怜，一种秽垢惰丧的神气，最是伤心，他們果真願作这可耻的态度絲毫不觉羞耻么？他們堕落到这个样子，果真都因为他們是天生的废材么？他們就没有一段苦情不平，为一般人所不知道的么？他們的背后，果真没有什么东西逼他們不得不如此么？由此类推，社会上一切陷于罪恶、堕落、秽污、黑暗的人，都不必全是他們本身的罪过。誰都是爹娘生的，誰都有不灭的人性，我們不可把他們看作洪水猛兽，远远的躲避他們。固然在黑暗的里面，潜藏着許多恶魔毒菌，但是防疫的医生，虽有被传染的危险，也是不能不在恶疫中奋斗。青年呵！只要把你的心放在坦白清明的境界，尽管拿你的光明去照澈大千的黑暗，就是有时困于魔境，或竟作了牺牲，也必有良好的效果，发生出来。只要你的光明永不灭絕，世間的黑暗，終有灭絕的一天。

努力呵！猛进呵！我們亲爱的青年！

1919 年 3 月 14—16 日
"晨报"

署名：守常

強国主义

　　大战終結，軍国主义、帝国主义种种名辞，都随着德意志的軍閥丧失了他的运命。我們东方的德意志軍閥崇拜者，又来講什么"强国主义"。这个东西，恐怕又是軍国主义和帝国主义的变相，又是破坏世界平和的种子！

1919 年 3 月 16 日
"每周評論"第 13 号
署名：明明

现在与将来

近来常听人說："中国人所以堕落到这步田地，都是因为他們只有'现在主义'靡有'将来观念'"。因此，就拿"时間只有过去与将来，絶靡有现在"的話，来劝告他們，也是希望他們抛了"现在主义"，存点"将来观念"的意思。但是我对于这話，却有几个疑問：（一）堕落的生活中的现在，在人生观果然算得现在么？（二）就他們的生活而論，果然靡有他們的将来观念么？（三）时間果然靡有现在么？我要就这几点說几句話。

现今一般堕落的人，大概都不知道人生是什么东西。所以从人生上講，他們不但靡有将来，幷且靡有现在。他們的现在，不是他們的人生，是他們发舒兽欲的机会。他們有了工夫，就去嫖，去赌，去拨弄是非，奔走权要，想出神法鬼法，去弄几个丧良心的金錢，拿来滿足他們的兽欲。象这样的活动，在宇宙自然的大生命中，在人类全体的大生命中，在他自己一个人的全生命中，有絲毫算得是人生的现在么？依我看来，这种的生活，簡直是把人生的活动，完全灭尽。他們的知能躯体，全听兽欲的冲动的支配。若說他們有现在，也是兽欲的现在，不是人生的现在。这种的生活，不配叫什么主义。

这种堕落的生活，固然在眞正人生上，不但靡有将来，幷靡有现在；而在他們的兽欲生活中，却是不但有他們的现在，幷且有他們的将来。試看那强盜軍閥，那个不是忙着搜括地皮，扣侵軍餉，拿到他家，盖上些比城墙还堅的房子，預备他那子孙下辈万世之业？那卖国官吏，那个不是忙着和外国人勾結，做点合办事业，吃点借款回扣，好去填他的私囊，至少也可以做下半世的过活？就是那最时髦的政客，成日价营营苟苟，忙个不了，今天靠着某軍閥，明天靠着某元老，也是总想作回大官，发回大财，又那个不是为他将来的物質生活作預备呢？这样看来，他們虽然靡有真正人生的将来，他們却有他們那种生活的将来。他們固然有他們那种生活的現在，却靡有真正人生的現在。

　　至于时間是否有現在，是哲学上一大問題。有人說只有过去与未来，靡有現在；有人說过去与未来都是現在。如今我們且不去判断他們的是非，但是我却确信过去与将来，都是在那无始无終、永远流轉的大自然在人生命上比較出来的程序，其实中間都有一个連續不断的生命力。一綫相貫，不可分拆，不可断灭。我們不能划清过去与将来，截然为二。完成表現这中間不断的关系，就是我們人生的現在。我們要想完成这自然的大生命，应該先实現自己的人生。我們要想实現自己的人生，应該把我們生命中过去与将来間的关系、时間全用在人生方面的活动，不用在兽欲方面的冲动。

1919 年 3 月 28 日
"晨报"

署名:守常

混充牌号

　　世間有一种人物、主义、或是货品流行，就有混充他的牌号的纷纷四起。王麻子的刀剪好用，什么汪麻子、旺麻子、眞王麻子、老王麻子，闹个不清。稻香村东西好吃，什么稻香春、新稻香村、老稻香村、眞稻香村，闹个不清。茶庄有王正大、汪正大的混杂，也是这个道理。"民本主义"的話，在日本很流行，什么民本的軍国主义、君主民本主义，闹个不清。卖药的广告，也說"民本主义"。"社会主义"流行，就有"皇室中心的社会主义"、"基督敎的社会主义"出現。社会上有一二清流学者，很得大众的信仰，一班官僚帝孽，就想处处借他的名字作招牌。这都是"混充牌号"。

1919 年 4 月 6 日

"每周評論"第 16 号

署名：常

宰猪場式的政治

　　日本人說他們的政治，是动物园式的政治，把人民用鉄栅栏牢牢的关住，給他們一片肉吃，說是什么"温情主义"。我說我們的政治，是宰猪場式的政治，把我們人民当作猪宰，拿我們的血肉骨头，喂飽了那些文武豺狼。

1919 年 4 月 20 日
"每周評論"第 18 号

署名:常

废娼問題

　　废娼运动，是现代社会运动的一种。最近上海有一部分外人提起这个問題，某报因此特辟一栏，征求社会上对于妇人問題的意见，登了好久，并没有一个应声的人。可見中国人一般的心理，都不認妇女有个人格。这真是可怜的現象！

　　我們主张废娼，有五大理由：

　　第一，为尊重人道不可不废娼　凡是侮辱人权背反人道的**制度风俗，我們都認作仇敌，要尽最大的努力去攻討他，征伐他，非至扑灭他不止。**到了今日，人类社会上还有娼妓存在，国家法律上仍然認許公娼，真是可痛可耻的事情！你想好端端的一个人，硬把他放在娼門里，讓他冒种种耻辱，受种种辛苦，在青天白日之下，去营那人間最卑賤的生活，卖自己的肉体、精神、完全人格，博那些拥有金錢的人的欢心，那一种愁苦、羞慣、卑屈、寃枉，真是人所不能忍受的境遇。我从前在上海的时候，看見許多青年女子，不管风雨昼夜，一群一群的站在街头，招拉行路的人，那一种可怜、凄惨的光景，恐怕是稍有人心的人，都要动点同情的。至于娼寮中的黑暗，和他們在那里所受的虐待，真是人間的活地獄一般了。象这样侮辱人权，背反人道的事，若不絕对禁止，还講什么人道自由，不是自欺欺人么？

　　第二，为尊重恋爱生活不可不废娼　两性相爱，是人生最重要的部分。应該保持他的自由、神圣、純洁、崇高，不可强制他、侮辱他、污蔑他、屈抑他，使他在人間社会丧失了优美的价值。社会上若許公娼存在，男女間恋爱生活的价值必然低落，恋爱的自由必为不正不当的势力所侵犯，致令一般人对于恋爱起一种苟且輕蔑的心，不在人生上求他，却向兽欲里求他，不但是侮辱了人权，而且是侮辱了人生。

第三，为尊重公共卫生不可不废娼　認許公娼的唯一理由，就是因为娼妓旣然不能废止，对于花柳病的传染，就該有一种防范的办法，那么与其听他們暗自流行，不如公然認許他們，把他們放在国家监視的底下，比較的还可以行检查身体的制度和相当的卫生設施。可是人类的生活，不只是肉欲一面，肉欲以外，还有灵性。娼妓不能废止的話，实在是毫无根据。且据东西的医生考証起来，这种检黴法实是沒有效果。因为检黴的人，每多草率不周，检黴的方法又不完备，幷且不行于和娼妓相接的男子，結果仍是传染流行，不能制止。不但流毒同时的社会，而且流毒到后人身上。又据医家說，久于为娼的女子，往往发生变性的征候，这个問題，尤与人种的存亡，有很大的关系。

第四，为保障法律上的人身自由不可不废娼　公娼制度，与人身卖买制度全是一样。娼寮中的妓女，大半是由卖买来的。从前各国因为废奴問題起过战争、革命的都有。如今国家反来認許公娼。須知認許公娼即是認許人身卖买，也就是認許破坏法律上的人身自由。实行民治的国家，絕不許有这种恶制存在。因此联想到买姜买婢的风俗，也算是一种娼妓，也应該和娼妓一齐废止。

第五，为保持社会上妇女的地位不可不废娼　社会上有了娼妓，大失妇女在社会上人格的尊严，启男子轻侮妇女、玩弄妇女的心。中国妇女解放的运动，第一应該把这妇女界最大的耻辱革除，不使他再留一点痕迹。我很盼望中国主持正义的男子和那自觉的妇女联合起来，发起一个大运动，不令社会上再有娼妓妾婢这等名辞存在，不令社会上再有为人作娼、作妾、作婢的妇女，不令社会上再有拿人作娼、作妾、作婢的男子。

我的废娼的办法：第一，禁止人身卖买；第二，把现在的娼妓戶口調查清楚，不許再行增添；第三，拿公款建立极大的感化院，专收退出娼寮的妓女，在院經一定的时期教他們点工艺和人生必需的知識，然后为他择配；第四，实行女子强迫教育，入公立学校概不收费。其实这都还是些治标的办法。根本解决的办法，还是非把这个社会现象背后逼着一部分妇女不去卖淫不能生活的社会組織根本改造不可。

1919 年 4 月 27 日

"每周評論"第 19 号

署名：常

"五一节" May Day 杂感

一年一个五月一日。何以叫做"五一节"？"五一节"从什么时候有的？自从一千八百九十年有的；自从一千八百九十年以后，年年都有一回"五一节"。

一千八百九十年的五月一日是甚么日子？那一日是什么人有什么举动，才把这日作成了一个"五一节"？那个日子是世界工党第一次举行大祝典的日子，是世界工人的唯一武器"直接行动"（Direct Action）——告成的日子，是世界工人的神圣經典颁布的日子。

到了今日，世界上的工人都很欢喜。年年此日多有一回祝典。多添几个工人，就多有几个人欢喜。直到世界同胞大家觉醒了，都作了工人，那一年的五月一日，更是何等样的欢喜！世界的同胞們都有一定的仪式过这个祝典么？那种仪式情形，年年处处都是一样么？不一样，决不一样。听說俄京莫斯科的去年今日，格外热鬧，格外欢喜。因为那日正是馬克思 Karl Marx 的紀念碑除幕的日子。我們中国今年今日注意这纪念日的人还少。可是明年以后的今日，或者有些不同了，或者大不同了。

五月一日是工人的祝典日。五月五日是馬克思的誕生日。去年的五月五日，又正是他誕生百年的誕生日，也是世界的劳工共和国的誕生日。我們应該紀念这个五月，紀念这一八一八年五月五日誕生的人物，紀念这一八九〇年五月一日創行的典礼，更紀念这一九一八年誕生的世界新潮。

1919 年 5 月 1 日

"晨报"

署名:守常

我的馬克思主义观

（一）

一个德国人說过，五十岁以下的人說他能了解馬克思的学說，定是欺人之談。因为馬克思的書卷帙浩繁，学理深晦。他那名著"資本論"三卷，合計二千一百三十五頁，其中第一卷是馬氏生存时刊行的，第二第三两卷是馬氏死后他的朋友昂格思替他刊行的。这第一卷和二三两卷中間，难免有些冲突矛盾的地方，馬氏的書本来难解，添上这一层越发难解了。加以他的遺著未曾刊行的还有很多，拚上半生的工夫来研究馬克思，也不过仅能就他已刊的著書中，把他反复陈述的主张得个要領，究不能算是完全了解"馬克思主义"的。我平素对于馬氏的学說沒有什么研究，今天硬想談"馬克思主义"已經是僭越的很。但自俄国革命以来，"馬克思主义"几有风靡世界的势子，德奥匈諸国的社会革命相繼而起，也都是奉"馬克思主义"为正宗。"馬克思主义"既然随着这世界的大变动，惹动了世人的注意，自然也招了很多的誤解。我們对于"馬克思主义"的研究，虽然极其貧弱，而自一九一八年馬克思誕生百年紀念以来，各国学者研究他的兴味复活，批評介紹他的很多。我們把这些零碎的資料，稍加整理，乘本志出"馬克思研究号"的机会，把他轉介紹于讀者，使这为世界改造原动的学說，在我們的思辨中，有点正确的解释，吾信这也不是絶无裨益的事。万一因为作者的知能浅陋，有誤解馬氏学説的地方，亲爱的讀者肯賜以指正，那是作者所最希望的。

(二)

我于評述"馬克思主义"以前，先把"馬克思主义"在經济思想史上占若何的地位，略説一説。

由經济思想史上观察經济学的派別，可分为三大系，就是个人主义經济学、社会主义經济学与人道主义經济学。

个人主义經济学，也可以叫作資本主义經济学。三系中以此为最古。著"原富"的亚丹斯密(Adam Smith)是这一系的鼻祖。亚丹斯密以下，若馬查士(Malthus)、李嘉图(Ricardo)、杰慕士•穆勒(James Mill)等，都属于这一系。把这一系的經济学发揮光大，就成了正系的經济学，普通称为正統学派。因为这个学派是在模范的資本家国的英国成立的，所以英国以外的学者也称他为英国学派。这个学派的根本思想是承認现在的經济組織为是，并且承認在此經济組織內，各个人利己的活动为是。他們以为现在的經济組織，就是个人营利主义的組織，是最巧最妙、最經济不过的組織。从生产一面講，各人为自己的利益，自由以营經济的活动，自然努力以致自己的利益于最大的程度。其結果：社会全体的利益不期增而自增。譬如各人所有的資本，自然都知道把他由利益較少的事业，移到利益較多的事业上去。社会全体的資本，自然也都舍了那利益較少的事业，投到利益較多的事业上去。所以用不着什么政治家的干涉，自由竞争的結果，社会上資本的全量自然都利用到社会全体最有利的方面去。而事业家为使他自己的利益达于最大的程度，自然努力以使他自己制品全体的价增大，努力以求其商品全体的卖出额换回很多的价来。社会全体的富是积个人的富而成的。个人不断的为增加自己的富去努力，你这样作，他也这样作，那社会全体的富也不期增而日增了。再从消費一面講，我們日用的一切物品，都不是在自己家內生产的，都是人家各自为营利、为商卖而生产的。自己要得一种物品：米、盐、酱、醋，乃至布匹、伞、屐、新聞、杂志之屬，都不是空手向人家討得来的。依今日的經济組織，都是各人把物卖錢，各人拿錢买货。各人按着自己最方便的法子去活动，比較着旁人为自己代謀代办，亲切的多，方便的多，經济的多。总而言之，他們对于今日以各人自由求各自利益为原則的經济組織，很滿足，很以为妥当。他們主张維持他，不主张改造他。这是个人主义經济学。也就是以資本为本位，以資本家为本位的經济学。

以上所述个人主义經济学，有二个要点：其一是承認现在的經济組織为是；其二是承認在这經济組織內，各个人利己的活动为是。社会主义經济学正反对他那第一点。人道主义經济学正反对他那第二点。人道主义經济学者以为无論經济組織改造到怎么好的地步，人心不改造仍是现在这样的貪私无厌，社会仍是沒有改善的希望，于是否認經济上个人利己的活动，欲以爱他的动机代那利己的动机；不置重于經济組織改造的一方面，而置重于改造在那組織下活动的各个人的动机。社会主义經济学者以为现代經济上社会上发生了种种弊害，都是现在經济組織不良的緣故，經济組織一經改造，一切精神上的现象都跟着改造，于是否認现在的經济組織，而主张根本改造。人道主义經济学者持人心改造論，故其目的在道德的革命。社会主义經济学者持組織改造論，故其目的在社会的革命。这两系都是反对个人主义經济学的，但人道主义者同时为社会主义者的也有。

现在世界改造的机运，已經从俄、德諸国闪出了一道曙光。从前經济学的正統，是在个人主义。现在社会主义、人道主义的經济学，将要取此正統的位系，而代个人主义以起了。从前的經济学，是以資本为本位，以資本家为本位。以后的經济学，要以劳动为本位，以劳动者为本位了。这正是个人主义向社会主义、人道主义过渡的时代。

馬克思是社会主义經济学的鼻祖，现在正是社会主义經济学改造世界的新紀元，"馬克思主义"在經济思想史上的地位如何重要，也就可以知道了。

本来社会主义的历史并非自馬氏始的，馬氏以前也很有些有名的社会主义者，不过他們的主张，不是偏于感情，就是涉于空想，未能造成一个科学的理論与系統。至于馬氏才用科学的論式，把社会主义的經济組織的可能性与必然性，証明与从来的个人主义經济学截然分立，而别树一帜，社会主义經济学才成一个独立的系統，故社会主义經济学的鼻祖不能不推馬克思。

（三）

"馬克思主义"在經济思想史上的价值，既如上述，我当更进而就他的学說的体系略为大体的分析，以便研究。

馬氏社会主义的理論，可大别为三部：一为关于过去的理論，就是他的历史論，也称社会組織进化論；二为关于现在的理論，就是他的經济論，也称資本主义的經济論；三为关于将来的理論，就是他的政策論，也称社会主义运动論，就是社会民主主义。离了他的特有的史观，去考他的社会主义，简直的是不可能。

因为他根据他的史观，确定社会組織是由如何的根本原因变化而来的；然后根据这个确定的原理，以观察现在的經济状态，就把資本主义的經济組織，为分析的、解剖的研究，豫言现在資本主义的組織不久必移入社会主义的組織，是必然的运命；然后更根据这个豫見，断定实现社会主义的手段、方法仍在最后的阶級竞争。他这三部理論，都有不可分的关系，而阶級竞争說恰如一条金綫，把这三大原理从根本上联絡起来。所以他的唯物史观說：“旣往的历史都是阶級竞争的历史。”他的“資本論”也是首尾一貫的根据那“在今日社会組織下的資本阶級与工人阶級，被放在不得不仇視、不得不冲突的关系上”的思想立論。关于实际运动的手段，他也是主张除了訴于最后的阶級竞争，没有第二个再好的方法。为研究上便利起見，就他的学說各方面分别观察，大概如此。其实他的学說是完全自成一个有机的有系統的組織，都有不能分离不容割裂的关系。

（四）

請先論唯物史观。

唯物史观也称历史的唯物主义。他在社会学上曾經，并且正在表现一种理想的运动，与前世紀初在生物学上发现过的运动，有些相类。在那个时候是用以說明各种形态学上的特征、关系的重要，志在得一个种的自然分类，与关于生物学上有机体生活现象更广的知識。这种运动旣經指出那內部最深的构造，比外部明显的建造，若何重要，唯物史观就站起来反抗那些历史家与历史哲学家，把他們多年所推崇为非常重要的外部的社会构造，都列于第二的次序；而那久經历史家輩蔑視，認为卑微曖昧的现象的，历史的唯物论者却認为于研究这很复杂的社会生活全部的构造与进化，有莫大的价值。

历史的唯物論者观察社会现象，以經济现象为最重要，因为历史上物質的要件中，变化发达最甚的，算是經济现象。故經济的要件是历史上唯一的物質的要件。自己不能变化的，也不能使别的現象变化。其他一切非經济的物質的要件，如人种的要件、地理的要件等等，本来变化很少，因之及于社会现象的影响也很小，但于他那最少的变化范围內，多少也能与人类社会的行程以影响。在原始未开时代的社会，人类所用的劳作工具，极其粗笨，几乎完全受制于自然。而在新发見的地方，向来沒有什么意味的地理特征，也成了非常重大的条件。所以历史的唯物論者，于那些經济以外的一切物質的条件，也認他于人类社会有意义，有影响。不过因为他的影响甚微，而且随着人类的进化日益减退，結局只把他們看作經济的要件的支流罢了。因为这个緣故，有許多人主张改称唯物史观为經济史观。

唯物史观，也不是由馬氏創的。自孔道西 (Condorcet) 依着器械論的典型，想把历史作成一科学，而期发見出一普遍的力，把那变幻无极的历史现象，一以貫之，已經开了唯物史观的端緒。故孔道西算是唯物史观的开創者。至桑西門 (Saint-Simon) 把經济的要素，比精神的要素看得更重。十八世紀时有一种想象說，說法兰西历史的內容不过是佛兰坎人与加利亚人間的人种竞争。他受了此說的影响，謂最近数世紀間的法国历史不外封建制度与产业的竞争，其爭以大革命期达于絕頂。而产业初与君国制联合，以固专制的基础，基础旣成又扑灭王国制。产业的进步是历史的决定条件，科学的进步又为补助他的条件。Thierry、

Mignet及Guizot 辈繼起，袭桑西門氏的見解，謂一时代的理想、敎义、宪法等，毕竟不外当时經济情形的反映。关于所有权的法制，是尤其重要的。蒲魯东亦以国民經济为解释历史的鑰匙，信前者为因，后者为果。至于馬氏用他特有的理論，把从前历史的唯物論者不能解释的地方，与以創見的說明，遂以造成馬氏特有的唯物史观，而于从前的唯物史观有伟大的功績。

唯物史观的要領，在認經济的构造对于其他社会学上的現象，是最重要的；更認經济現象的进路，是有不可抗性的。經济現象虽用他自己的模型，制定形成全社会的表面构造（如法律、政治、倫理，及种种理想上、精神上的現象都是），但这些构造中的那一个也不能影响他一点。受人类意思的影响，在他是永远不能的。就是人类的綜合意思，也沒有这么大的力量。就是法律他是人类的綜合意思中最直接的表示，也只能受經济現象的影响，不能与絲毫的影响于經济現象。換言之，就是經济現象只能由他一面与其他社会現象以影响，而不能与其他社会現象发生相互的影响，或单受别的社会現象的影响。

經济构造是社会的基础构造，全社会的表面构造，都依着他迁移变化。但这經济构造的本身，又按他每个进化的程級，为他那最高动因的連續体式所決定。这最高动因，依其性質，必須不断的变迁，必然的与社会的經济的进化以誘导。

这最高动因究为何物，却又因人而异。Loria所認为最高动因的，是人口的稠庶。人口不断的增加，曾經決定过去四个联續的根本状态，就是集合、奴隶所有、奴僕（Servile）、佣工。以后将次发生的現象，也該由此決定。馬克思则以“物質的生产力”为最高动因：由家庭經济变为資本家的經济，由小产业制变为工場

179

組織制，就是由生产力的变动而决定的。其他学者所認为最高动因的，又为他物。但他們有一个根本相同的論点，就是：經济的构造，依他內部的势力自己进化，渐于适应的状态中，变更全社会的表面构造，此等表面构造，无論用何方法，不能影响到他这一方面，就是这表面构造中最重要的法律，也不能与他以絲毫的影响。

有許多事实可以証明这种观察事物的方法是合理的。我們晓得有許多法律，在經济现象的面前，暴露出来他的无能。十七、八世紀間那些維持商业平准，奖励金块輸入的商法，与那最近英国禁遏脱拉斯（Trust）的法律都归无效，就是法律的力量不能加影响于經济趋势的明証。也有些法律，当初即没有力量与經济现象竞爭，而后来他所适用的范围，却自一点一点的减縮，至于烏有。这全是經济现象所自致的迁移，无与于法律的影响。例如欧洲中世紀时禁抑暴利的法律，最初就无力与那高利率的經济现象竞爭，后来到了利潤自然低落，錢利也跟着自然低落的时候，他还繼續存在，但他始終沒有一点效果。他虽然形式上在些时候維持他的存在，实际上久已无用，久已成为废物。他的存在全是法律上的惰性；只足以証明法律现象远追不上他所欲限制的經济现象，却只在他的脚后一步一步的走，結局惟有服从而已。潜深的社会变动，惟依他自身可以产生，法律是无从与知的。当罗馬帝国衰頹时代，一方面呈出奴隶缺乏，奴价腾貴的现象；一方面那一大部分很多而且必要的寄生阶级造成一个自由民，与新自由民的无产阶级。他們的貧困日益加甚，自然渐由农业上的奴僕劳动、工业上的佣工劳动，生出来奴隶制度的代替，因为这两种劳动全于經济上有很多的便利。若是把废奴的事业全委之于当时的基督教、人类同胞主义的理想，那是絕无效果的。十八世紀間英人曾标榜过一种高尚的人道主义的宗教。到了资本家經济上需要奴隶的时候，他們却把奴制輸入到美洲殖民地，幷且設法維持他。这类的事例不胜枚举，要皆足以証明法律現象只能随着經济現象走，不能越过他，不能加他以限制，不能与他以影响。而欲以法律現象奖励或禁遏一种經济現象的，都沒有一点效果。那社会的表面构造中最重要的法律，尚且如此，其他如綜合的理想等等，更不能与經济現象抗衡。

（五）

迄茲所陈是历史的唯物論者共同一致的論旨。今当更进而述馬氏独特的唯物史观。

馬氏的經济論，因有他的名著"資本論"詳为闡发，所以人都知道他的社会主义系根据于一定的經济論的。至于他的唯物史观，因为沒有专書論这个问题，所以人都不甚注意。他的"資本論"，虽然彻头彻尾以他那特有的历史观作基础，而却不见有理論的揭出他的历史观的地方。他那历史观的綱要，稍见于一八四七年公刊的"哲学的貧困"，及一八四八年公布的"共产者宣言"。而以一定的公式表出他的历史观，还在那一八五九年他作的那"經济学批評"的序文中。现在把这几样著作里包含他那历史观的主要部分，节譯于下，以供研究的资料。

（一）见于"哲学的貧困"中的：

"經济学者蒲魯东氏，把人类在一定的生产关系之下制造罗紗、麻布、絹布的事情，理解的极其明了。可是这一定的社会关系，也和罗紗、麻布等一样，是人类的生产物，他还沒有理解。社会关系与生产力有密切的連絡。人类随着获得新生产力，变化其生产方法；又随着变化生产方法，——随着变化他們得生活資料的方法——他們全变化他們的社会关系。手臼造出有封建諸侯的社会。蒸汽制粉机造出有产业的資本家的社会。而这样顺应他們的物質的生产方法，以建設其社会关系的人类，同时又顺应他們的社会关系，以作出其主义、思想、范畴。”

(二)見于“共产者宣言”中的：

“凡以前存在的社会的历史都是阶級竞爭的历史。希腊的自由民与奴隶，罗馬的貴族与平民，中世的領主与农奴，同业組合的主人与职工，簡单的說，就是压制者与被压制者，自古以来，常相反目，而續行或隐然，或公然，不断的爭斗总是以全社会革命的变革，或以相爭两阶級的共倒結局的一切爭斗。試翻昔时的历史，社会全被区別为种种身分者，社会的地位有多样的等差，这类现象我們处到处可以发見。在古代罗馬則有貴族、騎士、平民、奴隶；在中世則有封建諸侯、家臣、同业組合的主人、职工、农奴，且于此等阶級內更各分很多的等級。由封建的社会的崩坏，产出来的近世的社会，仍沒把阶級的对立废止。他不过带来了新阶級、新压制手段、新爭斗的形式，以代旧的罢了。

“可是到了我們的时代，就是有产者本位的时代，却把阶級的对立簡单了。全社会越来越分裂为互相敌視的二大陣营，为相逼对峙的二大阶級；就是有产者与无产者。

“……依以上所述考之，資本家阶級所拿他作基础以至勃兴的生产手段及交通手段，是已經在封建社会作出来的。

此等生产手段及交通手段的发展达于一定阶段的时候，封建的社会所依以营生产及交换的关系，就是关于农业及工业封建的組織，簡单一句話就是封建的所有关系，对于已經发展的生产力，久已不能适应了。此等关系，现在不但不能奖励生产，却妨阻生产，变成了許多的障碍物。所以此等关系不能不被破坏，果然又被破坏了。

"那自由竞争就随着于他适合的社会的及政治的制度，随着有产者阶級的經济的及政治的支配，代之而起了。

"有产者阶級，于其不滿百年的阶級支配之下，就造出比合起所有过去时代曾造的还厚且巨的生产力。自然力的征服，机械、工业及农业上的化学应用，輪船、火車、电报，全大陆的开垦，河川的开通，如同用魔法喚起的这些人类——在前世紀誰能想到有这样的生产力能包容在社会的劳动里呢？

"把这样伟大的生产手段及交通手段，象用魔法一般喚起来的資本家的生产关系及交通关系，——資本家的所有关系——现代的資本家的社会，如今恰与那魔术师自念咒語喚起諸下界的力量，而自己却无制御他們的力量了的情事相等。数十年的工商史，只是现代的生产力，对于现代的生产关系，对于那不外有产者的生活条件及其支配力的所有关系，試行謀叛的历史。我們但举那商业上的恐慌——因隔一定期間便反复来袭，常常胁迫有产社会的全存在的商业恐慌——即足以作个証明。……有产者阶級顚复封建制度的武器，今乃轉而向有产者阶級自身。

"有产者阶級不但鍛炼致自己于死的武器，幷且产出去揮使那些武器的人——现代的劳动阶级、无产者就是。

"人人的观念、意見及概念，简单一句話，就是凡是屬于人間意識的东西，都随着人人的生活关系，随着其社会的关系，随着其社会的存在，一齐变化。这是不用深究就可以知道的。那思想的历史所証明的，非精神上的生产随着物質上的生产一齐变化而何？"

(三)見于"經济学批評"序文中的：

"人类必須加入那于他們生活上必要的社会的生产，一定的、必然的、离于他們的意志而独立的关系，就是那适应他們物質的生产力一定的发展阶段的生产关系。此等生产关系的总和，构成社会的經济的构造——法制上及政治上所依以成立的、一定的社会的意識形态所适应的眞实基础——物質的生活的生产方法，一般給社会的、政治的及精神的生活过程，加上条件。不是人类的意識决定其存在，他們的社会的存在反是决定其意識的东西。

"社会的物質的生产力，于其发展的一定阶段，与他从来所在那里面活动当时的生产关系，与那不过是法制上的表现的所有关系冲突。这个关系，这样由生产力的发展形式变而为束縛。于是乎社会革命的时代来。巨大的表面构造的全部，随着經济基础的变动，或徐，或激，都变革了。

"当那样变革的观察，吾人非常把那在得以自然科学的論証的經济的生产条件之上所起的物質的变革，与那人类意識此冲突且至决战的，法制上、政治上、宗教上、艺术上、哲学上的形态，简单說就是观念上的形态，区别不可。想把那样变革时代，由其时代的意識判断，恰如照着一个人怎样想他自己的事，以判断其人一样，不但没有所得，意識这个东西宁是由物質生活的矛盾，就是存在于社会生产力与生产关系間的冲突，才能說明的。

"一社会組織，非到他的全生产力，在其組織內发展的一点余地也沒有了以后，决不能顛覆去了。这新的，比从前还高的生产关系，在这个东西的物質的生存条件于旧社会的母胎內孵化完了以前，决不能产生出来。人类是常只以自能解决的問題为問題的。因为拿极正确的眼光去看，凡为問題的，惟于其解决所必要的物質条件已經存在，或至少也在成立过程中的时会，才能发生。

"綜其大体而論，吾人得以亚細亚的、古代的、封建的及現代資本家的生产方法，为社会經济的組織进步的阶段。而在此中，資本家的生产关系，是社会的生产方法之采敌对形态的最后。——此处所謂敌对，非个人的敌对之意，是由各个人生活的社会的条件而生的敌对之意，——可是在資本家社会的母胎內发展的生产力，同时作成于此敌对的解决必要的物質条件。人类历史的前史，就以此社会組織終。"

（以上的譯語，从河上肇博士。）

据以上所引，我們可以略窺馬克思唯物史观的要領了。現在更把这个要領簡单写出，以期易于了解。

馬克思的唯物史观有二要点：其一是关于人类文化的經驗的說明；其二即社会組織进化論。其一是說人类社会生产关系的总和，构成社会經济的构造。这是社会的基础构造。一切社会上政治的、法制的、倫理的、哲学的，簡单說，凡是精神上的构造，都是随着經济的构造变化而变化。我們可以称这些精神的构造为表面构造。表面构造常視基础构造为轉移，而基础构造的变动，乃以其內部促他自己进化的最高动因，就是生产力，为主动，屬于人类意識的东西，絲毫不能加他以影响，他却可以决定人类的精神、意識、主义、思想，使他們必須适应他的行程。其二是說生产力与社会組織有密切的关系。生产力一有变动，社会組織必須随着他变动。社会組織即社会关系，也是与布帛菽粟一样，是人类依生产力产出的产物。手臼产出封建諸侯的社会，蒸汽制粉机产出产业的資本家的社会。生产力在那里发展的社会組織，当初虽然助长生产力的发展，后来发展的力量到那社会組織不能适应的程度，那社会組織不但不能助他，反倒束縛他妨碍他了。而这生产力虽在那束縛他、妨碍他的社会組織中，仍是向前发展不已。发展的力量愈大，与那不能适应他的社会組織間的冲突愈迫，結局这旧社会組織非至崩坏不可。这就是社会革命。新的繼起，将来到了不能与生产力相应的时候，他的崩坏亦复如是。可是这个生产力，非到在他所活动的社会組織里发展到无可再容的程度，那社会組織是万万不能打破。而这在旧社会組織內，长成他那生存条件的新社会組織，非到自然脱离母胎，有了独立生存的运命，也是万万不能发生。恰如孵卵的情形一样，人为的助长，打破卵壳的行动，是万万无效的，是万万不可能的。

以上是馬克思独特的唯物史观。

（六）

与他的唯物史观很有密切关系的，还有那阶級竞爭說。

历史的唯物论者，既把种种社会现象不同的原因总約为經济的原因，更依社会学上竞争的法则，認許多組成历史明显的社会事实，只是那直接，間接，或多，或少，各殊异阶級間团体竞爭所表現的结果。他們所以牵入这竞爭中的緣故，全由于他們自己特殊經济上的动机。由历史的唯物論者的眼光去看，十字軍之役也含着經济的意味。当时繁盛的义大利共和国中，特如 Venice 的統治阶級，实欲自保其东方的繁富市场。宗敎革新的运动，虽然藏着路德的名义，其时的民众中，也似乎有一大部分是意在免去罗馬用种种方法征課的重稅（那最后有道理的贖罪符也包在內）。基督敎的传布，也是应无产阶級的要求作一种实际的运动。把首都由罗馬迁至 Byzantium（就是现在的康士坦丁堡），与那定基督敎为官敎，也是經济的关系。这两件事都是为取罗馬帝国从来的重心而代之。因为当时的中产阶級，实为东方富有财势的商買阶級，势力很厚。他們和那基督敎的无产阶級相合，以与罗馬寄生的貴族政治分持平衡的势力，而破坏之。法国大革命也全是因为資本家的中級势力，漸漸可以压迫拥有土地的貴族，其間的平衡久已不固，偶然破裂，遂有这个結果。就是法国历史上迭起层兴的政治危机，单由观念学去研究終于神秘难解。象那拿破仑派咧，布尔康家正統派咧，欧尔林家派咧，共和党咧，平民直接执政党咧，他們背后都藏着很复杂的經济意味。不过打着这些旗帜互相争战，以图压服他的反对阶級，而保自己阶級經济上的利益就是了。这类的政治变动，由馬克思解释，其根本原因都在殊异經济阶級間的竞争。我們看那馬克思与昂格思的"共产者宣言"中"从来的历史都是阶級竞争的历史"的話，馬克思在他的"經济学批評"序文中，也說"从来的历史尽是在阶级对立——固然在种种时代呈种种形式——中进行的"，就可以証明他的阶级竞争說，与他的唯物史观有密切关系了。

就这阶级竞争的现象，我們可以晓得，这經济上有共同利害自觉的社会团体，都有毁损别的社会团体以增加自己团体利益的傾向。这个傾向，斯宾塞謂是本于个人的利己心。他在"社会学研究"中說："个人的利己心引出由他們作成的阶级的利己心，于分别的努力以外，还要发生一种协同的努力，去从那社会活动的总收入中，取些过度的領分。这种綜合的傾向，在每阶级中这样发展，必須由其他諸阶级类似的綜合的傾向来維持其平衡。"由此以观，这阶级竞争在社会的有机体中恰与 Wilhelm Roux 所发見的"各不同的部分官能組織細胞間的竞争，在各有机体中进行不已"的原则相当。宇宙間一切生命都向"自己发展"(Self-expansion) 活动不已。"自己发展"是生物学上、社会学上一切有机的进化全体根本的动机，是生物界普遍无敌的傾向。阶级竞争是这种傾向的无量表现与结果中的一个。而在馬克思则謂阶级竞争之所由起，全因为土地共有制崩坏以后，經济的构造都建在阶级对立之上。馬氏所說的阶级，就是經济上利害相反的阶级，就是有土地或資本等生产手段的有产阶级，与沒有土地或資本等生产手段的无产阶级的区别：一方是压服他人掠夺他人的，一方是受人压服，被人掠夺的。这两种阶级，在种种时代，以种种形式表现出来。亚細亚的、古代的、封建的、现代資本家的，这些生产方法出现的次第，可作經济組織进化的阶段，而这資本家的生产方法，是社会的生产方法中采敌对形式的最后。阶级竞争也将与这資本家的生产方法同时告終。至于社会为什么呈出阶级对立的現象呢？馬氏的意見以为全是因为一个社会团体，依生产手段的独占，掠夺他人的余工余值（余工余值說詳后）的原故。但这两种阶级，最初不过对于他一阶級，可称一个阶級，实則阶级的本身还沒有成个阶级，还沒有阶级的自觉。后来屬于一阶級的，知道他們对于别的阶級，到底是立于不相容的地位，阶级竞爭是他們不能避的运命，就是有了阶级的自觉，阶級間就起了竞争。当初只是經済的竞争，争經济上的利益，后来更进而为政治的竞争，争政治上的权力，直至那建在阶级对立上的經济的构造自己进化，发生了一种新变化为止。这样看来，馬氏并非承認这阶級竞爭是与人类历史相終始的，他只把他的阶級竞爭說应用于人类历史的前史，不是通用于过去、現在、未来的全部。与其說他的阶级竞爭說是他的唯物史观的要素，不如說是对于过去历史的一个应用。

（七）

馬氏的唯物史观及其阶级竞爭說，既已略其梗概，現在更把对于其說的評論，举出几点，并述我的意見。

馬氏学說受人非难的地方很多，这唯物史观与阶级竞爭說的矛盾冲突，算是一个最重要的点。盖馬氏一方既确認历史——馬氏主张无变化即无历史——的原动为生产力；一方又說从来的历史都是阶级竞爭的历史，就是說阶级竞爭是历史的終极法則，造成历史的就是阶级竞爭。一方否認阶級的活动，无論是直接在經济現象本身上的活动，是間接由财产法或一般法制上的限制，常可以有些决定經济行程的效力；一方又說阶级竞爭的活动，可以产出历史上根本的事实，决定社会进化全体的方向。

Eugenio Rignano 駁他道：“既認各階級間有为保其最大經済利益的竞争存在，因之經済現象亦自可以随这个或那个階級的优越，在一方面或他一方面受些限制，又說經济的行程象那天体中行星的軌道一样的不变，从着他那不能免的进路前进，人类的什么影响都不能相加。那么那主要目的在变更經済行程的階級竞争，因为沒有什么可爭，好久就不能存在了。在太阳常行的軌道上，有了一定的变更，一定可以貢献很大的經済利益于北方民族，而大不利于南方民族。但我想在历史紀录中，寻找一种族或一阶級的竞争，把改变太阳使他离了常軌作目的的，是一件无益的事。”这一段話可謂中了要扼。不过这个明显的矛盾，在馬氏学說中，也有自圆的說法。他說自从土地共有制崩坏以来，經済的构造都建立在阶級对立之上。生产力一有变动，这社会关系也跟着变动。可是社会关系的变动，就有賴于当时在經济上占不利地位的阶級的活动。这样看来，馬氏实把阶級的活动归在經济行程自然的变化以内。但虽是如此說法，終觉有些牵强矛盾的地方。

这全因为一个学說最初成立的时候，每每陷于夸张过大的原故。但是他那唯物史观，縱有这个夸张过大的地方，于社会学上的进步，究有很大很重要的貢献。他能造出一种有一定排列的組織，能把那从前各自发展不相为謀的三个学科，就是經济、法律、历史，联为一体，使他现在真值得起那社会学的名称。因为他发見那阶級竞争的根本法則；因为他指出那从前全被誤解或蔑視的經済現象，在社会学的現象中是頂重要的；因为他把于决定法律現象有力的部分归于經济現象，因而知道用法律現象去决定經济現象是逆势的行为；因为他借助于这些根本的原则，努力以图说明过去现在全体社会学上的现象。就是这个，已足以認他在人类思想有效果的概念中，占优尙的位置，于学术界思想界有相当的影响。小小的瑕疵，不能掩了他那莫大的功績。

有人說，历史的唯物論者以經济行程的进路为必然的、不能免的，給他加上了一种定命的采色，后来馬克思派的社会党，因为信了这个定命說，除去等着集产制自然成熟以外，什么提議也沒有，什么活动也沒有，以致现代各国社会党都遇見很大的危机。这固然可以說是馬氏唯物史观的流弊，然自馬氏与昂格思合布"共产者宣言"，大声疾呼，檄告举世的劳工阶級，促他們联合起来，推倒資本主义，大家才知道社会主义的实现，离开人民本身，是万万作不到的，这是馬克思主义一个絕大的功績。无論贊否馬氏别的学說的人，对于此点，都該首肯。而在社会主义者評論 Socialist Review 第一号揭载的昂格思函牍中，昂氏自己說，他很喜欢看見美国的工人，在于政治信条之下，作出一种組織，可見他們也并不是坐待集产制自然成熟，一点不去活动的。而在别一方面，也可以拿这社会主义有必然性的說，坚人对于社会主义的信仰，信他必然发生，于宣传社会主义上，的确有如耶敎福音經典的效力。

历史的唯物論者說經济现象可以变更法律现象，法律现象不能变更經济现象，也有些人起了疑問。历史的唯物論者既承認一阶級的团体活动，可以改造經济組織，那么一阶級的团体活动，虽未至能改造經济組織的程度，而有时亦未尝沒有变更經济行程趋势的力量。于此有个显例，就是现代劳工阶級的联合活动，屡見成功，居然能够屈服經济行程的趋势。这种劳工結合，首推英国的工联 (Trade unions) 为最有效果，他們所爭在增加劳銀。当时經济现象的趋势是导工人于益困益卑的地位，而工联的活动竟能反害为利。大战起来以后，工联一时虽停止活动，战事既息，他們又重张旗鼓。听說鉄路人員总会、交通劳动者（专指海上劳动者）联合会，和矿夫联合会三种工联，联合起来，向政府及資本家要求种种条件，声势甚猛，（参照"每周評論"第三十三号欧游記者明生君通信）将来的效果必可更大。这自觉的团体活动，还沒有取得法律的性質，已經証明他可以改变經济现象的趋势，假使把这种活动的效力，用普通法律，或用那可以塞住經济现象全进路的財产法，保障起来，巩固起来，延长他那效力的期間，他那改变經济现象趋势的效力，不且更大么？試把英、法二国的土地所有制比較来看：在英国则諾曼的侵略者及其子孙，依战胜余威，获据此全土，而与其余人口相較，为数甚少，故利在制定限嗣財产制与脱拉斯制，以保其独占权，结果由此維持住大地产制。在法国则經数世纪的时間，貴族及僧侣阶級的財产为革命的中級阶級所剝夺，这剝夺他們的中級人民人口的数，又占全体的大部，故利在分割而不在独占，适与英国的諾曼侵略者及其子孙相反，于是中級人民催着通过特別遺書遺产法，以防大財产制的再見。他們二国的財产法和防遏或輔助田間經济现象趋势的法制，这样不同，所以导他們經济的表现与进化于不同的境界。一则发生很大的領地財产、隐居主义、为害田禾的牧业、全国的人口减少、农村人口的放逐与財富的分配极不平均种种现象。一则发生土地过于割裂、所有者自治其田畴、强盛的农业、节俭之风盛行、分配平均种种现象。这样看来，經济现象和法律现象，都是社会的原动力，他們可以互相影响，都于我們所求的那正当决定的情状有密切的关系。那么，历史的唯物論者所說經济現象有不屈不挠的性質，就是团体的意思、团体的活动，在他面前都得低头的話，也不能認为正确了。但是此等团体的活动，乃至法律，仍是在那可以容他发生的經济构造以上的現象，仍是随着經济的趋势走的，不是反着經济的趋势走的。例如現代的經济現象，一方面劳工阶級的生活境遇日趋于困难；一方面益以促其阶級的自觉，益增其阶級活动的必要，益使其活动的效果足以自卫。这都是現在資本主义制下自然的趋势，应有的現象，不能作足以証明法律現象可以屈抑經济趋势的理据；与其說是团体行动，或法律遏抑經济趋势的結果，毋宁說是經济本身变化的行程。英、法二国財产制之著效，也是在他們依政治的势力，在經济上得占优势，得为权力阶級以后的事，也全是阶級竞爭的結果。假使在英国当时定要施行一种防遏大地产制的法律，在法国当时定要施行一种禁抑小財产制的法律，恐怕沒有什么效果。在經济构造上建立的一切表面构造，如法律等，不是絕对的不能加些影响于各个的經济現象，但是他們都是随着經济全进路的大势走的，都是輔助着經济內部变化的，就是有时可以抑制各个的經济現象，也不能反抗經济全进路的大势。我們可以拿团体行动、法律、財产法三个联續的法則，补足阶級竞爭的法則，不能拿他們推翻馬氏唯物史观的全体。

有許多人所以深病"馬克思主义"的原故，都因为他的学說全把倫理的观念抹煞一切，他那阶級竞爭說尤足以使人头痛。但他并不排斥这个人高尚的願望，他不过認定单是全体分子最普通的倫理特質的平均所反映的道德态度，不能加影响于那經济上利害相同自觉的团体行动。我們看在这建立于阶級对立的經济构造的社会，那社会主义倫理的观念，就是互助、博爱的理想，实在一天也没有消灭，只因有阶级竞争的經济現象，天天在那里破坏，所以总不能实現。但这一段历史，馬氏已把他划入人类历史的前史，断定他将与这最后的敌对形式的生产方法，并那最后的阶級竞争一齐告終。而馬氏所理想的人类眞正历史，也就从此开始。馬氏所謂眞正历史，就是互助的历史，沒有阶級竞争的历史。近来哲学上有一种新理想主义出現，可以修正馬氏的唯物論，而救其偏蔽。各国社会主义者，也都有注重于倫理的运动，人道的运动的傾向，这也未必不是社会改造的曙光，人类眞正历史的前兆。我們于此可以断定，在这經济构造建立于阶級对立的时期，这互助的理想，倫理的观念，也未甞有过一日消灭，不过因他常为經济构造所毁灭，終至不能实現。这是馬氏学說中所含的眞理。到了經济构造建立于人类互助的时期，这倫理的观念可以不至如从前为經济构造所毁灭。可是当这过渡时代，倫理的感化，人道的运动，应該倍加努力，以图劃除人类在前史中所受的恶习染，所养的恶性质，不可单靠物质的变更。这是馬氏学說应加救正的地方。

我們主张以人道主义改造人类精神，同时以社会主义改造經济組織。不改造經济組織，单求改造人类精神，必致沒有效果。不改造人类精神，单求改造經济組織，也怕不能成功。我們主张物心两面的改造，灵肉一致的改造。

总之，一个学說的成立，与其时代环境有莫大的关系。馬氏的唯物史观，何以不产生于十八世紀以前，也不产生于今日，而独产生于馬氏时代呢？ 为当时他的环境，有使他創立这种学說的必要和机会。十八世紀以前的社会政治和宗教的势力，比經济的势力强，所謂社会势力从經济上袭来的很少。因为原始社会的經济組織是仅求自足的靠着自然的地方居多，靠着人力的地方还少，所以宗教和政治的势力較大。譬如南美土人，只伸出一张口，只等面包树，咖啡树給他吃喝，所以他們只有宗教的感謝，沒有經济的竞争。到了英国产业革命后的机械生产时代，人类脱离自然而独立，达到自营自給的經济生活，社会情形为之一变，宗教政治的势力全然扫地，經济势力异軍蒼头特起支配当时的社会了。有了这种环境，才造成了馬氏的唯物史观。有了这种經济现象，才反映以成馬氏的学說主义。而馬氏自己却忘了此点。平心而論馬氏的学說，实在是一个时代的产物，在馬氏时代，实在是一个最大的发見。我們现在固然不可拿这一个时代一种环境造成的学說，去解释一切历史，或者就那样整个拿来，应用于我們生存的社会，也却不可抹煞他那时代的价值，和那特別的发見。十字軍之役，固然不必全拿那历史的唯物論者所說，全是經济的意味去解释，但当那僧侶彼得煽动群众嘗救圣墓的时候，彼得与其群众虽然沒有經济的意味参染其間，或者純是騙于宗教的狂信，而那自覚的經济阶級，实在晓得利用这无意識的反动，达他們有意識的經济上的目的。从前的历史家，完全把經济的意味蔑视了，也实未当。我們批評或采用一个人的学說，不要忘了他的时代环境和我們的时代环境就是了。

（八）

我于上篇，既将馬氏的"唯物史观"和"阶級竞争說"略为評述，现在要述他的"經济論"了。馬氏的"經济論"有二要点：一"余工余值說"，二"資本集中說"。前說的基础，在交易价值的特別概念。后說的基础，在經济进化的特別学理。用孔德的术語說，就是一屬于經济靜学，一屬于經济动学。

今先述"余工余值說"。

馬氏的目的，在指出有产阶級的生活，全系靠着无产阶級的劳工。这并不是馬氏新发明的理論，从前 Sismondi, Saint-Simon, Proudhon, Rodbertus 諸人，在他們的著作中，也曾有过这种議論。不过他們的批評，与其說是經济的，毋宁說是社会的。私有财产制及其不公，是他們攻击的标的。馬氏則不然，他郑重的归咎于經济科学的本身，特別归咎于交易观念。他所极力証明这私营事业必須存在的理由，就是因为这是交易不能免的結果。——一个經济上的必要，貴族与平民都須服从的。

馬氏的"余工余值說"，是从他那"劳工价值論"演出来的。

馬氏說劳工不只是价值的标准与理由，并且是价值的本体。从前 Ricardo 也曾有过类似的观念，但他末能决然采用。馬氏于此，毅然采取其說，不象 Ricardo 的躊躇。

馬氏也决不否認"效用是价值的必要条件"。由效用的价值而論，这的确是唯一的理由，但他以为单拿效用这一点說明交易的价值，理据尚不充足。每在一个交易的行为，两个物品間必含着共同的原素，一致的等級。此种一致，决不是效用的結果，因为效用的等級，在每个物品中均不相同。而所以构成交易这件事存在的理由的，就是这个不同。在那些性質各异的物品中所含的共同原素，不是效用，乃是那些物品中所含劳工分量的大小。每个物品的价值，应该純是物品中所含人类劳工結晶的全量。物品价值的分別，全依劳工的分量而异。此等劳工，是于生产这些物品有社会的必要的东西。

例如有一工人在一种产业里作工，一日工作十小时，什么是他的生产物的交易价值呢？这交易价值，应该是他那十小时劳工的等量。他所生产的，是布，是煤，或是他物，都不必问。按工银交易的条件，资本家把处分物品的权保留在自己手中，而按实在的价值出售。这实在的价值，就是十小时劳工的等量。

工人的工力(Labour force)为工银所买，与其本人断绝关系。工银专以代表资本家偿他工力的物价，而资本家即保持自由处分这个物品（指工力）的权利于自己手中。工力价值的决定，与别的可以交易的物品相同。工力恰是一种物品，他的价值也是由那于他的生产所必需的劳工时间数目决定。

生产工力所必需的工量(Labour quantity)，是一种稍觉奇异的话，初究马氏学说的人，最难领会其旨趣。但是必须领会，才得了解马氏的经济学说。实在稍加研究，觉得这种见解也并没有什么稀奇。设若拿一个机械的活动代替一个工人的劳工，执一个工程师，问他这架机械要多少维持费？他决不以为奇，并且立答以每时每日需多少吨煤炭，而煤炭的价值，又纯是代表那采掘煤炭的一定人工的总积。我们把煤炭换成劳工去说明他，又有什么难懂呢？

工银制下的工人，纯是一种机械。所不同的地方，维持机械的财物是在他处由他人的劳工生产出来的，维持工人的财物是由他自己的劳工生产的一小部分。一时间的劳作，或一日的辛苦，其价值均可以在那个时间保持那个工人使他能够完全维持他的生产力所必需的需要为标准。无论资本家以物品以金钱偿他的工值，都是代表那必要费的价值。

维持工力所必要的物品的价值，永不能与那工力的生产的价值相等。例如一日维持工力所必要的物品的价值，决不能与十小时工力的价值相等，或且不抵五小时。在模范状态下的人类工力，常足以生产比他所单純消費的物品的价值多。

工人所生产的价值，全部移入資本家的手中，完全归他处分。而以其一小部分用工銀的名目还給工人，其量仅足以支应他在生产此項物品的期間所消用的食品，余則尽数归入資本家的囊中。生产物的售出，其价与十小时的工力相等，而工人所得，則止抵五小时工力的价值。其余五小时工力的价值，馬氏叫作"余值"(Surplus value)。

这样办去，資本家获得工人十小时的工力，而仅以五小时的代价还給工人。其余五小时的工力，在工人毫不值錢。前五小时間工人所生产的，等于他的工值。第五时以后他所做的工，于他什么也不值了。这生产"余值"的额外时間，于工人本身一文不值的工力，馬氏叫作"余工"(Surplus labour)。

余值既全为資本家的掠夺品，那工人分外的工作，就是余工，便一点报偿也没有。刚是对工人的能力課额外的汗血税，而为資本家增加幸运，这是现代資本主义的秘密，这是資本主义下資本家掠夺劳工生产的方式。

因为这个原故，資本家的利益，就在增大余值。他們想了种种方法，达这个目的。解析这些方法，揭破資本主义的秘密，就是馬氏学說特色之一。依馬氏的解析，資本家增大余值的方法有二要着：

一、尽力延长工作时間，以求增加余工时間的数目。假使工作时間的数目，可以由十小时增至十二小时，这余工时間，自然可以由五小时增至七小时。企业家常謀为此。虽有工場立法，强制些产业限制工作时間，于阻止余值的增长多少有点效果，但推行的范围，究竟限于少数产业，所以"八时間工作"的运动，仍不能不纷纷四起。

二、尽力縮短生产工人必要生活費的时間。假令生产工人必要生活費的工作时間，由五小时縮短至三小时，那余工时間自然由五小时增至七小时了。此种縮短，是可以由产业組織的完全或由生活費的减少作得到的。生活費减少，常为由协力(Co-operation)的影响所生的結果。資本家每依建立慈善院或雇用比成人生活費較少的妇幼劳工以图此利益。妇幼离开家庭，那一切家事乃至煮飯洗衣等等，都留給男子去做。但若有維持女工工銀与男工相等的方法或限制妇幼劳工的法律，此种战略，也就完全失败了。

馬氏的論旨，不在訴說資本家的貪婪，而在揭破資本主义的不公。因为掠夺工人的，并不是資本家，乃是資本主义，工銀交易的条件，資本家已經全然履行。你得一份錢，他买一份貨，也算是公平交易。既然許資本主义与自由竞爭行于經济界，这种結果是必不能免的。資本家于此，固极願購此便宜物品，因为他能生产比他自身所含价值还多的东西。惟有这一班可怜的工人，自己把自己的工力象机械一般賤价給人家，所得的价格，仅抵自己生产价值之半，或且不及其半，在法律上經济上全没有自卫之道，而自己却視若固然。这不是資本家的无情，全是資本主义的罪恶！

（九）

前节所述，是馬氏"价值論"的要旨。而与其"价值論"最有关系的"平均利潤率論"，也不可不略为說明。

今于說明"平均利潤率論"以前，須先說一說那余值怎么变成利潤的道理。余值本是由劳工生产的价值中除去他的必要生活費所余的价值。这必要生活費就是可变資本。是資本的一部分，不是資本的全部。余值的发生，是单由于可变資本，不是由于資本全部。但因生产物品时支出的費用都出自資本（这些費用，馬氏叫作費用价格），而于費用价格的表形，不能認可变資本与不变資本間有何等区別，就把那仅与可变資本有关系的余值作成与全資本都有关系的样子。工力的价格就变成工銀，工力生产的余值就变成利潤了。我們可用下列的論式表明这个道理：

1. 全資本（C）由不变資本（c）与可变資本（v）而成，

2. 可变資本生出余值（m），

3. 余值对于可变資本的比例 $\left(\dfrac{m}{v}\right)$ 叫作余值率，用 m′代他，

4. 因而得 $\dfrac{m}{v}=m′$ 的公式，

5. 又生 $m=m′v$ 的公式，

6. 今不令余值仅关系于可变資本，而使关系于全資本，把他叫作利潤（P），

7. 余值对于全資本（C）的关系 $\left(\dfrac{m}{C}\right)$ 为利潤率，用 P′代他，

8. 从而得 $P′=\dfrac{m}{C}=\dfrac{m}{C+v}$ 的公式，

9. 若把 m 换成 m′v 又得 $P′=m′\dfrac{v}{c}=m′\dfrac{v}{c+v}$ 的新公式，

10. 再把他换成比例式，断得 $P′:m′=v:c$ 的公式，

依此我們可以証明利潤率之于余值率的关系，与可变資本之于全資本的关系相等。我們又可断定利潤率（P′）常比余值

率（m′）小，因为可变资本（v）常比全资本（C）小（C＝c＋v）。

资本主义把那仅与可变资本有关系的余值，变成与全资本有关系的利润，把那对于可变资本的比例的余值率，变成对于全资本的比例的利润率。在这神秘的形态中，把余值用利润的名义尽行掠去的眞象，就是如此。

依以上所述的原理，余值随可变资本而增减，全与不变资本的多少无关。但实际上无論可变不变二种资本的比例如何变动，利润率常为同一。这是一个显然的矛盾。为使理論愈益明显，分析解説如下：

1. 余值准可变资本的多少而增减，可变资本多则余值多，可变资本少则余值少。

2. 利潤率是把余值以对于全资本（合不变与可变二种）的比例表明的东西，故可变资本多则利潤率高，少则利潤率低。

3. 然于实际，不拘可变资本分的多少，同一的全资本額有同一的平均利潤率。

依馬氏可变资本分多则利潤率高，少则低的定理，应如下表：

C （全资本）		c （不　变）		v （可　变）	m′ 余　值　率	m 余　值	P′ 利　潤　率
100	＝	80	＋	20	100%	20	20%
100	＝	70	＋	30	100%	30	30%
100	＝	60	＋	40	100%	40	40%
100	＝	85	＋	15	100%	15	15%
100	＝	95	＋	5	100%	5	5%

而于实际，这五种产业的利润率都为同一，与价值原则絕不相容。这就是"平均利润率的謎"。

昂格思在"資本論"第二卷的序文中曾說，这个矛盾，Ricardo已經看出而未能解释，Rodbertus 也曾注意而未能解决，至于馬氏，在他的"經济学批評"里，已經解决过这个問題，而在"資本論"第三卷始完全与以解答。故解释"平均利润率的謎"，在馬氏書中是一个最著名的点，而因为解释此謎的原故，把他的"劳工价值論"几乎根本推翻。他的学說本身，发生一絕大矛盾，故又是一个最大弱点。

馬氏解謎的鍵，并沒有什么稀奇的道理，不过是：

一、商品若能按其价值被买卖，利润率必生种种差别。

二、然于实际，商品不能按其价值被买卖。

三、即于实际，以按不变可变两資本平均結合比例以上的比例結合的資本生产的商品，于其价值以上被买卖。以平均以下的比例的資本生产的商品，于其价值以下被买卖。

馬氏以下表說明这个道理：

	資本結合比例	余值	已經消費的資本	商品的价值	費用价格	商品卖价	利润率	价值与卖价的差
I	80c+20v	20	50	90	70	92	22%	+ 2
II	70c+30v	30	51	111	81	103	22%	− 8
III	60c+40v	40	51	131	91	113	22%	−18
IV	85c+15v	15	40	70	55	77	22%	+ 7
V	95c+ 5v	5	10	20	15	37	22%	+17

我們再把此表細加說明如下：

一、I 例　不变資本 80　可变資本 20　合計 100

II 例　不变資本 70　可变資本 30　合計 100

III 例　不变資本 60　可变資本 40　合計 100

IV 例　不变資本 85　可变資本 15　合計 100

V 例　不变資本 95　可变資本 5　合計 100

二、余值率（$\frac{m}{v}$ 即 m'）依馬氏的定理皆为同一。茲假定余值率为 100%，

三、那么

I 例，对于可变資本 20 其 100% 的余值为 20，

II 例，对于可变資本 30 其 100% 的余值为 30，

III 例，对于可变資本 40 其 100% 的余值为 40，

IV 例，对于可变資本 15 其 100% 的余值为 15，

V 例，对于可变資本 5 其 100% 的余值为 5，

四、费用价格，即生产费，应該与恰足收回（1）可变資本的全部及（2）不变資本中被消费的部分二者的数相当。那不变資本中被消费的部分，假定 I 例为 50，II 例为 51，III 例为 51，IV 例为 40，V 例为 10，

五、那么费用价格的额，应如下表：

	可变資本		消費資本額		费用价格
I	20	+	50	=	70
II	30	+	51	=	81
III	40	+	51	=	91
IV	15	+	40	=	55
V	5	+	10	=	15

六、商品的价值，等于把余值与上表所举的费用价格合算起

来的数。就是I　70＋20＝90　II　81＋30＝111　III　91＋40
＝131　IV　55＋15＝70　V　15＋5＝20

七、商品若能按其价值买卖，其卖价应如下表：

I	II	III	IV	V
90	111	131	70	20

八、而于实际，商品不能按其价值买卖，而以对于平均结合
比例所生的余值与费用价格的合计为卖价。用不变资本在平均
结合比例以上时，其卖价在上表所列的价值以上。用不变资本
在平均结合比例以下时，其卖价在上表所列的价值以下。

九、今为看出这个平均结合比例，应该把第一至第五的资本
总括起来，算出不变可变两种资本的百分比例。就是

资本总额　$100＋100＋100＋100＋100＝500$

不变资本总额　$80＋70＋60＋85＋95＝390$

可变资本总额　$20＋30＋40＋15＋5＝110$

把这二种资本总额变成百分比例，得式如下：

$$\frac{390}{500}＝78\% \qquad \frac{110}{500}＝22\%$$

而余值总额为　$20＋30＋40＋15＋5＝110$

$$\frac{110}{500}＝22\%$$

十、这 22% 就是对于平均结合比例 $78c＋22V＝100$，所生
的余值就是对于全资本额的平均利润率。

十一、那么实在的卖价，应是：

I　70＋22＝92　II　81＋22＝103　III　91＋22＝113
IV　55＋22＝77　V　15＋22＝37

十二、随着资本结合的比例不同，有的得其价值以上的卖

价，有的得其以下的卖价。现在把这五个例的卖价与其价值的差额算出如下：

第一例，卖价比价值多二，

第二例，卖价比价值少八，

第三例，卖价比价值少十八，

第四例，卖价比价值多七，

第五例，卖价比价值多十七，

十三、再把这五个例的差额合算起来 $2-8-18+7+17=0$ 各个的差异正负相消，由全体上看，卖价与价值仍无二致。

这就是馬氏的平均利潤率論。

由馬氏的平均利潤率論看起来，他所説的生产价格——就是实际卖价——和他所説的价值全非同物。但于价值以外，又有一种实际卖价，为供求竞争的关系所支配，与生产物品所使用的工量全不相干。结果又与一般經济学者所主张的竞争价格論有什么区别？物品的实际价格旣为竞争所支配，那劳工价值論就有根本动搖的危险。劳工价值論是馬克思主义的基础，基础一有动搖，学説全体为之震撼。这究不能不算是馬克思主义的一大遺憾。

（十）

馬氏的余值説与他的資本説很有关系。他的名著就是以"資本"这个名辞被其全編，也可以看出他的資本説在他的全学説中占如何重要的位置。我所以把他略为介绍于此。

馬氏分資本为不变与可变两种。原来資本有二个作用：一是自存，一是增殖。資本用于生产幷不消失，而能于生产物中为再生产，足以維持他当初的价值，这叫資本的自存。而資本又不止于自存，生产的結果，更于他本来价值以上生出新价值，这叫資本的增殖。馬氏称自存的資本为不变資本(Constant capital)，称增殖的資本为可变資本 (Variable capital)。能生增殖的，惟有劳力。故惟資本家对于劳工所給的劳銀或生活必要品，是可变資本，其余生产工具，都是不变資本。

馬氏所說的不变資本，也不是說形态的不变，是說价值的不变。在一生产經过中变其形态的資本，为流通資本，不变其形态的資本，为固定資本。然几經生产以后，就是固定資本，也不能不变其形态。没有永久不变形态的資本。永久不变的，只是他的价值。一万元的資本，千百年前是一万元，千百年后还是一万元。这項資本中永久不变的东西，就是这一万元的价值。

不变資本不能产出余值，只能产出他的价值的等值，他的价值，就是生产他的时候所吸入的价值的总額。

不变資本也是由劳力結晶而成的生产物。他的价值也是依劳工时間而决定，与别的生产物全是一样。

馬氏为什么分資本为不变与可变二种呢？就是因为以利息普遍率說为前提。利息普遍率說是由来經济学的通說。其說謂凡資本都能自存，不能自存的，不是資本，是消費財。这个自存，不因事业的性質使用者的能力而异，全离开人格超越环围而行。这就是利息所以有普遍率的原故。一万元的資本，用到农业上商业上均是一万元。这一万元因把他用于生产上生出利息。这个利息为資本自存的价值，随时随地有一定普遍的率，决没有甲的一万元生一分利息，乙的一万元生二分利息的道理。有之就是把别的所得，在利息名义之下混合来的。然在实际上，同是值一万元的资本，他的生产效程决不一样。房屋与机器同是值一万元的东西，而房屋与机器的生产效程不同。同是用一万元买的机器，而甲机器与乙机器的生产效程各异。可是生产分配分的利息普遍均等。有的学者說这个差异不是资本的作用，全是企业能力的关系，富于企业能力的去經营，所得的生产效果多，否则少，故主张以此项差額归入企业的利潤。馬氏以为不然，他說所以有这个差額的原故，全是因为自存的资本以外有增殖的资本。自存的资本，当然受一定普遍的利率，以外的剩余，都是增殖的资本所生的。增殖的资本，就是资本中有生这个剩余的力量的。有这个力量的资本，只是那用作劳工生活維持料的资本。资本的所有者应該以自存就算满足，应該作不变资本的所得承受利息。那可变资本所得的增殖，全該归生出这个的工人領受，要是把这个归于资本家或企业家，就是掠夺劳工的正当权利，企业的利潤，就是赃物的别名。

只有价值决不能生产，必有劳工运用他才能有生产的结果，因为劳工是资本的淵源。可是只有劳工没有維持他們生活的可变资本，还是不能生产。我們从此可以看出劳工与资本也应該有些結合。

于此我們应加特别注意的，就是为社会主义經济学鼻祖的馬克思与那为个人主义經济学鼻祖的亚丹斯密氏两人的资本論頗有一致的点，且不是偶然一致，他們实在有系统的立于共同思想上的地方。

馬克思分资本为不变与可变二种，亚丹斯密则分资本为固定与流通二种。亚丹斯密的固定资本，适当馬克思的不变资本，流通资本适当可变资本。其相同的点一。

他們都認随着产业的种类这二种資本配合的比例也不一样。其相同的点二。

馬克思主张惟可变資本才能于收回自己的本来价值以外生产余值，余值率常依可变資本的多少为正比例。亚丹斯密主张固定資本不能自己生出收益，必賴流通資本的助力始生收益的剩余。其相同的点三。

馬克思說惟有用作維持劳工生活料的資本是可变資本。亚丹斯密列举流通資本的內容，也以維持劳工生活的資料为主。其相同的点四。

可是馬克思的可变資本与亚丹斯密的流通資本，其內容也并非全同。亚丹斯密的流通資本中，实含有 1. 止于收回自己本来价值的，2. 以外还生出剩余的二部分。就是把馬克思的 1. 被消費的不变資本的部分，2. 可变資本的全部，二者合称为流通資本。那么亚丹斯密的所謂收益(Revenue)，其实也把自己收回分包含在內，就是于馬克思的所謂余值以外，并括有生产費在內。

馬克思主张劳工价值說，亚丹斯密主张生产費价值說，二人的出发点不同。可是馬克思終于依了生产費价值說才能維持他的平均利潤率說，又有殊途同归的势子。

总之，不变可变資本說是支撑馬氏余值論的柱子，余值論又是他的全經济学說的根本观念，这資本說被人攻破，馬氏經济学說必受非常的打击。然而他的不变可变資本說与亚丹斯密的固定流通資本說大致相同。而在亚丹斯密的固定流通資本說，则人人祖述奉为典型，以为是不能动摇的定理。而在馬克思的不变可变資本說，则很多人攻击，甚或加以痛詆，我們殊为馬氏不平!

（十一）

宗馬氏的説，入十六世紀初期，才有了資本。因为他所謂資本，含有一种新意义，就是指那些能够生出使用費的东西。这个使用費，却不是資本家自己劳力的結果，乃是他人辛苦的結果。由此意义以释"資本"，十六世紀以前，可以説并沒有資本与資本家。若本着經济上的旧意义説資本单是生产的工具，那么就是十六世紀以前，也何尝没有他存在！不过在那个时代，基尔特制(Guild system)下的工人，多半自己有自己的工具，与馬氏用一种新意义解释的資本不同。

馬氏根据他那"社会組織进化論"，发見这种含有新意义的資本，渐有集中的趋势，就构成了他的"資本集中論"。

請述他的"資本集中論"的要旨。近代科学勃兴，发明了許多重要机械，致人类的生产力逐渐增加，从前的社会組織，不能供他迴翔，封建制度的遺迹，遂全被废灭。代他而起的，乃为近代的国家。于是添了許多新的交通手段，辟了許多新的市场。这种增大的生产力，得了适应他的社会組織，得了适应他的新市场。随着公債的成立，又发生了好多的銀行和商业公司，更足助进产业界的发展。从前的些小工业都渐渐的被大产业压倒，也就渐渐的被大产业吸收了。譬如 Trusts 与 Cartels 这些組織，在馬氏当时，虽未发生，到了现在，却足作馬氏学説的佐证。这Trusts 与 Cartels 的組織，不止吸收小独立产主，并且把中級产主都吸收来，把資本都集中于一处，聚集在少数人的手中。于是产业界的权威，遂为少数資本家所垄断。

上节所説，是資本家一方面的情形。工人这一方面呢，因受这种新經济势力的压迫，不能不和他們从前的財产断絕关系，不能不出卖他自己的劳力，不能不敲資本家的大門卖他自己的人身。因为他們从前卖自己手造的货品的日子过去了，封建制度和基尔特制度的遺迹都消灭了，他們不卖自己的筋力别无东西可卖了！这些工人出卖的劳力，可以产出很多的余值，一班資本家又能在公开市場里自由購买，这眞是資本家們創造新样財产的好机会。但是这种新样財产的造成，全是基于别人的汗血，别人的辛苦。他們新式財产之成功，就是从前基于自己劳力而成的旧式財产之破灭。少数資本家的工厂，就是多数无产阶級的大营。从前的有产阶級，为了这个事业，不知費了多少心力，奔走呼号了三世紀之久，他們所标榜的"人权"、"工人自由"的要求，正是他們胜利的凱歌。因为他們要想在市場里收买这种便宜货品，必須使这些工人脱离以前的关系，能够自由有权以出售他自己。他們的事业成功了，工人的运命也就沉落在地底了！

資本主义是这样发长的，也是这样灭亡的。他的脚下伏下了很多的敌兵，有加无已，就是那无产阶級。这无产阶級本来是資本主义下的产物，到后来灭資本主义的也就是他。现今各国經济的形势，大概都向这一方面走。大规模的产业組織的扩张，就是大规模的无产阶級的制造。过度生产又足以縮小市場，市場縮小，就是工人超过需要，漸漸成了产业上的預备軍，惟資本家之命是听，呼之来便来，揮之去便去。因为小产主的消灭与牧业代替农业的結果，农村的人口也漸集中于都市，这也是助长无产阶級增长的一个原因。无产阶級愈增愈多，資本愈集中，資本家的人数愈少。从前資本家夺取小手工小产业的生产工具，现在工人要夺取資本家的生产工具了。从前的資本家收用手工和小产业的生产工具，是以少数吸收多数压倒多数，现在工人收用资本家的生产工具，是以多数驱逐少数，比从前更容易了。因为无产阶级的贫困，资本家在资本主义下已失救济的能力，阶级的竞争因而益烈。竞争的结果，把这集中的资本收归公有，又是很简单的事情。"善泅者死于水，善战者死于兵。"凡物发达之极，他的发展的境界，就是他的灭亡的途径。资本主义趋于自灭，也是自然之势，也是不可免之数了。从前个人自有生产工具，所以个人生产的货品当归私有，现在生产的形式已经变为社会的，这分配的方法，也该随着改变应归公有了。资本主义的破坏，就是私有财产制的破坏。因为这种财产，不是由自己的劳工得来的，是用资本主义神秘的方法掠夺他人的辛苦得来的，应该令他消灭于集产制度之下，在资本主义未行以前，个人所有的财产，的确是依个人的劳工而得的。现在只能以社会的形式令这种制度的精神复活，不能返于古昔个人的形式了。因为在这大规模的分工的生产之下，再复古制是绝对不可能。只能把生产工具由资本家的手中夺来，仍以还给工人，但是集合的，不是个人的，使直接从事生产的人得和他劳工相等的份就是了。到了那时，余工余值都随着资本主义自然消灭了。

以上系马氏"经济论"的概要，本篇暂结于此。

1919 年 5 月、11 月
"新青年"第 6 卷第 5、6 号
署名:李大钊

秘密外交与强盗世界

凡是世界上的土地，只要是世界上知道人的道理的人在那里过人的生活，我們決不把他認作私有物，拒絕他人。但是强盗政府們要根据着秘密外交拿人类正当生活的地方，当作他們私相授受的礼物，或送給那一个强盗国家、强盗政府，作扩张他那强盗势力的根据，无論是山东，是山北，是世界上的什么地方，我們都不承認，都要抗拒的。我們反对欧洲分贓会議所規定对于山东的办法，幷不是本着狭隘的爱国心，乃是反抗侵略主义，反抗强盗世界的强盗行为。

这回欧战完了，我們可曾作梦，說什么人道、平和得了胜利，以后的世界或者不是强盗世界了，或者有点人的世界的采色了。誰知道这些名辞，都只是强盗政府的假招牌。我們且看巴黎会議所議决的事，那一件有一絲一毫人道、正义、平和、光明的影子，那一件不是拿着弱小民族的自由、权利，作几大强盗国家的牺牲！

威尔逊！你不是反对秘密外交嗎？为什么他們解决山东問題，还是根据某年月日的倫敦密約，还是根据某年月日的某某軍閥間的秘密协定？須知这些东西都是将来扰乱世界平和的种子。象这样的平和会議，那有絲毫价值！你自己的主张計划如今全是大炮空声，全是曇花幻梦了。我实为你慚愧！我实为你悲伤！

常向我們說和我們有同种同文的情誼的日本人啊! 你們把这块山东土地拼命拿在手中究竟于你們民族的生活上有什么好处? 添什么幸福? 依我看來, 也不过多养活儿个丑业妇、无賴汉、瑪啡客, 在人类社会上多造些罪恶, 作些冤孽, 給日本民族多留些耻辱的痕迹罢了。这話幷不是我太刻薄, 試一翻日本的移民史, 那一处不是这儿色人先到? 除去这儿色人还有什么人?——那背包卖葯的还是第一等的——在这等地方的商人、紳士、官吏、軍人, 也都渐渐丢失了他們的人性, 只增长他那残暴、狡詐、嫉妒、貪淫的性質。結果更要巩固国內軍閥財閥的势力, 来压制一般人民, 永远不能翻身。这又何苦呢!

我們历来对外的信条, 总是"以夷制夷"; 对內的信条, 总是"依重特殊势力"。这都是根本的大錯。不知道有儿多耻辱、哀痛、失敗、伤心的陈迹, 在这两句話里包藏。而从他一方面, 又把民族的弱点、惰性、狡詐、卑鄙, 都从这两句話里暴露出来。这回青島問題, 发生在群"夷"相争, 一"夷"得手的时候。当时我們若是不甘屈辱, 和他反抗, 就作了比利时, 也不过一时受些苦痛有些牺牲, 到了今日, 或者能得点正义人道的援助。那时既低声下气, 今日却希望旁人援手, 要知这种沒骨头沒志气的人, 就是正义人道昌明的时代, 不能自助的人, 也不能受人的帮助, 况在强盗世界的里面, 更应該受点罪孽。我們还在这里天天做梦, 希望他人帮助。这种丧失自立性的耻辱, 比丧失土地山河的耻辱, 更要沉痛万倍!

大家都罵曹、章、陆这一班人为卖国贼, 恨他們入骨髓, 都說政府送掉山东, 是我們莫大的耻辱, 这抱侵略主义的日本人, 是我們莫大的仇敌。我却以为世界上的事, 不是那样简单的。这作恶的人，不仅是曹、章、陆一班人，现在的世界仍然是强盗世界啊！日本人要我们的山东，政府答应送给他，都还不算我们顶大的耻辱。我们还是没有自立性，没有自决的胆子，仍然希望共同管理，在那"以夷制夷"四个大字下讨一种偷安苟且的生活，这真是民族的莫大耻辱啊！日本所以还能拿他那侵略主义在世界上横行的原故，全因为现在的世界，还是强盗世界。那么不止夺取山东的是我们的仇敌，这强盗世界中的一切强盗团体、秘密外交这一类的一切强盗行为，都是我们的仇敌啊！我们若是没有民族自决、世界改造的精神，把这强盗世界推翻，单是打死几个人，开几个公民大会，也还是没有效果。我们的三大信誓是：

改造强盗世界，

不认秘密外交，

实行民族自决。

1919 年 5 月 18 日

"每周評論"第 22 号

署名：常

太上政府

呵！我如今才晓得东交民巷里有我們的太上政府。你居然拿出命令的、自尊的、傲慢的口吻来，說什么"懍"、"不懍"。你居然干涉我們的言論自由，說什么"警告"、"取締"、"限期答复"。呵！你是用慣了那年五月七日的哀的美敦書。呵！我如今才晓得你是要作我們的太上政府。

1919 年 5 月 26 日

"每周評論"第 23 号

署名：常

危险思想与言論自由

思想本身沒有絲毫危险的性質，只有愚暗与虛偽是頂危险的东西，只有禁止思想是頂危险的行为。

近来——自古已然——有許多人听見几个未曾听过、未能了解的名辞，便大惊小怪起来，說是危险思想。問他們这些思想有什么危险，为什么危险，他們認为危险思想的到底是些什么东西，他們都不能說出。象这种的人，我們和他共同生活，眞是危险万分。

听說日本有位議长，說俄国的布尔扎維克是实行托尔斯泰的学說，彼邦有識的人已經惊为奇談。现在又出了一位明白公使，說我国人鼓吹爱国是无政府主义。他自己果然是这样愚暗无知，这更是可怜可笑的話。有人說他这話不过是利用我們政府的愚暗无知和恐怖的心理，故意来开玩笑。噯呀！那更是我們莫大的耻辱！

原来恐怖和愚暗有密切的关系，青天白日，有眼的人在深池旁边走路，是一点也沒有危险的。深池和走路的行为都不含着危险的性質。若是"盲人瞎馬，夜半深池"那就危险万分，那就是最可恐怖的事情。可見危险和恐怖，都是愚昧造出来的，都是黑暗造出来的。

人生第一要求，就是光明与眞实，只要得了光明与眞实，什么东西什么境界都不危险。知識是引导人生到光明与眞实境界的灯烛，愚暗是达到光明与眞实境界的障碍，也就是人生发展的障碍。

思想自由与言論自由，都是为保障人生达于光明与眞实的境界而設的。无論什么思想言論，只要能够容他的眞实沒有矫揉造作的尽量发露出来，都是于人生有益，絶无一点害処。

說某种主义学說是异端邪說的人，第一要知道他自己所排斥的主义、学說是什么东西，然后把这种主义、学說的眞象，尽量传播，使人人都能認識他是异端邪說，大家自然不去信他，不至受他的害。若是自己未曾認淸，只是强行禁止，就犯了泯沒眞实的罪恶。假使一种学說确与情理相合，我们硬要禁止他，不許公然传布，那是絶对无效，因为他的原素仍然在情理之中，情理不灭，这种学說也終不灭。假使一种学說确与情理相背，我以为不可禁止，不必禁止，因为大背情理的学說，正应該讓大家知道，大家才不去信。若是把他隐藏起来，很有容易被人誤信的危险。

禁止人研究一种学說的，犯了使人愚暗的罪恶。禁止人信仰一种学說的，犯了教人虚伪的罪恶。世間本来沒有"天經地义"与"异端邪說"这样东西。就說是有，也要听人去自由知識，自由信仰。就是錯知識了錯信仰了所謂邪說异端，只要他的知識与信仰，是本于他思想的自由、知念的眞实，一则得了自信，二则免了欺人，都是有益于人生的，都比那无知的排斥、自欺的順从还好得多。

禁止思想是絶对不可能的，因为思想有超越一切的力量。监獄、刑罸、苦痛、穷困，乃至死杀，思想都能自由去思想他们，超越他们。这些东西，都不能鉗制思想，束縛思想，禁止思想。这些东西，在思想中全沒有一点价值，沒有一点权威。

思想是絕对的自由，是不能禁止的自由，禁止思想自由的，断断沒有一点的效果。你要禁止他，他的力量便跟着你的禁止越发强大。你怎样禁止他、制抑他、絕灭他、摧残他，他便怎样生存、发展、传播、滋荣，因为思想的性質力量，本来如此。

1919 年 6 月 1 日

"每周評論"第 24 号

署名：常

牢獄的生活

　　現代的生活，还都是牢獄的生活啊！象这样的世界、国家、社会、家庭，那一样不是我們的一层一层的牢獄，一扣一扣的鉄鎖！倒是为运动解放入了牢獄的人，还算得了一块自由的小天地！

1919 年 6 月 29 日
"毎周評論"第 28 号
署名：常

最危险的东西

　　我常和友人在北京市里步行，每过那颓废墙下，很觉可怕，怕他倒了，把行路的人活活压死。請問世間最危险的东西，到底是新的，还是旧的？

1919 年 7 月 6 日
"每周評論"第 29 号

署名：守常

我与世界

　　我們現在所要求的，是个解放自由的我，和一个人人相爱的世界。介在我与世界中間的家国、阶級、族界，都是进化的阻障、生活的煩累，应该逐渐废除。

1919 年 7 月 6 日
"每周評論"第 29 号

署名：守常

阶級竞争与互助

Ruskin 說过："竞爭的法則，常是死亡的法則。协合的法則，常是生存法則。"William Morris 也說："有友誼是天堂，沒有友誼是地獄"。这都是互助的理想。

一切形式的社会主义的根萌，都純粹是倫理的。协合与友誼，就是人类社会生活的普遍法則。

我們要晓得人間社会的生活，永远受这个普遍法則的支配，就可以发見出来社会主义者共同一致認定的基础，何时何处，都有他潜在。不論他是梦想的，或是科学的，都随着他的知識与能力，把他的概念建立在这个基础上。

这基础就是协合、友誼、互助、博爱的精神。就是把家族的精神推及于四海，推及于人类全体的生活的精神。

我們試一翻 Kropotkin 的"互助論"(Mutual Aid)，必可晓得"由人类以至禽兽都有他的生存权，依协合与友誼的精神构成社会本身的法則"的道理。我們在生物学上寻出来許多証据。自虫鳥牲畜乃至人类，都是依互助而进化的，不是依战爭而进化的。由此可以看出人类的进化，是由个人主义向协合与平等的方面走的一个长路程。

人类应該相爱互助，可能依互助而生存，而进化；不可依战爭而生存，不能依战爭而进化。这是我們确信不疑的道理。依人类最高的努力，从物心两方面改造世界，改造人类，必能創造出来一个互助生存的世界。我信这是必然的事实。

与这"互助論"仿佛相反的，还有那"阶級竞爭"(Class Struggle)說。

这个阶級竞爭說，是 Karl Marx 倡的，和他那經济的历史观很有关系。他說人类的生产方法随着生产力的发展而变化，人类的社会关系又随着人类生产方法的变化而变化，人类的精神的文化更随着人类的社会关系的变化而变化。社会組織固然可以說是随着生产力的变动而变动，但是社会組織的改造，必须假手于其社会內的多数人。而为改造运动的基础势力，又必发源于在现在的社会組織下立于不利地位的阶級。那些居于有利地位的阶級，除去少数有志的人，必都反对改造。一阶級运动改造，一阶級反对改造，遂以造成阶級竞爭的形势。他在"共产宣言"里說过："所有从来的历史，都是阶級竞爭的历史。"又說："从来社会的历史都在阶級对立中进行。"他的意思就是說自太古土地共有制崩坏以来，凡过去的历史，社会的經济构造，都建设在阶級对立之上。所謂阶級，就是指經济上利害相反的阶級。具体講出来，地主、資本家是有生产手段的阶級，工人、农夫是沒有生产手段的阶級。在原始社会，經济上的技术不很发达，一个人的劳动，只能自给，并无余裕，所以不发生阶級。后来技术日精，經济上发展日进，一人的劳动渐有余裕。这个余裕，就是剩余劳工。剩余劳工，渐次增加，持有生产手段的起来乘机夺取，遂造成阶級对立的社会。到了生产力非常发展的时候，与现存的社会組織不相应，最后的阶級爭斗，就成了改造社会消泯阶級的最后手段。

有許多人听見這阶級竞爭說，很覺可怕，以为人类的生活，若是常此爭夺强掠残杀，必沒有光明的希望，拿着阶級竞爭作改造社会的手段，結果怕造不出光明社会来，所以对于此說，很抱疑虑。

　　但是 Marx 明明的說："所有从来的历史，都是阶級竞爭的历史。"又說："資本家的生产关系，是社会的生产方法采做对形态者的最后。"又說："人类历史的前史，以今日的社会組織終。"可見他并不是承認人类的全历史，通过去未来都是阶級竞爭的历史。他的阶級竞爭說，不过是把他的經济史观应用于人类历史的前史一段，不是通用于人类历史的全体。他是确信人类真历史的第一頁当与互助的經济組織同时肇启。他是确信繼人类历史的前史，应該辟一个真历史的新紀元。

　　現在的世界，黑暗到了极点。我們为繼續人类的历史，当然要起一个大变化。这个大变化，就是諾亚以后的大洪水，把从前阶級竞爭的世界洗得干干净净，洗出一个嶄新光明的互助的世界来。这最后的阶級竞爭，是阶級社会自灭的途轍，必須經过的，必不能避免的。

　　在那人类历史的前史时代，互助的精神并未灭絕，但因有与互助相反的社会組織，他在世間，遂不断的被毀。人类的真历史开始以后，那自私自利的恶萌，也不敢說就全然灭尽。但是互助的社会組織既然实現，那互助精神的火光，可以烧他，使他不能发生。

　　这最后的阶級竞爭，是改造社会組織的手段。这互助的原理是改造人类精神的信条。我們主张物心两面的改造，灵肉一致的改造。

总結一句話：我信人类不是爭斗着掠夺着生活的，总应該是互助着友爱着生活的。阶級的竞爭，快要息了。互助的光明，快要現了。我們可以覚悟了。

1919 年 7 月 6 日
"每周評論"第 29 号
署名：守常

眞正的解放

　　眞正的解放,不是央求人家"网开三面",把我們解放出来,是要靠自己的力量,抗拒冲决,使他們不得不任我們自己解放自己;不是仰賴那权威的恩典,給我們把头上的鉄鎖解开,是要靠自己的努力,把他打破,从那黑暗的牢獄中,打出一道光明来。

1919 年 7 月 13 日

"每周評論"第 30 号

署名:守常

万恶之原

　　中国现在的社会，万恶之原，都在家族制度。一个人要是有点知識聪明，一般的亲族戚屬，总是希望他去做官僚式的强盗，牺牲了他一个人，供他們大家的荒淫作乐。这样子待人，分明是莫大的冤仇，那里有絲毫的亲义！

1919 年 7 月 13 日
"每周評論"第 30 号
署名:守常

再論問題与主义

适之先生：

我出京的时候，讀了先生在本报 31 号发表的那篇論文，題目是"多研究些問題少談些主义"，就发生了一些感想。其中有的或可与先生的主张互相发明，有的是我們对社会的告白。現在把他一一写出，請先生指正。

一、"主义"与"問題"　我觉得"問題"与"主义"，有不能十分分离的关系。因为一个社会問題的解决，必須靠着社会上多数人共同的运动。那么我們要想解决一个問題，应该設法使他成了社会上多数人共同的問題。要想使一个社会問題，成了社会上多数人共同的問題，应该使这社会上可以共同解决这个那个社会問題的多数人，先有一个共同趋向的理想、主义，作他們实驗自己生活上滿意不滿意的尺度（即是一种工具）。那共同感觉生活上不滿意的事实，才能一个一个的成了社会問題，才有解决的希望。不然，你尽管研究你的社会問題，社会上多数人，却一点不生关系。那个社会問題，是仍然永沒有解决的希望；那个社会問題的研究，也仍然是不能影响于实际。所以我們的社会运动，一方面固然要研究实际的問題，一方面也要宣传理想的主义。这是交相为用的，这是并行不悖的。不过談主义的人，高談却沒有甚么不可，也須求一个实驗。这个实驗，无論失敗与成功，在人类的精神里，終能留下个很大的痕影，永久不能消灭。从前信奉英国的 Owen 的主义的人，和信奉法国 Fourier 的主义的人，在美洲新大陆上都組織过一种新村落、新团体。最近日本武者小路氏等，在那日向地方，也組織了一个"新村"。这都是世人指为空想家的实验，都是他們的实际运动中最有兴味的事实，都是他們同志中的有志者或繼承者集合起来組織一个团体在那里实现他們所理想的社会組織，作一个关于理想社会的标本，使一般人由此知道这新社会的生活可以希望，以求实现世界的改造的計划。Owen 派与 Fourier 派在美洲的运动，虽然因为离开了多数人民去传播他們的理想，就像在那没有深厚土壤的地方撒布种子的一样，归于失败了。而 Noyes 作"美国社会主义史"却批評他們說，Owen 主义的新村落，Fourier 主义的新团体，差不多生下来就死掉了。现在人都把他們忘了。可是社会主义的精神，永远存留在国民生命之中。如今在那几百万不曾参加他們的实験生活，又不是 Owen 主义者，又不是 Fourier 主义者，只是没有理論的社会主义者，只信社会有科学的及道德的改造的可能的人人中，还有方在待晓的一个希望，犹尚儸存。这日向的"新村"，有許多点像那在美洲新大陆上已成旧梦的新村。而日本的学者及社会，却很注意。河上肇博士說：他們的企划中所含的社会改造的精神，也可以作方在待晓的一个希望，永存在人人心中。最近本社仲密先生自日本来信也說："此次东行在日向颇觉愉快。"可見就是这种高談的理想，只要能寻一个地方去实験，不把他作了紙上的空談，也能发生些工具的效用，也会在人类社会中有相当的价值。不論高揭什么主义，只要你肯竭力向实际运动的方面努力去作，都是对的，都是有效果的。这一点我的意見稍与先生不同，但也承認我們最近发表的言論，偏于紙上空談的多，涉及实际問題的少，以后誓向实际的方面去作。这是讀先生那篇論文后发生的覚悟。

大凡一个主义，都有理想与实用两面。例如民主主义的理想，不論在那一国，大致都很相同。把这个理想适用到实际的政治上去，那就因时、因所、因事的性質情形，有些不同。社会主义，亦复如是。他那互助友誼的精神，不論是科学派、空想派，都拿他来作基础。把这个精神适用到实际的方法上去，又都不同。我們只要把这个那个的主义，拿来作工具，用以为实际的运动，他会因时、因所、因事的性質情形生一种适应环境的变化。在清朝时，我們可用民主主义作工具去推翻爱亲觉罗家的皇統。在今日，我們也可以用他作工具，去推翻那軍閥的势力。在别的資本主义盛行的国家，他們可以用社会主义作工具去打倒資本阶級。在我們这不事生产的官僚强盗横行的国家，我們也可以用他作工具，去驅除这一班不劳而生的官僚强盗。一个社会主义者，为使他的主义在世界上发生一些影响，必須要研究怎么可以把他的理想尽量应用于环繞着他的实境。所以现代的社会主义，包含着許多把他的精神变作实际的形式使合于现在需要的企图。这可以証明主义的本性，原有适应实际的可能性，不过被专事空談的人用了，就变成空的罢了。那么，先生所說主义的危险，只怕不是主义的本身带来的，是空談他的人給他的。

二、假冒牌号的危险　一个学者一旦成名，他的著作恒至不为人讀，而其学說却如通貨一样，因为不断的流通传播，渐渐磨灭，乃至发行人的形象、印章，都难分清。亚丹斯密史留下了一部書，人人都称贊他，却沒有人讀他。馬查士留下了一部書，沒有一个人讀他，大家却都来滥用他。英人邦納（Bonar）氏早已发过这种感慨。况在今日群众运动的时代，这个主义，那个主义多半是群众运动的隐語、旗帜，多半带着些招牌的性質。既然带着招牌的性質，就难免招假冒牌号的危险。王麻子的刀剪得了群众的贊許，就有旺麻子等来混他的招牌；王正大的茶叶得了群众的照顧，就有汪正大等来混他的招牌。今日社会主义的名辞，很在社会上流行，就有安福派的社会主义，跟着发现。这种假冒招牌的现象，討厌誠然討厌，危险誠然危险，淆乱眞实也誠然淆乱眞实。可是这种现象，正如中山先生所云新开荒的时候，有些杂草毒草，夹杂在善良的谷物花草里长出，也是当然应有的现象。王麻子不能因为旺麻子等也来卖刀剪，就闭了他的剪鋪。王正大不能因为汪正大等也来販茶叶，就歇了他的茶庄。开荒的人，不能因为长了杂草毒草，就幷善良的谷物花草一齐都收拾了。我們又何能因为安福派也来講社会主义，就停止了我們正义的宣传！因为有了假冒牌号的人，我們愈发应该一面宣传我們的主义，一面就种种問題研究实用的方法，好去本着主义作实际的运动，免得阿猫、阿狗、鸚鵡、留声机来混我們騙大家。

三、所謂过激主义　"新青年"和"每周評論"的同人，談俄国的布尔扎維主义的議論很少。仲甫先生和先生等的思想运动、文学运动，据日本"日日新聞"的批評，且說是支那民主主义的正統思想。一方要与旧式的頑迷思想奋战，一方要防遏俄国布尔扎維主义的潮流。我可以自白，我是喜欢談談布尔扎維主义的。当那举世若狂庆祝协約国战胜的时候，我就作了一篇"Bolshevism的胜利"的論文，登在"新青年"上。当时听說孟和先生因为对于布尔扎維克不滿意，对于我的对于布尔扎維克的态度也很不滿意

231

（孟和先生欧游归来，思想有无变动，此时不敢断定）。或者因为我这篇論文，給"新青年"的同人惹出了麻煩，仲甫先生今犹幽閉獄中，而先生又横被过激党的誣名，这真是我的罪过了。不过我总觉得布尔扎維主义的流行，实在是世界文化上的一大变动。我們应該研究他，介紹他，把他的实象昭布在人类社会，不可一味听信人家为他們造的謠言，就拿凶暴残忍的話抹煞他們的一切。所以一听人說他們实行"妇女国有"，就按情理断定是人家給他們造的謠言。后来看見美国"New Republic"登出此事的原委，知道这話果然是种謠言，原是布尔扎維克政府給俄国某城的无政府党人造的。以后展轉传訛，人又給他們加上了。最近有了慰慈先生在本报发表的俄国的新宪法、土地法、婚姻法等几篇論文，很可以供我們研究俄事的参考，更可以証明妇女国有的話全然无根了。后来又听人說他們把克鲁泡脱金氏枪毙了，又疑这話也是謠言。据近来欧美各报的消息，克氏在莫斯科附近安然无恙。在我們这盲目的社会，他們那里知道 Bolshevism 是什么东西，这个名辞怎么解释！不过因为迷信資本主义、軍国主义的日本人把他譯作过激主义，他們看"过激"这两个字很带着些危险，所以順手拿来，乱給人戴。看見先生們的文学改革論，激烈一点，他們就說先生是过激党。看見章太炎、孙伯兰的政治論，激烈一点，他們又說这两位先生是过激党。这个口吻是根据我們四千年先圣先賢道統的薪传。那"揚子为我，是无君也。墨子兼爱，是无父也。无父无君，是禽兽也"的邏輯，就是他們唯一的經典。现在就沒有"过激党"这个新名辞，他們也不难把那旧武器拿出来攻击我們。什么"邪說异端"哪，"洪水猛兽"哪，也都可以給我們随便戴上。若說这是談主义的不是，我們就談貞操問題，他們又来說我們主张处女应該与人私通。我們譯了一篇社会問題的小說，他們又来說我們提倡私生子可以杀他父母。在这种浅薄无知的社会里，发言論事，簡直的是万难，东也不是，西也不是。我們惟有一面認定我們的主义，用他作材料，作工具，以为实际的运动；一面宣传我們的主义，使社会上多数人都能用他作材料，作工具，以解决具体的社会問題。那些猫、狗、鸚鵡、留声机，尽管任他們在旁边乱响，过激主义哪，洪水猛兽哪，邪說异端哪，尽管任他們乱給我們作头銜，那有閑工夫去理他！

　　四、根本解决　“根本解决”这个話，很容易使人閑却了现在不去努力，这实在是一个危险。但这也不可一概而論。若在有組織有生机的社会，一切机能都很敏活，只要你有一个工具，就有你使用他的机会，馬上就可以用这工具作起工来。若在沒有組織沒有生机的社会，一切机能，都已閉止，任你有什么工具，都沒有你使用他作工的机会。这个时候，恐怕必须有一个根本解决，才有把一个一个的具体問題都解决了的希望。就以俄国而論，罗曼諾夫家沒有顛覆，經济組織沒有改造以前，一切問題，絲毫不能解决。今則全部解决了。依馬克思的唯物史观，社会上法律、政治、倫理等精神的构造，都是表面的构造。他的下面，有經济的构造作他們一切的基础。經济組織一有变动，他們都跟着变动。换一句話說，就是經济問題的解决，是根本解决。經济問題一旦解决，什么政治問題、法律問題、家族制度問題、女子解放問題、工人解放問題，都可以解决。可是专取这唯物史观（又称历史的唯物主义）的第一說，只信这經济的变动是必然的，是不能免的，而于他的第二說，就是阶級竞爭說，了不注意，絲毫不去用这个学理作工具，为工人联合的实际运动，那經济的革命，恐怕永远不能实现，就能实现，也不知迟了多少时期。有許多馬克思派的社会主义者，很吃了这个观念的亏。天天只是在群众里传布那集产制必然的降临的福音，結果除去等着集产制必然的成熟以外，一点的預备也沒有作，这实在是現在各国社会党遭了很大危机的主要原因。我們应該承認：遇着时机，因着情形，或須取一个根本解决的方法，而在根本解决以前，还須有相当的准备活动才是。

　　以上拉杂写来，有的和先生的意見完全相同，有的稍相差異，已經占了很多的篇幅了。如有未当，請賜指敎。以后再談吧。

李大釗寄自昌黎五峰

1919 年 8 月 17 日
"每周評論"第 35 号

"少年中国"的"少年运动"

我們的理想，是在創造一个"少年中国"。

"少年中国"能不能創造成立，全看我們的"少年运动"如何。

我們"少年中国"的理想，不是死板的模型，是自由的創造；不是鑄定的偶象，是活动的生活。我想我們"少年中国"的少年，人人理想中必定都有一个他自己所欲創造而且正在創造的"少年中国"。你理想中的"少年中国"，和我理想中的"少年中国"不必相同；我理想中的"少年中国"，又和他理想中的"少年中国"未必一致。可是我們的同志，我們的朋友，毕竟都在携手同行，沿着那一綫清新的曙光，向光明方面走。那光明里一定有我們的"少年中国"在。我們各个不同的"少年中国"的理想，一定都集中在那光明里成一个結晶，那就是我們共同創造的"少年中国"。仿佛象一部洁白未曾写过的历史空頁，我們大家你写一頁，我写一頁，才完成了这一部"少年中国"史。

我现在只說我自己理想中的"少年中国"。

我所理想的"少年中国"，是由物質和精神两面改造而成的"少年中国"，是灵肉一致的"少年中国"。

为創造我們理想的"少年中国"，我很希望这一班与我們理想相同的少年好友，大家都把自己的少年精神拿出来，努力去作我們的"少年运动"。我們"少年运动"的第一步，就是要作两种的文化运动：一个是精神改造的运动，一个是物質改造的运动。

精神改造的运动，就是本着人道主义的精神，宣传"互助"、"博爱"的道理，改造现代堕落的人心，使人人都把"人"的面目拿出来对他的同胞；把那占据的冲动，变为創造的冲动；把那残杀的生活，变为友爱的生活；把那侵夺的习惯，变为同劳的习惯；把那私营的心理，变为公善的心理。这个精神的改造，实在是要与物質的改造一致进行，而在物質的改造开始的时期，更是要紧。因为人类在馬克思所謂"前史"的期間，习染恶性很深，物質的改造虽然成功，人心內部的恶，若不剷除净尽，他在新社会新生活里依然还要复萌，这改造的社会組織，終于受他的害，保持不住。

物質改造的运动，就是本着勤工主义的精神，創造一种"劳工神圣"的組織，改造现代游惰本位、掠夺主义的經济制度，把那劳工的生活，从这种制度下解放出来，使人人都须作工，作工的人都能吃飯。因为經济組織没有改变，精神的改造很难成功。在从前的經济組織里，何尝没有人講过"博爱"、"互助"的道理，不过这表面构造（就是一切文化的构造）的力量，到底比不上基础构造（就是經济构造）的力量大。你只管講你的道理，他时时从根本上破坏你的道理，使他永远不能实现。

"少年中国"的少年好友呵！我們的一生生涯，是向"少年中国"进行的一条长路程。我們为达到这条路程的終点，应该把这两种文化运动，当作車的两輪，鳥的双翼，用全生涯的努力鼓舞着向前进行，向前飞跃。

"少年中国"的少年好友呵！我們要作这两种文化运动，不該常常漂泊在这都市上，在工作社会以外作一种文化的游民；应该投身到山林里村落里去，在那綠野烟雨中，一鋤一犁的作那些

236

辛苦劳农的伴侣。吸烟休息的时間，田間篱下的場所，都有我們开发他們，慰安他們的机会。須知"劳工神圣"的話，断断不配那一点不作手足劳动的人講的；那不劳而食的知識阶級，应該与那些資本家一样受排斥的。中国今日的情形，都市和村落完全打成两橛，几乎是两个世界一样。都市上所发生的問題，所传播的文化，村落里的人，毫不发生一点关系；村落里的生活，都市上的人，大概也是漠不关心，或者全不知道他是什么状况。这全是交通阻塞的緣故。交通阻塞的意义，有两个解释：一是物質的交通阻塞，用邮电舟車可以救济的；一是文化的交通阻塞，非用一种文化的交通机关不能救济的。在文化較高的国家，一般劳农容受文化的質量多，只要物質的交通沒有阻塞，出版物可以传递，文化的传播，就能达到这个地方；而在文化較低的国家，全仗自覺少年的宣传运动，在这个地方，文化的交通机关，就是在山林里村落里与那些劳农共同劳动自覺的少年。只要山林里村落里有了我們的足迹，那精神改造的种子，因为得了洁美的自然，深厚的土壤，自然可以发育起来。那些天天和自然界相接的农民，自然都成了人道主义的信徒。不但在共同劳作的生活里可以感化传播于无形，就是在都市上产生的文化利器，——出版物类——也必随着少年的足迹，尽量輸入到山林里村落里去。我們应該学那閑暇的时候就来都市里著書，农忙的时候就在田間工作的陶士泰先生，文化的空气才能与山林里村落里的树影炊烟联成一气，那些靜沉沉的老村落才能变成活泼泼的新村落。新村落的大联合，就是我們的"少年中国"。

我們"少年中国"的少年好友啊！我們既然是二十世紀的少年，就該把眼光放的远些，不要受腐败家庭的束縛，不要受狭隘爱国心的拘牵。我們的新生活，小到完成我的个性，大到企图世界的幸福。我們的家庭范围，已經扩充到全世界了，其余都是进化軌道上的遺迹，都該打破。我們应該拿世界的生活作家庭的生活，我們应該承認爱人的运动比爱国的运动更重。我們的"少年中国"观，决不是要把中国这个国家，作少年的舞台，去在列国竞爭場里爭个胜負，乃是要把中国这个地域，当作世界的一部分，由我們居住这个地域的少年朋友們下手改造，以尽我們对于世界改造一部分的責任。我們"少年运动"的范围，决不止于中国；有时与其他亚細亚的少年握手，作亚細亚少年的共同运动；有时与世界的少年握手，作世界少年的共同运动，也都是我們"少年中国主义"分內的事。

总結几句話，就是：

我所希望的"少年中国"的"少年运动"，是物心两面改造的运动，是灵肉一致改造的运动，是打破知識阶級的运动，是加入劳工团体的运动，是以村落为基础建立小組織的运动，是以世界为家庭扩充大联合的运动。

少年中国的少年呵！少年中国的运动，就是世界改造的运动，少年中国的少年，都应該是世界的少年。

1919 年 9 月 15 日

"少年中国"第 1 卷第 3 期

署名：李大釗

北京市民应該要求的
新生活

苦閊、干燥、汚穢、迟滞、不方便、不經济、不卫生、没有趣味，是今日北京市民生活的内容。

我們要是长久生活在这种生活里，恐怕要死；就是不死，也没有甚么生趣。我們急切的很要求一种新生活。

新生活的創造，一半由于政治的設备，一半由于社会的設备。那不是北京市民所能单独要求的，暫且不講。我要講講北京市民可以办到的、应該要求的单独需要。

我把北京市民生活应該改良的地方，撿那重要的，一条一条的写在下面：

一，我們要注意那崇文門税关于我們市民生活有甚么影响。我們应該調查他，監督他。要是于我們生活上有重大的影响，就該有一种市民的活动对付他。

二，初租房的要出三个月份租金和那买东西要門底錢，都是恶习惯，都該打破。

三，試办消費公社。

四，多办市立的图書館，通俗的尤其要紧。图書館宜一律公开不收費。

五，多立劳工敎育机关（如夜校、半日学校等）。

六，多立貧民学校、貧民工厂、孤兒院、恤老院。街上的乞丐应当禁止；幼年的兒童送入貧民学校或孤兒院，由校或院給他衣食，教养成人，去自营生业；中年的人送入貧民工厂作工，貧民工厂应该是公立的，或对私立的加以严重的监督，以防资本家借慈善为名从中取利；衰老的人送入恤老院。

七，扩充济良所，有願入所的娼妓，不問他受虐待与否，一概收容。济良所应該是教育机关兼着工厂的組織。

八，报紙派送，都很迟緩。应由报界公会和一般閱报的市民合力要求送报人改良。在电车未設以前，可利用脚踏车。

九，汽車在行人拥挤或街道狹隘的地方橫走乱冲，很是危险。因为沒有电車，一条逼窄的馬路上，有許多馬車、人力車、驟車、手推的車等等，并步行的人、担貨的人，来往不絕。汽車尽其速力通行，很容易軋伤行人。且汽車过处，汽笛怒鳴，黑尘腾飞，殊与人以不快之感。应该：（甲）限制汽車的速度；（乙）加重汽車使用税；（丙）随时把汽車所有者的人名、住址和他汽車上的号数編成表簿，听公民自由領取，以便路上看見某号汽車有不法违章的事情，就可以告发或用邮片直接詰責。实行人民警察，以补官吏警察之所不及。

十，赶快修造市营的电車，使我們小民少在路上費些可貴的时間，吃些污秽的尘土，作同类的牛馬，膏汽車的輪皮。

十一，电車沒有修成以前，人力車夫的生活，也应该改善：（一）令車主随車設备卫生口袋（备車夫带在嘴上的）一具，雨衣雨帽各一具；（二）車夫的衣服应令勤加洗滌；（三）供車夫寄居的小店，应加监督，并令附設簡易而且清洁的浴所。

十二，宜由市設立价廉而且清洁的平民浴所多处。

十三，宜由市設立平民食堂多处，使小食店賃居其中，以免劳工社会露天飲食的苦。

十四，街口巷里的屎尿，应严加取締。臭气熏天的厕所，应該改造。設备适于清洁的厕所，应該添設。

十五，粪夫团体，应由警察厅加以編制，为之設备一切器具及一切卫生設施。下水沟亦須改善以图公众卫生。

十六，公立医院太少，应該多設。

十七，介紹佣工所，应与以严重的监督。注意女工住居的清洁，及勒索女工的事情。

十八，电灯电話的設备，应勤加修理，以防危险。电灯价值太贵，电光不足，市民对于电灯公司应有正当的要求。电話司机人不勤敏，不亲切，应改用女工。

十九，公园一律公开，不許索費，幷将北海景山等名所一概开放。每个公园里，均設一极大的运动場。街旁的树木，应該多栽。洒街多用水車。

二十，妨害卫生及清净的工厂，不許設在住宅区域附近。(我的理想的都市，文化区域、工业区域、政治区域、住宅区域应該分开。)

此外应加改良的事，必然还有很多，今天我只想起这些，其余的还要我們大家去想。

1919 年 9 月 21 日
"新生活"第 5 期
署名：守常

难兄难弟

中国的元老，要亲到大成殿磕头，日本的元老，想在东三省建立一座伊势大神宫。中国政府忙办文、法官考試，日本政府忙設国民文艺会。都是为防止他們眼里口里的过激思想。眞是难兄难弟的国家。

1919 年 9 月 28 日

"新生活"第 6 期

署名:孤松

秘密……杀人

中国政府什么事都秘密。现在近畿一带瘟疫流行，死亡很多，官吏都严守秘密，听其自然传染。唉！这秘密二字下，不知又添了多少冤魂！

瘟疫是自然的恶呢，还是人为的恶呢？很是一个疑问。要说是自然的恶，何以死的大半是无产阶级和妇女？

1919 年 9 月 23 日
"新生活"第 6 期

署名：孤松

圣人与皇帝

我总觉得中国的圣人与皇帝有些关系。洪宪皇帝出现以前，先有尊孔祭天的事；南海圣人与辫子大帅同时来京，就发生皇帝回任的事。现在又有人拚命在圣人上作工夫，我很骇怕，我很替中华民国担忧！

1919 年 10 月 5 日
"新生活"第 7 期
署名：孤松

文治国庆

武人专制的政治——也可以叫作武乱——已經把我們害得很苦。好容易有一位文治派的总統出来，挂了文治主义的招牌，吾儕小民以为一定可以有点希望了，一定可以免"武乱"的痛苦，享"文治"的幸福了。但是盼到如今，只看見了两件大事，就是秋丁祭孔，国庆日不閱兵。大概文治主义作到这样，也算是尽其能事了！

1919 年 10 月 12 日
"新生活"第 8 期

署名：孤桢

应考的遗传性

中国人有一种遗传性，就是应考的遗传性。什么运动，什么文学，什么制度，什么事业，都带着些应考的性質，就是迎合当时主考的意旨，說些不是发自本心的話。甚至把时代思潮、文化运动、社会心理，都看作主考一样。所說的話、作的文，都是揣摩主考的一种墨卷，与他的实生活都不生关系。是甚么残酷的制度，把我的民族性弄成这样的不自然！

1919 年 10 月 26 日
"新生活"第 10 期
署名：孤松

牺　　牲

　　人生的目的，在发展自己的生命，可是也有为发展生命必须牺牲生命的时候。因为平凡的发展，有时不如壮烈的牺牲足以延长生命的音响和光华。絶美的风景，多在奇险的山川。絶壮的音乐，多是悲凉的韵調。高尚的生活，常在壮烈的牺牲中。

1919 年 11 月 9 日

"新生活"第 12 期

署名:孤松

誰是"有实力"者？

有人說"胜利終归有实力者"，这話誠然不錯。可是到底誰是"有实力者"呢？是那些有錢的人么？若是工人不甘作他的奴隶了，他那"实力"又在那里？是那些带兵的人么？若是兵士不願听他的指揮了，他那"实力"又在那里？

1919 年 11 月 9 日
"新生活"第 12 期
署名：孤松

出卖官吏——蹂躏人格

　　文官考試，听說三千元可以买得一个。你願得官，我願得錢，日中为市，交易而退，也算是一个公平买卖，我們沒得可說。独有那应考諸君的神圣人格，被蹂躏到这步田地，我实在为他們抱憾！

1919 年 11 月 9 日
"新生活"第 12 期
署名：孤松

掠夺物品的遗迹

　　一群告化子拥着一顶红轿，帘幕封得紧紧的，几个人抬着飞跑，好象掠夺来的物品一样。这是中国结婚的仪式！这是中国女子的人格！

　　　　　　　　　　　　　　1919 年 11 月 9 日
　　　　　　　　　　　　　　"新生活" 第 12 期
　　　　　　　　　　　　　　署名: 孤松

250

妨害治安

　　"妨害治安！""妨害治安！"在这句話的声音里，常常有言論出版的自由被剥夺了，有自由公民被囚禁了。但我要問，这个"治安"，究竟是誰的"治安"？妨害大多数"治安"的，到底是誰？我們大多数人的"治安"，幷不太奢，幷不过分，也只求个穿衣吃飯而已。

　　我們"治安"范围，减到穿衣吃飯，应該无可再减了，你們还不答应，还要把我們穿衣吃飯的"治安"都牺牲了，供你們少数人奢侈淫乐的"治安"，你們拍拍良心，到底是誰妨害誰的"治安"？

1919 年 11 月 9 日
"新生活"第 12 期
署名：孤松

那里还有自由

　　約法上明明有言論自由，可是記者可以随便被捕，报館可以随便被封。約法上明明有出版自由，可是印刷局可以随便被干涉，背反約法的管理印刷法可以随便颁布，邮局收下的印刷物可以随便扣留。約法上明明有書信秘密的自由，可是邮电可以随时随意派人检查。可怜中国人呵！你那里还有約法！那里还有自由！

1919 年 11 月 16 日
"新生活"第 13 期
署名：孤松

252

被裁的兵士

　　裁兵是一件好事，因为驱可怜的同胞去杀可怜的同胞，是我們最痛心的。不过我們要問：这兵究竟是誰招的？招了为甚么又要裁呢？呵！我知道了，招兵的人，现在官也到手了，財也发足了，国家的粮餉也弄空了，现在你們才知道要裁兵了。但是裁兵后兵士的生活問题，你們也曾想过沒有呢？

1919 年 11 月 23 日
"新生活"第 14 期

署名：孤松

"五星联珠""文运大昌"

　　近日观象台有人报告說，"五星联珠"的天象，主"文运大昌"。我听了此話，联想到"五世其昌"、"文治派"两句話，就想这不分明是一幅活人造的新推背图么？他們并引据历史說，"汉高入关时，五星聚东井"，"宋艺祖开国，五星聚奎"的故事，来証明如今五星由东南方向西北方成一直綫，长約二丈，"分明是南北統一的意思"，"分明是五族共和，不可渙散的意思"，"从明年起，文运大昌，国家富强，升平約有六十年"。这些吉祥話、鬼話、梦話，我倒不願批評他。但是我却担心着又要有"入关的汉高帝"，"开国的宋艺祖"啊！但是我的担心，却又不是从"天垂象"看出来的。前些日子，地上忽然鋪了黄土，孔庙忽然开了大門，我就早有这个忧虑了！

1919 年 11 月 30 日

"新生活"第 15 期

署名：孤松

在"国民杂志"周年紀念会上的演說

（1919 年 10 月 12 日）

此次"五四运动"，系排斥"大亚細亚主义"，即排斥侵略主义，非有深仇于日本人也。斯世有以强权压迫公理者，无論是日本人非日本人，吾人均应排斥之！故鄙意以为此番运动仅認为爱国运动，尚非恰当，实人类解放运动之一部分也。諸君本此进行，将来对于世界造福不浅，勉旃！

1919 年 11 月
"国民杂志"第 2 卷第 1 号

物質変动与道德变动

（一）

近几年来常常听关心世道人心的人，談到道德問題。有的人說現在旧道德已竟破灭，新道德尚未建設，这个青黄不接人心荒乱的时候真正可忧。有的人說，别的东西或者有新旧，道德万沒有新旧。又有人說，大战以后欧洲之所应为一面开新，一面必当复旧，物質上开新之局或急于复旧，而道德上复旧之必要必甚于开新。这些話都很可以启发我的研究兴味，我于是想用一番严密的思索去研究这道德問題。

我当研究道德問題的时候，发了几个疑問：第一問道德是甚么东西？第二問道德的內容是永久不变的，还是常常变化的？第三問道德有沒有新旧？第四問道德与物質是怎样的关系？

以上諸問，都是从希腊哲学以来沒有解决的問題，因为解决这个問題是一件很不容易的事情。但是道德心的存在却是极明了的事实，不能不承認的。我們遇見种种事体在我們心中自然而然发出一种有权威的声音，說这是善或是恶。我們只有从着这种声音的命令往善这一方面走，往光明一方面走，自然作出"爱他"、"牺牲"等等的行为。在这有权威的声音指揮之下，"忠信"、"正直"、"公平"諸种德性都能表現于我們身上。我們若是不听从他，我們受自己良心的責斥，我們自己若作了恶事，就是他人不知，我們也自覺悔悟，自感羞耻，全因为我們心中有道德心的要求，义务的要求。这自然发现、自有权威的点就是道德的特質。自然科学哪、法律哪、政治哪、宗教哪、哲学哪，都是学而后能知的东西，决不是自然有权威的东西。惟有道德，才是这样自然有权威的东西。

但是这道德心究竟是怎样发生出来的呢？有人归之于个人的經驗；有人归之于教育；有人归之于习惯礼俗；有人归之于求快乐、求幸福的念望；又有人归之于精練的利己心，或对于他人的同情心。这些都不能說明人心中的声音——牺牲自己爱他人的行为。

道德这个东西，既是无論如何由人間现实的生活都不能說明，于是就有些人抛了地上的生活、人間的生活，逃入宗教的灵界，因为宗教是一个无知的隐遁地方。在超自然的地方，在人間现实生活以外的地方，求道德的根原，就是說，善心是神特地給人間的，恶心是由人間的肉欲生的，是由物質界生的，是由罪孽生的。本来善恶根原的不可解，就是宗教发生的一个原因。人类对于自然界，或人間现象不能理解的地方，便归之于神。道德心、善恶心的不可思議，也苦过很多的哲人。这些哲人也都觉得解释說明这不可思議的现象非借重神灵不可，所以柏拉圖、康德之流都努力建設超自然的灵界。直到十九世紀后半，这最高道德的要求之本質才有了正确的說明。为此說明的两位学者就是达尔文与馬克思。达尔文研究道德之动物的起原，馬克思研究道德之历史的变迁。道德的种种問题至此遂得了一个解决的方法。

（二）

我們先用达尔文的"进化論"解答道德是什么的問題。

人类的道德心不是超自然的，也不是神赐的，乃是社会的本能。这社会的本能，也不是人类特有的，乃是动物界所同有的。有些人类以外的动物，虽依动物的种类，依其生活状态的差异，社会的本能也有种种的差异。但是他們因为生存竞爭，与其环周的自然抗战，也都有他們社会的本能。占生物界一大群合的动物生存竞争、天然淘汰的结果，使他們诸种本能——若自发运动，若認識能力，若自己保存，若种族蕃殖，若母爱本能等等——日渐发达。社会的本能也和这些本能有同一的渊源，为同一的发展。而在有社会的共同生活的动物，象那一种的肉食兽、很多的草食兽、反嚼兽、猿猴等类，社会的本能尤其发达。人类也和上举諸兽相同，非为社会的共同生活，则不能立足于自然界。故人类之社会的本能也很发达。

　　社会的本能也有多种。有几种社会的本能确是社会生活存續的必要条件，沒有这种本能，社会生活，无論如何，不能存續。这种本能，在不与人类一样为社会的结合便不能生活的动物种属間，也颇发达。这种本能果为何物呢？第一就是为社会全体，舍弃自己的牺牲心。若是群居的动物沒有这种本能，各自顧各自的生活，不肯把社会全体放在自己以上，他的社会必受环周的自然力与外敌的压迫而归于灭亡。譬如一群水牛为虎所袭的时候，其中各个分子如沒有为一群全体死战的决心，各自惜命紛紛逃散，那水牛的群合必归灭亡。故自己牺牲，在这种动物的群合，是第一不可缺的社会的本能。在人类社会也是如此。此外还有拥护共同利益的勇气，对于社会的忠誠，对于全体意志的服从，顧恤毁誉褒贬的名誉心，都是社会的本能，都曾发見于动物社会极高度的发达的也很多。这些社会的本能和那被称为至高

258

无上灵妙不可思議的人类道德，全是一个东西。但是"公平"这一样道德在动物界恐怕没有。因为在动物的社会里，虽有天然生理上的不平等，却沒有由社会的关系生出的不平等，从而沒有要求社会的平等之必要，也沒有公平这一样道德存在的理由。所以公平只是人类社会特有的道德。

这样看来，道德原来是动物界的产物。人类的道德，从人类还不过是一种群居的动物时代，就是还没有进化到现今的人类时代，既已存在。人类为抵抗他的环境，适应他的周围，維持他的生存，不能不靠着多数的协力，群合的互助，去征服自然。这协力互助的精神，这道德心，这社会的本能，是能够使人类进步的。而且随着人类的进步，他的內容也益益发达。

因为人类的道德心，从最古的人类生活时代，既是一种强烈之社会的本能，在人人心中发一种有权威的声音，到了如今我們的心中仍然有此声响，带着一种神秘的性質，不因外界何等的刺激，不因何等的利害关系，他能自然挟着权威发动出来。他那神秘的性質和性欲的神秘、母爱的神秘、牺牲心的神秘、乃至其他生物界一般的神秘是一样的东西，絕不是超自然的力，絕不是神的力。

正惟道德心是动物的本能，和自己保存种族蕃殖等本能有同一的根源，所以才有使我們毫不躊躇、立即听从的力量，所以我們遇见什么事情才能即时判断他的善恶邪正，所以我們才于我們的道德判断有强大的确信力，所以探求他的活动的理法，分解他，說明他，愈頗困难。

明白了这个道德，"义务"是什么，"良心"是什么，也都可以明白了。所謂义务，所謂良心，毕竟是社会的本能的呼声。然"自己保存"的本能、"种族蕃殖"的本能也有与此呼声同时发生的时候。在这个时候，这二种本能常常反抗社会的本能，結果这二种本能或得相当的滿足，可是这不过是暫时的現象，不久归于鎮靜，社会的本能发出更强的声音，就是愧悔的一念。有人以良心为对于共同生活伴侶間的恐怖——就是对于同类所与的擯斥或刑罰的恐怖——之声音。但是大錯了。良心之起，于对他人全不知觉的事也起，对于四围的人都夸奖贊叹的事也起，甚至对于因为对于同类及同类間的輿論的恐怖而作的行为也起。可見良心的威力全系自发的，非因被动的。至于輿論的襃貶固然也是确与人的行为以很大影响的要素，然輿論所以能有影响的原故，全因为像先有一种名誉心的社会的本能存在。輿論怎样督責，假使沒有注意襃貶的名誉心的社会的本能，当不能有什么影响。輿論作出社会的本能的事，是作不到的。

依了这样說明，我們可以晓得道德这个东西不是超自然的东西，不是超物質以上的东西，不是憑空从天上掉下来的东西。他的本原不在天神的宠賜，也不在圣贤的經传，实在我們人間的动物的地上的生活之中。他的基础就是自然，就是物質，就是生活的要求。簡単一句話，道德就是适应社会生活的要求之社会的本能。

（三）

达尔文的理論可以把道德的本質闡发明白了。可是道德何以因时因地而生种种变动？以何緣故社会的本能之活动发生种种差別？說明这个道理，我們要用馬克思一派的唯物史观了。

馬克思一派唯物史观的要旨，就是說：人类社会一切精神的构造都是表层构造，只有物質的經济的构造是这些表层构造的基础构造。在物理上物質的分量和性質虽无增减变动，而在經济上物質的結合和位置則常常变动。物質既常有变动，精神的构造也就随着变动。所以思想、主义、哲学、宗教、道德、法制等等不能限制經济变化物質变化，而物質和經济可以决定思想、主义、哲学、宗教、道德、法制等等。

我們先說宗教与哲学。一切宗教沒有不受生产技术进步的左右的，沒有不随着他变迁的。上古时代，人类的生产技术还未能征服自然力，自然几乎完全支配人类，人类劳作的器具，只是取存于自然界的物質原形而利用之，还沒有自制器具的知識和能力。那时的人类只是崇拜自然力，太阳、天、电光、火、山川、草木、动物等，人类都看作最重要的物件，故崇拜之为神灵。拜火拜物諸教均发生于此时。直到现在，蛮人社会还是如此。紐基尼亚人奉一种长食的椰子为神，認自己的种族是从椰子生下来的，就是一个显例。

后来生产技术稍稍进步，农业渐起，軍人宗祝这一类的人渐握权力，从前受制于自然，现在受制于地位較高的人类了。因为这时的社会已經分出治者与被治者阶级，这时的宗教又生一大变化。从前是崇拜自然物的原形，现在是把自然物当作一个有力的人去崇拜他了。在希腊何美尔（Homer）的詩中所表现的神，都是男女有力的君长，都是智勇美爱的化身。因为生产技术与人以权力的結果，自然神就化为伟大的人了。后来希腊人的生产技术益有进步，商工勃兴，智勇美爱肉体的属性又失了重大的位置，有神变不可思議的万能力的乃在精神。因为在商业竞爭的社会里，人类的精神是最重大的要素，計算数量的也是他，創作新发明的也是他，营谋利益的也是他，精神实是那时商业社会人类生活的中心。故当时哲家若棱格拉的，若柏拉图都說自然界久已不足引我們的注意了。引我們注意的只是思想上及精神上的现象。这种变迁明明白白是生产技术进步的結果。但是人类精神里有很多奇妙不可思議的现象，就象道德心是什么东西，善恶的观念是从何发生，柏拉图諸哲家也不能解释。由自然界的知識与經驗不能說明，結局仍是归之于神，归之于天界。故当时多数人仍把道德的精神認作神，認他有超自然的淵源。

各国分立，經济上政治上全不統一的时代——就是各国还未組成一个大商业社会的时代，——尚有多神及自然神存在的余地。自希腊之世界的商业发达以来，罗馬竟在地中海沿岸的全部建一商业的世界帝国。这种經济上的变动反映到当时思想上，遂以唯一精神的神說明当时的全世界及存于其中的疑問，使所有的自然神全归于消灭。驅逐这些自然神的固然是柏拉图及士多亚派哲学上的一神論，而一神論的背景，毕竟是当时罗馬的具有絕大威力的生产技术，罗馬的商业交通，罗馬的商业大社会。

到了罗馬帝政时代，大經济組織、大商业社会正要崩坏的时候，恰有一种适合当时社会关系的一神教进来，就是耶穌教了。耶穌教把希腊原来的一神論吸收进去，把所有的势力归于一个精神，归于一个神。

罗馬商业的大社会崩坏之后，从前各个分立的自然經济又复出现。中世紀的經济組織次第发展，耶穌教也不能保持他的本来面目，他的內容自然发生了变动。中世紀的社会是分有土地的封建制度、領主制度的社会，社会的阶級象梯子段一样，一层一层的互相隶属，最高的是皇帝，皇帝之下有王公，王公之下有诸侯，诸侯之下有小领主，百姓农奴被践踏在地底。敎会本来是共产的组合，到了此时这种阶级的經济組織又反映到敎会的組織，渐次发达，也成了个掠夺組織、阶级組織。最高的是敎皇，敎皇之下有大僧正、僧正等，僧正之下有高僧，由高僧至普通僧民的中間还有种种僧官的阶级。百姓农奴伏在地底，又多受一层践踏。这种阶级的經济組織又反映到耶敎的实質，天上也不是一个神住着了。最高的是神，神之下有神子，有精灵，其下更有种种的天使，堕落的天使，又有恶魔。神的一族，恰和皇帝敎皇及其隶属相照应；人在諸神之下，恰和百姓居社会之最下层相照应。人类的精神把地上的实物写映于天上，没有比这个例子再明白的了。

后来都市渐渐发达，宗敎上又生一变化。意大利、南德意志、法兰西、英吉利、荷兰諸国都市上的居民，因其工商业的关系，渐立于有权力的地位，对于貴族、僧侣有了自由独立的位置。随着他們对于社会的观念的变动，对于宇宙的观念也变了。于是要求一种新宗敎。他們既在經济上不認自己以上的势力，又在政治上作了独立的市民、独立的資本家、独立的商人，立于自由的地位，他們觉着自己与宇宙的中間，自己与神的中間，也不須有中間人介绍人存在了。所以他們蔑视敎皇，蔑视僧官，自己作自己的牧师，直接与神相见，这就是路德及加尔文所倡的新敎。这样看来，宗敎革新的运动全是近世資本家阶级自觉其經济的实力的结果。資本家是个人的反映出来的，所以新宗敎也是个人的。

美洲及印度发见以后，資本主义的制度愈颇强大，工商貿易愈颇发达，人与人的关系几乎沒有了，几乎全是物品与物品的关系了。一切物品于其各个实质的使用价值以外，又有一般共通抽象的交换价值。所以这时的人也互认为抽象的东西。因而所信的神也变成一个抽象的概念了。又因資本主义制度发达之下，貧困日见增加，在这种惨烈的竞爭場里，社会现象迷乱复杂的程度有加无已，人若想求慰安与幸福，除了内观、冥想、灵化而外，殆不可能。而資本家的个人的表象照映于精神界就成了一个絕大的孤立的神。十七世紀的哲学家，若笛卡兒、斯宾挪撒等都認神是有絕大精神的絕大体，能自动自考，就是这个原故。又因生产技术的进步，資本主义制度的发达对于自然界的知識驟見增大，十七世紀間自然现象的不可解大概已漸消灭，但于精神科学尚未能加以解释。这时的宗敎漸漸离开自然界和物質，神遂全为离于现实界的不可思議的灵体。基督敎賤肉的思想，与夫精神劳动与手足劳动分业的结果，也加了許多的势子。这时的哲家，若康德，則說时間的空間的事物是单純的现象，沒有眞实的存在；若菲西的，則只認精神的主观就是我的。实在都是受了当时物質界經济界的影响，才有这种学說。就是因为当时的資本主义制度使每个人都成孤立，都成灵化，反映到宗敎哲学上去，也就成一种孤立的抽象的精神。

蒸汽机发明以后，生产力益加增大，交通机关及生产技术益加发达，对于自然的研究益有进步。自然现象的法則漸为人智所获得，超自然的存在一类神秘的事遂消灭于自然界。同时人类社会的实質也因交通机关生产技术发达的结果，乃有有史以前、有史以后的种种研究，或深入地底，研究地层地質；或远探蛮荒，研究原始社会的状况。又得了种种搜集历史統計材料的方法，而由挟着暴力的生产过程而生的社会问题，更促人竭力研究人类社会的实質。以是原因，自然现象、人类社会都脱去神秘的暗云，赤裸裸的立在科学知識之上，見了光明。以美育代宗敎的学說，他就发生于现代了。

資本阶級固然脱出神秘宗敎的范围了，就是劳工阶級也是如此。因为他們天天在工厂作工，天天役使自然，利用自然，所以他們也了解自然了。自然现象于他們也沒有什么神秘不可解的权威了。至于人类社会的实質，他們也都了解，他們知道现在資本主义制度是使他們貧困的唯一原因，知道现在的法律是阶級的法律，政治是阶級的政治，社会是阶級的社会。他們对于社会实質的了解，恐怕比紳士閥的学者还要彻底，还要明白。太阳出来了，沒有打着灯籠走路的人了。

以上所論，可以証明宗敎、哲学都是随着物質变动而变动的。

（四）

再看风俗与习慣。社会上风俗习慣的演成，也与那个社会那个时代的物質与經济有密切的关系。例如老人和妇女在社会上的地位，也因时因地而异，这也是因为經济的关系。在狩猎时代，食物常告缺乏，当时的人总是由此处到彼处的迁徙流轉，老人在这社会里很是一种社会的累贅，所以常常被弃被杀被食。如今的蛮人社会也常常見此风俗。日本古代有老舍山的話，相传是当时舍弃老人的地方。中央亚非利加的土人将与他部落开战的时候，必先食其亲，因为怕战事一經开始，老人很容易为敌人所捕获，或遭虐待，或被虐杀，所以老人反以为自己的兒子所食为福，兒子亦以食其亲为孝。馬来群島的布尔聶伊附近，某島中人遇着达于一定年齡的老人必旁追他，使他爬上大木，部落的青年群集木下搖之使他落下，活活跌死。耶士魁牟的女子亦以把他比鄰罹病垂危的老太婆帶到投弃老人的地方，由崖上把他推下，为爱他比邻、怜他比邻的行为。到了畜牧时代、农业时代，衣食的資料漸漸富裕，敬老的事漸視为重要。而以种种經驗与知識漸为社会所需要，当时还没有文字的发明，老人就是知識經驗的宝库，遂为社会所宝重。近来生产技术进步的结果，一切事象日新月异，古代传说反足以阻碍进步，社会之尊重老人遂又与前大不相同。不专因为他的衰老就尊重他，乃因为他能終其生涯和少年一样奋斗，为社会作出了許多生产的事业、創造的功績。因为他不但不拿他的旧知識妨害进步，并且能够吸入新思潮，才尊重他。妇女在社会上的地位随着經济状况变动，也和老人一样。在游猎时代，狩猎与战争是男子的专門事业，当时的妇女虽未必不及男子骁勇，而因負怀孕哺乳育児的重大責任，此类事体終非妇女所宜，遂漸漸止于一定的处所，在附近居处的田地里作些耕作，在家內作些烧煮的事情。因为狩猎的效果不能一定，而农作比較着有一定效果，且甚安全，所以当时妇女的地位比男子高，势力比男子大。后来牧畜与农业漸漸专归男子去作，妇女只作烧煮裁縫的事情，妇女的地位就漸漸低下。到了现代的工业时代，一方面因为資本主义发达的结果，家內手工漸漸不能支持，大规模的制成許多无产阶级，男子没有力量养恤妇女，只得从家庭里把他們解放出来，听他們自由活动，自己谋生。一方因为生产技术进步的结果，为妇女添出了許多与他們相宜的职业，妇女的地位又漸漸的提高了。这回欧洲大战（一九一四年的大战），許多的壮丁都跑到战場打仗，所有从前男子独占的职业，一时不得不讓給女子，不得不仰賴女子，他們于是从家庭里跳出来，或入工厂工作，或当警察，或作电車司机人，或在军队里作后方勤劳，都有很好的成績。但是这回大战停了，战場上的兵士归来，产业彫敝没有工作，从前的职业又多为女子所占領，男工女工的中間现在已起了爭議。不过以我的窺測，这个爭議第一步可以促女工自己团結，第二步可以促男女两界的无产阶級联合，为阶級战爭加一层势力，結果是女子在社会上必占与男子平等的地位。頗聞从法国回来的人說，战后的法国社会道德日趋堕落，男子游惰而好小利，女子好奢侈而多卖淫。忧时之士至为深抱杞忧，說欧洲有道德复旧的必要。但我以为此不必忧，这种现象全是因战爭而起的物質变动的結果。欧洲这回大战，男丁战死于战場的不知有几千百万，社会上驟呈女子过庶的现象，女子过庶的結果，結婚难，离婚及私生子增多，卖淫及花柳病流行。物質上有人口的变动，而精神上还没認作道德的要求（如法国女子与华工結婚还为法政府及社会所不喜，就是一例），社会上才有这种悲惨的现象。在这个时期必要发生一种新道德，适应社会的要求，使物質的要求向上而为道德的要求。至于男子的游惰好小利，女子的奢侈，也是物質变动的結果。男子在战爭时期中，精神上物質上都經了很多的困乏，加以生活难、工作难的影响，精神上自然要发生变动。游惰哪，好小利哪，都是因为这个原故。将来物質若是丰裕，經济組織若有相当的改造，精神上不会发现这种卑苦的现象。女子驟然得到工作的，自然要比从前奢侈些，也是当然的现象。固然战后的人口增加，或者加猛加速，女子过庶的不平均，或者可以調剂許多，而經济的組織生产的方法则已大有改动。故就物質論，只有开新，断无复旧；就道德与物質的关系論，只有适应，断无背馳。道德是精神现象的一种，精神现象是物質的反映，物質既不复旧，道德断无单独复旧的道理，物質既須急于开新，道德亦必跟着开新，因为物質与精神是一体的，因为道德的要求是适应物質上社会的要求而成的。耶士魁牟的女子本性上不能多产多生，所以他們的风俗就不以未婚的妇人产生及怀孕的处女为耻辱，所以在他們的社会多生多产的德比贞操的德重。女子貞操問題也是随着物質变动而为变动。在男子狩猎女子耕作的时期，女子的地位高于男子，女子生理上性欲的要求强于男子，所以貞操問題絕不发生，而且有一妻多夫的风俗。到了牧畜、农业为男子独占职业的时期，女子的地位低降下去，女子靠着男子生活，男子就由弱者地位轉到强者地位，女子的貞操問題从而发生，且是絕对的、强制的、片面的。又因农业經济需要人口，一夫多妻之风盛行。到了工业时期，人口愈增，人类的欲望愈頗复杂，虽因生产技术的进步，生产的数量增加，而資本主义的产业組織分配的方法极不平均，造成了很多的无产阶級。貧困迫人日益加甚，女子非出来工作不可。男子若不解放女子，使他們出来在社会上和男子一样工作，就不能养瞻他們。女子的貞操，就由絕对的变为相对的，由片面的变为双方的，由强制的变为自由的。从前重"从一而終"，现在可以离婚了；从前重守节殉死，现在夫死可以再嫁了。将来資本主义必然崩坏。崩坏之后，經济上生大变动，生产的方法由私据的变为公有的，分配的方法由独占的变为公平的，男女的关系也必日趋于自由平等的境界。只有人的关系，没有男女的界限。貞操的内容也必大有变动了。家族制度的变动也是如此。狩猎时代及劣等农作时代，因土地共有共同耕作的关系，氏族制度才能成立。后来人口渐增，氏族中的个人自进而开辟山林，垦治荒燕的人所在多有，因而对于个人辛苦經營的地面，不能不承認个人的私有。旣經承認了个人的私有权，那些勤勉有为的人大都努力去开辟地面，私有的地面逐日增大，从前氏族制度的經济基础就从而动搖了。到了高等农作时代，因为私有制度的发达，农业經济的勃兴，父权家长制的大家族制度逐繼氏族制度而兴起。后来生产技术进步的结果，由农业时代入了工商时代，分业及交通机关日见发达，經济上有了新变动，大家族制度逐漸就崩坏。这个时期就发生了一夫一妻制的小家族制度，以适应当时的經济状态。可是到了现代，机械工业、工厂工业又复压倒了手艺工业、徒弟工业，大产业組織的下边造成多数的无产阶级，生活日趋貧困，妇女亦不得不出来工作，加以义务教育、兒童公育等制度推行日广，亲子关系日趋薄弱，这种小家庭制度，也离崩坏的运命不远了。

由此类推，可見风俗习惯的变动，也是随着經济情形的变动为轉移的。

（五）

再看政策与主义。一切的政策，一切的主义，都在物質上經济上有他的根源。Louis Boudin 氏在他的“社会主义与战爭”里說了許多很精透的道理，我们可以借来說明一种政策或主义与物質經济的关系。他說資本主义发达的历史，可以分作三个时期：第一是少年时期，是奋进的时代，富有好战的气質。第二期，是成年时期，是全盛的时代，专务为内部的整頓，气質漸化为平和。第三是衰老时期，是崩頹的时代，急轉直下，如丸滾坡，气質又变为性急好战的状态。这种变动，在英国历史上最易看出。由耶利撒別士即位到七年战爭，二百年間，英国确是一个好战的国，东冲西突，轉战不休。因为当时英国的資本主义方在少年时期，經了二百年間的苦战，才立下了世界第一商工业国的基础。七年战爭以后，英国的資本主义已經确立，遂頓归平和。拿坡仑战爭全是别的原因，不是英国的資本主义惹起来的。直到这次大战以前，英国的資本阶級总是爱重平和，世界上帝国主义的魁雄不在英而轉在德。美国独立所以成功，不全是因为美洲独立軍的勇武，华盛頓的天才，英国不願出很大的牺牲爭此殖民地，也是一个重大的原因。固然英国也未尝不欲得此土地，但因此起大战爭，他們以为很不值得。当时英国政家巴客大声疾呼，主张美国民有独立的权利。表面的言辞說来很是好听，骨子里面也不过是亚丹斯密氏殖民政策的应用罢了。亚丹斯密氏主张母国与殖民地之間，若行排他的貿易，不但于殖民地及世界一般有害，即于母国亦大不利。故母国应使其殖民地自由平等，与世界通商。美国所以能够独立的原故，毕竟是因为正值英国持平和政策的时期。以后英国在南非又承認波亚人組織的二共和国，也是这个原故。过了十五年，波亚人又与英国开战，二共和国就全为英国所压服了。那时英国的态度全然一变。最初波亚人与英国开战时候，英国正是正統經济学的国，自由貿易的国，滿切士特（Manchester）学派的国，亚丹斯密氏殖民政策的国，新帝国主义的波浪还未打将进来。到了第二战爭，英国已經不是从前的英国了，是新帝国主义的英国，是张伯倫氏新殖民政策的英国了。使英国的主义政策起这样变化的經济关系的，实質是什么呢？簡单說，就是从前的时代是織物时代，现在的时代是鋼鉄时代了。英国的工业当初最盛者首推織物，織物实占近世产业的主要部分。英国織物产业的中心，却在滿切士特，滿切士特的織物产业为世界产业的焦点，亚丹斯密氏的自由貿易主义，就以滿切士特为根据，成了滿切士特学派。郭伯敦之蹶起反对谷物条例，反对保护税，在自由平和一些美名之下，为新兴的商工阶级奋斗，也是因为这个原故。

当时的英国旣以織物类的生产为主要的产业，其銷路殆遍于全世界，以握海上霸权、工业設备极其完密的英国，自无用兵力扩张的必要。且以低廉的价格出卖精良的貨物，也是很容易的事情。所以自由貿易主义、平和主义、殖民地无用論，都发生在这个时代。以后各半开化国及各殖民地工业渐能独立，象織物类的单純工业不须仰給于英国，英国要想供給他們，必须另行創制益加精巧的工业。恰好各后进国工业新兴，很需要机械一类的东西，于是英国的产业就由紡紗时代入了鋼鉄时代了。英国銷行世界的产物，就由織物类变为机械类了。英国的产业中心，就由滿切士特移到泊明港了。泊明港是鋼鉄的产地，张伯倫是生于泊明港的人，所以张伯倫代表泊明港的鋼鉄，代表英国鋼鉄产业时代物質上的要求、經济上的要求，主张一种的新殖民政策、新帝国主义。张伯倫初次入閣的时候，自己要作殖民总长，大家都很以为奇怪，因为从前的殖民部是一个閑部，张伯倫是一代政雄，何以选这閑部？那里知道当时的殖民部已經应經济的变化，发生重大意义了。但是机械的販卖，与織物类的販卖不同，販卖織物类只须借传敎士的力量，使那半开化国和殖民地的人民接洽文明生活的趣味，就能奏功，而販卖机械，则非和他的政府官厅与資产阶级交涉不可。那么政治的、外交的、軍事的策略，就很要紧了。以是因緣，自由貿易的祖国也变为保护政策的主张，平和主义的国家也着了帝国主义的彩色。

德国的产业进步比英国稍晚。英国正当成年时期，德国方在少年时期，好战的气質极盛，还沒有到平和时期，又正逢着第二次的好战时期。最近十年內英德两国的产鉄額大有变动。当初德国的产业仅当英国的什一，到大战以前，德国的产額已經超过英国了。观此可以知道德国为世界帝国主义的魁雄的原因，也就可以知道这回大战的原因了。

綜观以上三个时期：第一时期是使当时新兴商工阶級打破封建制度束縛的物質的要求，向上而为国民文化主义；第二时期是使当时織物販卖的物質的要求向上，而为自由主义、世界的人道主义；第三时期是使机械販卖的物質的要求向上而为帝国主义。有了那种物質的要求，才有那种精神的道德的要求。

（六）

总結本篇的論旨，我們得了几个綱領，写在下面：一、道德是有动物的基础之社会的本能，与自己保存、种族繁殖、性欲母爱种种本能是一样的东西。这种本能是随着那种动物的生活的状态、生活的要求有所差异，断断不是什么神明的賞賜物。人类正不必以万物之灵自高，亦不必以有道德心自夸。二、道德旣是社会的本能，那就适应生活的变动，随着社会的需要，因时因地而有变动，一代圣賢的經訓格言，断断不是万世不变的法则。什么圣道，什么王法，什么綱常，什么名教，都可以随着生活的变动、社会的要求，而有所变革，且是必然的变革。因为生活状态，社会要求旣經变动，人类社会的本能自然也要变动。拿陈死人的經訓抗拒活人类之社会的本能，是絕对不可能的事。三、道德旣是因时因地而常有变动，那么道德就也有新旧的問題发生。适应从前的生活和社会而发生的道德，到了那种生活和社会有了变动的时候，自然失了他的运命和价值，那就成了旧道德了。这新发生的新生活新社会必然要求一种适应他的新道德出来，新道德的发生就是社会的本能的变化，断断不能遏抑的。四、新道德既是随着生活的状态和社会的要求发生的，就是随着物质的变动而有变动的，那么物质若是开新，道德亦必跟着开新，物质若是复旧，道德亦必跟着复旧。因为物质与精神原是一体，断无自相矛盾、自相背驰的道理。可是宇宙进化的大路，只是一个健行不息的长流，只有前进，没有反顾；只有开新，没有复旧；有时旧的毁灭，新的再兴。这只是重生，只是再造，也断断不能说是复旧。物质上，道德上，均没有复旧的道理！

这次的世界大战，是从前遗留下的一些不能适应现在新生活新社会的旧物的总崩颓。由今以后的新生活新社会，应是一种内容扩大的生活和社会——就是人类一体的生活，世界一家的社会。我们所要求的新道德，就是适应人类一体的生活，世界一家的社会之道德。从前家族主义、国家主义的道德，因为他是家族经济，国家经济时代发生的东西，断不能存在于世界经济时代的。今日不但应该废弃，并且必然废弃。我们今日所需要的道德，不是神的道德、宗教的道德、古典的道德、阶级的道德、私营的道德、占据的道德；乃是人的道德、美化的道德、实用的道德、大同的道德、互助的道德、创造的道德！

1919 年 12 月 1 日
"新潮"第 2 卷第 2 号
署名：李大钊

"中日亲善"

　　日本人的嗎啡針和中国人的肉皮亲善，日本人的商品和中国人的金錢亲善，日本人的鉄棍、手枪和中国人的头顱血肉亲善，日本的侵略主义和中国的土地亲善，日本的軍艦和中国的福建亲善，这就叫"中日亲善"。

1919 年 12 月 7 日

"新生活"第 16 期

署名：孤松

274

主　义

　　我們談主义罷，王揖唐也来談主义；我們非主义罷，閻錫山又来非主义，究竟如何是好呢？

1919 年 12 月 7 日

"新生活"第 16 期

署名：孤松

什么是新文学

现在大家都講新文学，都作新文学了。我要問大家："什么是新文学？"

我的意思以为剛是用白話作的文章，算不得新文学；剛是介紹点新学說、新事实，叙述点新人物，罗列点新名辞，也算不得新文学。

我們所要求的新文学，是为社会写实的文学，不是为个人造名的文学；是以博爱心为基础的文学，不是以好名心为基础的文学；是为文学而創作的文学，不是为文学本身以外的什么东西而創作的文学。

现在的新文学作品中，合于我們这种要求的，固然也有，但是終占少数。一般最流行的文学中，实含有很多缺点。概括講来，就是浅薄，沒有真爱真美的質素。不过撫拾了几点新知新物，用白話文写出来，作者的心理中，还含着科举的、商賈的旧毒新毒，不知不觉的造出一种广告的文学。試把现在流行的新文学的大部分解剖来看，字里行間，映出許多恶劣心理的斑点，来托在新思潮、新文艺的里边……刻薄、狂傲、狹隘、夸躁，种种气氛充塞满幅。长此相嘘以气，必致中干，种种运动，終于一空，适以为挑起反动的引子。此是今日文学界、思想界莫大的危机，吾辈应速为一大反省！

我們若願园中花木长得美茂，必須有深厚的土壤培植他們。宏深的思想、学理，坚信的主义，优美的文艺，博爱的精神，就是新文学新运动的土壤、根基。在沒有深厚美腴的土壤的地方培植的花木，偶然一現，虽是一陣热鬧，外力一加摧凌，恐怕立萎！

1919 年 12 月 8 日
"星期日"社会問題号
署名：守常

再論新亞細亞主義

（答高承元君）

一九一九年元旦，我作了"大亞細亞主義与新亞細亞主义"一文，在"国民杂志"第一卷第二号发表。論友高承元君不弃，著論駁之。(見"法政学报"第十期)提出文中"拿民族解放作基础根本改造，凡是亞細亞的民族被人幷吞的都該解放，实行民族自决主义，然后結成一个大联合与欧美的联合鼎足而三，共同完成世界的联邦，益进人类的幸福。"几句話，更述他听了这話起来的疑問，就是"为甚么不主张世界各民族直接联合起来，造成世界的联邦，却要各洲的小联合作个基础?"又承他替我想出两个答案：（1）"为联合便利上"；（2）"怕欧美人用势力来压迫亚洲民族"。因此我不能不再把我的主张申明一回，以释承元君的疑，幷以質諸讀者。

第一，我幷沒有不主张世界各民族直接联合起来造成世界的联邦。我所主张的亚洲的联合，連欧美人旅居亚洲的也包在內。不过以地域論，亞洲終是亞洲，非洲終是非洲，是无可如何的事实。以民族論，各洲的民族多是安土重迁，居亞洲的終是亚人为最多，居欧洲的終是欧人为最众。据现在的情势看来，各洲有了小联合，就是各民族直接联合起来造成世界的联邦的第一步。

第二，我主张依各洲的小联合作基础造世界的联邦，实在是为联合便利上起见，承元君替我想的，的确不错。但是承元君說这个答案自然不能成立，我却不敢肯認。就承元君所举那交通上的例子，实在也有商榷的余地。"由小亚細亚到异洲的君士坦丁"固然"不过隔一海峡"，可是亚細亚境內各地方对于欧罗巴境內各地方的关系，不全是小亚細亚与君士坦丁的关系，且除去一个小亚細亚与君士坦丁的关系以外，几全不是这样的关系。"由小亚細亚到同洲的青海、西藏"的关系，固然不如"由小亚細亚到异洲的君士坦丁"的关系较近，但是亚細亚境內各地方間的关系，不全是"由小亚細亚到青海、西藏"的关系，且除去一个小亚細亚与青海、西藏的关系，几全不是这样的关系。若就民情差异的远近說，香港、广州的民情和异洲的欧美相較，与和同洲或同国的蒙古、西藏相較，那个远，那个近，还是一个疑問。那一点远，那一点近，应该分別言之。今古暫置不論，就令承認承元君的說，香港、广州的民情与异洲欧美相近，却与同洲的蒙藏相远。試問亚洲境內，大多数地方的民情对于欧美，都是香港、广州的民情对于欧美的比例嗎？亚洲境內大多数地方間的民情的差异，都是香港、广州与蒙古、西藏的比例嗎？我很願承元君細想一想！

第三，我主张的新亚細亚主义是为反抗日本的大亚細亚主义而倡的，不是为怕欧美人用势力来压迫亚洲民族而倡的。我們因为受日本大亚細亚主义的压迫，我們才要揭起新亚細亚主义的大旗，为亚洲民族解放的运动。亚洲民族解放运动的第一步，是对內的，不是对外的；是对日本的大亚細亚主义的，不是对欧、美的排亚主义的。讀者倘閱过我那篇論文，必都能看出我的意思来。我的意思以为：亚細亚境內亚人对亚人的强权不除，亚細亞境內他洲人对亚人的强权絕沒有撤退的希望。亞細亞境內亚人对亚人的强权打破以后，他洲人的强权自然归于消灭。法国文学博士李霞兒在东京日人所开第三回人类的差别撤废期成会演說："在亞細亞境內有奴隶国的期間，其他亞細亞諸国亦决不是自由国。在亚洲境內有受人輕蔑的国的期間，其他亞細亞諸国亦决不能得人尊敬。諸君眞願得世界的尊敬，諸君不可不使其他亞細亞諸国也为可被尊敬的国。为他日一切亞細亞諸国得自由計，諸君尤不可不先作最初的解放者。束縛他人的，同时自己也受束縛。"这是欧人对日本人的忠告。在他們固然应該这样措辞，在我們只有希望亚人大家起来，扫除大亞細亞主义，破坏大亞細亞主义。这个責任，不只在中国人、朝鲜人身上，凡是亞細亞人——就是觉悟的日本人，——也是該負起一分的。

第四，我的新亞細亞主义，不是"有亲疏差别的亞細亞主义"，乃是"适应世界的組織創造世界联合一部分的亞細亞主义"；不是背反世界主义的，乃是顺应世界主义的。压迫亚人的亚人，我們固是反对，压迫亚人的非亚洲人我們也是反对；压迫非亚洲人的非亚洲人，我們固是反对，压迫非亚洲人的亚人，我們也是反对。强权是我們的敌，公理是我們的友。亞細亞是我們划出改造世界先行着手的一部分，不是亚人独占的舞台。人类都是我們的同胞，沒有我們的仇敌，那么承元君所說"不管旧的不管新的，不管是日本人倡导的，也不管是中国人倡导的，一律要反对"的"有亲疏差别的亞細亞主义"，断断不是我所倡的那新亞細亞主义。設若有方法，比各洲民族先有小联合还捷便，我之主张世界人类普遍的联合，各民族間无亲疏的差别，实不讓于承元君。

第五，我的新亚細亚主义，是"自治主义"，是把地域民族都化为民主的組織的主义，不是"排外主义"，不是"閉鎖主义"。我們相信最善的世界組織都应該是自治的，是民主化的，是尊重个性的。凡欧美的人民在亚細亚境內生活的我們都不排斥。不但不是不讓他們来講公道話，拼且願意与他們共同生活。

第六，我的新亚細亚主义，有两个意义：一是在日本的大亚細亚主义沒有破坏以前，我們亚洲的弱小民族应該联合起来共同破坏这大亚細亚主义；一是在日本的大亚細亚主义既經破毀以后，亚洲全民众联合起来加入世界的組織——假如世界的組織那时可以成立。用承元君的話，我是主张要小孩們把那个大人化成小孩，然后和他在一块平等吃东西，不是主张把小孩們和一个大人放在一块，关起門来吃东西，不是主张請求那个大人讓讓小孩們，和他同吃东西。因为新亚細亚主义是反抗大亚細亚主义而起的，若不破坏大亚細亚主义，新亚細亚主义就沒有意义；大亚細亚主义若不破坏，新亚細亚主义就无从完成。那么"中日陆海軍共同防敌的軍事协定"、"日本人提倡的亚細亚学生会"、"日本人的蒙古的自决"，种种怪現象、詭把戏，都是今日大亚細亚主义下的产物，断断不是新亚細亚主义下的产物。

最后我有两点，须郑重的与承元君相商量的：一，就是不要震于日本的軍国主义、資本主义的势力，輕視弱小民族和那軍国主义、資本主义下的民众势力。世界上的軍国主义、資本主义，都象唐山煤矿坑上的建筑物一样，他的外形尽管华美崇閎，他的基础，已經被下面的工人掘空了，一旦陷落，轟然一声，归于烏有。我們应該在那威势煊赫的中間，看出真理的威权，因而发生一种勇气与确信，敢与他搏战，信他必可摧拉。二，就是我們应該信賴民族自決的力量，去解決一切糾紛，不可再蹈從前"以夷制夷"的复轍。"以夷制夷"這句話里，不但含着許多失败、失望的痛史，并且实在可以表現民族的卑弱耻辱。无論以人制人，虎去狠来，受祸还是一样。就是幸而依人能求苟活，这种卑陋的生活，也終于自灭而已。試看从前的外交陈迹，那样不是这样失败的！最可耻的就是最近青岛之役，所欲"以"的"夷"不可靠賴，就任这一"夷"横行，不敢一作声色。看看比利时以小国而抗强德的例子，能不愧然？到了現在，一般人的心理，还是不脱故轍，并且变相到依外力为靠背，杀残自己同胞的程度了！及今犹不痛自振拔，痛自忏悔，求个自决的途径，真是没有骨力的民族性，不可救葯了！我决不希望苟且偷生于国际詐虞之間、强力相抵之下。因为挟国际猜忌、利权竞争的私心的資本主义、帝国主义，不論他是东方的、欧美的，絶講不出公道話来。世界上无論何种族何国民，只要立于人类同胞的地位，用那真正 Democracy 的精神，来扶持公理，反抗强权的人，我們都認他为至亲切的弟兄。我們情愿和他共同努力，創造一个平等、自由、没有远近亲疏的世界。这是我主张的新亚細亚主义的精神。

1919 年 12 月 12 日

"国民杂志"第 2 卷第 1 号

署名：李大釗

"用民政治"

　　"用民政治"这个名詞，是山西的产物。我看見了他就很以为奇怪。因为在"民治"的国家，有人出来要行"用民政治"，这不但可以令人奇怪，幷且觉着危險万分。可是"用民政治"这个名詞，到底是怎么解釋？用民的人是誰？用民要作什么？我还是不知。我只听他們說"用民政治"就是"道德金錢主义的政治"、只知道这是山西閻錫山氏特別发明，得文治总統头奖的制品。

1919 年 12 月 21 日

"新生活"第 18 期

署名：孤松

工　讀（一）

中国乡村里有句旧話說得很好，就是"耕讀传家"。現在家族制度漸就崩坏，"传家"二字已沒用了，可以改为"耕讀作人"。是一句絕好的新格言。

1919 年 12 月 21 日
"新生活"第 18 期
署名:孤松

工　讀（二）

　　现在世界上的工人运动，都主张缩小工作的时间。从前还主张八小时，现在有主张六小时的了。在我們懶惰的人看来，多以为省出来的时間，只是为休息休息，那知人家工作以外，还要讀書。省出来的时間愈多，就是讀書的时間愈多，使工不誤讀，讀不誤工，工讀打成一片，才是眞正人的生活。

1919 年 12 月 21 日
"新生活"第 18 期

署名：孤松

大 联 合

"五四"、"六三"以来，全国学生已成了一个大联合。最近北京各校教职员也发起了一个联合，对于全国教育的根本和个人的生存权，有所运动。我很盼望全国的教职員，也組織一个大联合。更与学生联合联絡起來，造成一个敎育界的大联合。我很盼望全国各种职业各种团体，都有小組織，都有大联合，立下眞正民治的基础。

1919 年 12 月 28 日
"新生活"第 19 期
署名：孤松

史　观

　　人类的历史，果何自始？曰，不知所自始。果何由終？曰，不知所由終。在此无始无終，奔馳前涌的历史长流中，乃有我，乃有我的生活，前途渺渺，后顧茫茫，苟不明察历史的性象，以知所趋向，则我之人生，将毫无意义，靡所适从，有如荒海茫洋，孤舟泛泊，而失所归依。故历史观者，实为人生的准据，欲得一正确的人生观，必先得一正确的历史观。

　　吾兹之所謂历史，非指过去的陈編而言。过去的陈編，汗牛充栋，于治史学者亦誠不失为丰富資考的資料，然絕非吾兹所謂活泼泼的有生命的历史。吾兹所云，乃与"社会"同質而异观的历史。同一吾人所托以生存的社会，縱以观之，则为历史，横以观之，则为社会。横观则收之于现在，縱观则放之于往古。此之历史，即是社会的时间的性象。一切史的知識，都依他为事实，一切史学的研究，都以他为对象，一切史的紀录，都为他所占領。他不是僵石，不是枯骨，不是故紙，不是陈編，乃是亘过去、现在、未来、永世生存的人类全生命。对于此种历史的解释或概念，即此之所謂历史观，亦可云为一种的社会观。

　　古昔的历史观，大抵宗于神道，归于天命，而带有宗教的气味。当时的哲人，都以为人类的运命实为神所命定。国祉的治乱兴衰，人生的吉祥祸福，一遵神定的法則而行，天命而外，无所謂历史的法则。即偶有重视王者、圣人、英雄、豪杰而崇之以为具有旋乾轉坤的伟力神德者，亦皆認他們为聪睿天賷，崧生岳降，仰托神灵的庇佑以临治斯民。故凡伟人的历史观、圣賢的历史观、王者的历史观、英雄的历史观、道德的历史观、教化的历史观，均与神权的历史观、天命的历史观，有密接相依的关系。后世科学日进，史学界亦渐放曙光。康德之流已旣想望凱蒲拉兒(Kepler)、奈端(Newton)其人者誕生于史学界，而期其发見一种历史的法則，如引力法則者然。厥后名賢迭起，如孔道西，如桑西門，如韋柯，如孔德，如馬克思，皆以努力以求历史法則之发見为己任而終能有成，躋后起的历史学、社会学于科学之列，竟造成学术界一大伟业。厥后德国"西南学派"虽崛起而为文化科学即历史学与自然科学对立的运动，亦終不能撼搖史学在科学的位置，这不能不归功于馬克思諸子的伟业了。

自康德以还，名家巨子努力以求历史法則的发見者，旣已实繁有徒，于是历史观亦衍类多端：有神权的历史观，有宗教的历史观，有道德的历史观，有教化的历史观，有圣人的历史观，有王者的历史观，有英雄的历史观，有知識的历史观，有政治的历史观，有經济的历史观，有生物的历史观，有地理的历史观。将此种种依四种的分类法括而納之：曰，退落的或循环的历史观与进步的历史观；曰，个人的历史观与社会的历史观；曰，精神的历史观与物質的历史观；曰，神敎的历史观与人生的历史观。前者以历史行程的价值的本位为准，后三者则以历史进展的动因为准。以历史行程的价值的本位为准者，或曰，社会的演展乃由昌盛而日趋衰落，或曰，社会的演展乃如循于一环，周而复始，或曰，社会的演展乃由野矕而日躋开明。以历史进展的动因为准者，则曰，史之进展必有动因。至于动因何在，则又言人人殊；或曰，在个人，如英雄、王者是；或曰，在社会，如知識、經济是；或曰，在精神，如圣神、德化、理念是；或曰，在物質，如地理、人种、經济是；或曰，在神权，如天命、神意是；或曰，在人生，如社会的生产方法，或社会的知識程度是。

历史观本身亦有其历史，其历史亦有一定的傾向。大体言之，由神权的历史观进而为人生的历史观，由精神的历史观进而为物質的历史观，由个人的历史观进而为社会的历史观，由退落的或循环的历史观进而为进步的历史观。神权的、精神的、个人的历史观，多带退落的或循环的历史观的傾向；而人生的、物質的、社会的历史观，则多带进步的历史观的傾向。神权的、精神的、个人的、退落的或循环的历史观可称为旧史观，而人生的、物質的、社会的、进步的历史观则可称为新史观。

实在的事实是一成不变的，而历史事实的知識则是随时变动的；紀录里的历史是印板的，解喻中的历史是生动的。历史观是史实的知識，是史实的解喻。所以历史观是随时变化的，是生动无已的，是含有进步性的。同一史实，一人的解释与他人的解释不同，一时代的解释与他时代的解释不同，甚至同一人也，对于同一史实的解释，昨日的见解与今日的见解不同。此无他，事实是死的，一成不变的，而解喻则是活的，与时俱化的。例如火的发明，衣裳的发明，农业及农器的发明，在原人时代，不知几經世代，經社会上的几多人，于有意无意中发見、应用的结果积累而成者。旧史观则归功于半神人的燧人氏、神农氏等。若由新史观以为解释，则必搜其迹寻其因于社会全体的进化，而断定此半神人为荒誕的虚构。又如孔子的生平事迹，旧史观则必置之于天縱的地位，必注意于西狩获麟一类的神話。若依新史观为他作传，则必把此类荒誕神話一概删除，而特注意于产生他的思想的社会背景。所以历史不怕重作，且必要重作。实在的事实，实在的人物，虽如滔滔逝水，只在历史长途中一滴过去，而历史的事实，历史的人物，则犹永永生动于吾人的脑际，而与史观以俱代。依据人生的史观重作的历史，补正了依据神权的史观作成的历史不少；依据社会的史观重作的历史，补正了依据个人的史观作成的历史不少；依据物质的史观重作的历史，补正了依据精神的史观作成的历史不少；依据进步的史观重作的历史，补正了依据退落的或循环的史观作成的历史不少。历史观的更新，恰如更上一层，以观环列的光景，所造愈高，所观愈广。以今所得，以视古人，往往窃笑其愚，以为如斯浅識都不能解。其实知識有限，如隔丛山，过后思之，以为易事，而在当时，则非其时之知識所能胜。譬如奈端，据以发明引力法则的苹果落地的事实，奈端之前，奈端之后，目睹苹果落地者，何止千百万人，而皆莫喻引力之理，今从史实，亦何足异？根据新史观、新史料，把旧历史一一改作，是现代史学者的责任。

中国自古昔圣哲，即习为托古之說，以自矜重：孔孟之徒，言必称尧舜；老庄之徒，言必称黄帝；墨翟之徒，言必称大禹；許行之徒，言必称神农。此风既倡，后世逸民高歌，詩人梦想，大抵慨念黄、农、虞、夏、无怀、葛天的黄金时代，以重寄其怀古的幽情，而退落的历史观，遂以隐中于人心。其或征誅聱詁，则称帝命；衰乱行吟，则呼昊天；生逢不辰，遭时多故，则思王者，思英雄。而王者英雄之拯世救民，又皆为应运而生、天覆天縱的聪明圣智，而中国哲学家的历史观，遂全为循环的、神权的、伟人的历史观所结晶。一部整个的中国史，迄兹以前，遂全为是等史观所支配，以潜入于人心，深固而不可拔除。时至今日，循环的、退落的、精神的、"唯心的"历史，犹有复活反动的倾势。吾侪治史学于今日的中国，新史观的树立，对于旧史观的抗辩，其兴味正自深切，其责任正自重大。吾愿与治斯学者共策勉之。

1920 年

摘自"史学思想史讲义"

署名：李守常

馬克思的历史哲学

哲学者，籠統的說，就是論理想的东西。理想表現于社会上，或謂以全体而为統一的表現，或謂以部分而为对立的表現。主后說者謂理想之对立的表現者，为政治，为法律，为經济，所以社会哲学云者，有人释为論社会的統一的法則性的东西，亦有人释为政治哲学、法律哲学、經济哲学的总称。

把立于經济的基础上的政治法律等社会构造，縱以观之，那就是历史。所以，横以观之，称为社会哲学者，縱以观之，亦可称为历史哲学。具有历史的东西，固不止于政治、法律、經济等，他如学問、道德、美术、宗敎等所謂文化的理想，亦莫不同有其历史。然普通一說历史，便令人想是說社会上的政治、法律和經济。再狭隘一点，只有政治的历史被称为历史，此外的东西似乎都不包括在历史以內。这样子一解释，历史哲学由范圍上說是社会哲学，而由內容上說便是政治哲学，这未免把历史哲学的內容太弄狭了。

今欲論社会哲学与历史哲学的关系，必先明历史的概念和社会的概念；今欲明历史和社会的概念，最好把马克思的历史观略述一述。因为馬氏述其历史观，却关联历史和社会。原来縱观人間的过去者便是历史，横观人間的现在者便是社会，所以可把历史和历史学与社会和社会学相对而比論。

馬克思的历史观普通称为唯物史观。但这不是馬氏自己用的名称。此名称乃馬氏的朋友恩格尔在一八七七年始用的。在一八四八年的"共产党宣言"里和在一八六七年出第一卷的"資本論"里，都有唯物史观的根本原理，而公式的发表出来，乃在一八五九年的經济学批制的序文。在此序文里，馬氏似把历史和社会对照着想。他固然沒有用历史这个名詞，但他所用社会一语似欲以表示二种概念。按他的意思，社会的变革便是历史。推言之，把人类横着看就是社会，縱着看就是历史。喩之建筑，社会亦有基础（Basis）与上层（Uberbau）。基础是經济的构造，即經济关系，馬氏称之为物质的或人类的社会的存在。上层是法制、政治、宗敎、艺术、哲学等，馬氏称之为观念的形态，或人类的意識。从来的历史家欲单从上层上說明社会的变革即历史，而不顾基础，那样的方法不能眞正理解历史。上层的变革，全靠經济基础的变动，故历史非从經济关系上說明不可。这是馬氏历史观的大体。

相对于馬氏的历史观，有一派历史家的历史观。在中国及日本，这派历史家很不在少。他們大抵把历史分为西洋史、东洋史、国史，認以政治为中心縱着考察社会的为历史学。以政治为中心，即是以国家为中心，国家的行动依主权者的行动而表现，故以主权者或关系主权者的行动为中心以研究社会变迁的是历史学。然則馬氏的历史观与此派历史家的历史观其所执以为中心者虽彼此各异，而其于以社会变迁为对面的問題一点可謂一致。

由馬氏的历史观推論起来，以經济为中心横着考察社会的是經济学，同时亦是社会学。那么由此派历史家的历史观推論起来，似乎以政治为中心横着考察社会的，应該是政治学，同时亦是社会学。然于事实上他們并不这样想。他們并不注意政治学、社会学的学問的性質，只認以政治为中心研究社会变迁的是历史学罢了。

今日持政治的历史观的历史家，因为受了馬克思的經济的历史观影响，亦渐知就历史学的学問的性質加以研考。依他們的主張，于历史研究社会的变迁，乃欲明其原因结果的关系。换句話說，历史学亦与自然科学相等，以发見因果法則为其目的。于此一点，与馬氏的历史观实无所異。依馬氏的說，则以社会基础的經济关系为中心，研究其上层建筑的观念的形态而察其变迁，因为經济关系能如自然科学发見其法則。此派历史家，虽在今日，犹以为于馬氏所謂上层建筑的政治关系能发見因果的法則，此点实与馬氏的意見不同。然其以历史学的目的为与自然科学相等，在于法則的发見，则全与馬氏一致。而于此点所受馬氏的影响者亦实不为小。要之，馬克思和今日的一派历史家，均以社会变迁为历史学的对面問题，以于其間发見因果法則为此学目的。二者同以历史学为法則学。此由学問的性質上講，是說历史学与自然科学无所差異。此种見解，结局是以自然科学为唯一的科学。自有馬氏的唯物史观，才把历史学提到与自然科学同等的地位。此等功績，实为史学界开一新紀元。

1920 年
摘自"史学思想史讲义"
署名：李守常

由經济上解释中国近代思想变动的原因

凡一时代，經济上若发生了变动，思想上也必发生变动。换句話說，就是經济的变动是思想变动的重要原因。现在只把中国现代思想变动的原因由經济上解释解释。

人类生活的开幕，实以欧罗細亚为演奏的舞台。欧罗細亚就是欧亚两大陆的总称。在欧罗細亚的中央有一凸地，叫作Table-land。此地的山脈不是南北縱延的，乃是东西橫亘的。因为有东西橫亘的山脉，南北交通遂以阻隔，人类祖先的分布移动，遂分为南道和北道两条进路，人类的文明遂分为南道文明——东洋文明——和北道文明——西洋文明——两大系統。中国本部、日本、印度支那、馬来半島諸国、俾露麻、印度、阿富汗尼士坦、俾而齐士坦、波斯、土尔其、埃及等，是南道文明的要路；蒙古、滿洲、西伯利亚、俄罗斯、德意志、荷兰、比利时、丹麦、士坎迭拿威亚、英吉利、法兰西、瑞士、西班牙、葡萄牙、意大利、奥士地利亚、巴尔干半島等，是北道文明的要路。南道的民族，因为太阳的恩惠厚，自然的供給丰，故以农业为本位，而为定住的；北道的民族，因为太阳的恩惠薄，自然的供給啬，故以工商为本位，而为移住的。农业本位的民族，因为常定住于一处，所以家族繁衍，而成大家族制度——家族主义；工商本位的民族，因为常轉徙于

295

各地，所以家族簡单，而成小家族制度——个人主义。前者因聚族而居，易有妇女过庶的倾向，所以成重男輕女一夫多妻的风俗；后者因轉徙无定，恒有妇女缺乏的忧虑，所以成尊重妇女一夫一妻的习慣。前者因为富于自然，所以与自然調和，与同类調和；后者因为乏于自然，所以与自然竞爭，与同类竞爭。簡单一句話，东洋文明是靜的文明，西洋文明是动的文明。

中国以农业立国，在东洋諸农业本位国中，占很重要的位置，所以大家族制度在中国特别发达。原来家族团体一面是血統的結合，一面又是經济的結合。在古代原人社会，經济上男女分业互助的要求，恐怕比性欲要求强些，所以家族团体所含經济的結合之性質，恐怕比血統的結合之性質多些。中国的大家族制度，就是中国的农业經济組織，就是中国二千年来社会的基础构造。一切政治、法度、倫理、道德、学术、思想、风俗、习慣，都建筑在大家族制度上作他的表层构造。看那二千余年来支配中国人精神的孔門倫理，所謂綱常，所謂名教，所謂道德，所謂礼义，那一样不是損卑下以奉尊长？那一样不是牺牲被治者的个性以事治者？那一样不是本着大家族制下子弟对于亲长的精神？所以孔子的政治哲学，修身齐家治国平天下，"一以貫之"，全是"以修身为本"；又是孔子所謂修身，不是使人完成他的个性，乃是使人牺牲他的个性。牺牲个性的第一步就是尽"孝"。君臣关系的"忠"，完全是父子关系的"孝"的放大体，因为君主专制制度完全是父权中心的大家族制度的发达体。至于夫妇关系，更把女性完全浸却：女子要守貞操，而男子可以多妻蓄妾；女子要从一而終，而男子可以細故出妻；女子要为已死的丈夫守节，而男子可以再娶。就是亲子关系的"孝"，母的一方还不能完全享受,因为伊是隶屬于父权之下的;所以女德重"三从","在家从父,出嫁从夫,夫死从子"。总观孔門的倫理道德,于君臣关系,只用一个"忠"字,使臣的一方完全牺牲于君;于父子关系,只用一个"孝"字,使子的一方完全牺牲于父;于夫妇关系,只用几个"順"、"从"、"贞节"的名辞,使妻的一方完全牺牲于夫,女子的一方完全牺牲于男子。孔門的倫理是使子弟完全牺牲他自己以奉其尊上的倫理;孔門的道德是与治者以絕对的权力,責被治者以片面的义务的道德。孔子的学說所以能支配中国人心有二千余年的原故,不是他的学說本身有絕大的权威,永久不变的眞理,配作中国人的"万世師表",因他是适应中国二千余年来未曾变动的农业经济組織反映出来的产物,因他是中国大家族制度上的表层构造,因为经济上有他的基础。这样相沿下来,中国的学术思想都与那静沈沈的农村生活相照映,停滞在静止的状态中,呈出一种死寂的現象。不但中国,就是日本、高丽、越南等国,因为他們的农业经济組織和中国大体相似,也受了孔門倫理的影响不少。

时代变了! 西洋动的文明打进来了! 西洋的工业经济来压迫东洋的农业经济了! 孔門倫理的基础就根本动摇了! 因为西洋文明是建立在工商经济上的构造,具有一种动的精神,常求以人为克制自然,时时进步,时时創造。到了近世,科学日見昌明,机械发明的结果促起了工业革命。交通机关日益发达,产业规模日益宏大,他們一方不能不扩张市场,一方不能不搜求原料,这种经济上的需要,驱着西洋的商人,来叩东洋沈静的大門。一六三五年頃,已竟有荷兰的商人到了日本,以后 Perry Harris 与 Lord Elgin 諸人相繼东来,以其商业上的使命开拓东洋的門径,而日本，而中国，东洋农业本位的各国，都受了西洋工业經済的压迫。日本国小地薄，人口又多，担不住这种压迫，首先起了变动，促成明治維新，采用了西洋的物質文明，产业上起了革命——如今还正在革命中——由农业国一变而为工业国，不但可以自保，近来且有与欧美各国幷駕齐驅的势力了。日本的农业經济組織旣經有了变动，欧洲的文明、思想又随着他的經济势力以俱来，思想界也就起了絕大的变动。近来 Democracy 的声音震蕩全国，日本人夸为"国粹"之万世一系的皇統，也有动搖的势子，从前由中国传入的孔子倫理现在全失了效力了。

中国地大物博，农业經济的基础較深，虽然受了西洋工业經济的压迫，經济上的变动却不能驟然表見出来。但中国人于有意无意間也似乎了解这工商經济的势力加于中国人生活上的压迫实在是厉害，所以极端仇視他們，排斥他們，不但排斥他們的人，幷且排斥他們的器物。但看东西交通的初期，中国只是拒絕和他們通商，說他們科学上的发明是"奇技淫巧"，痛恨他們造的鉄軌，把他投弃海中。义和团虽发于仇教的心理，而于西洋人的一切器物一概烧毁，这都含着經济上的意味，都有几分是工业經济压迫的反动，不全是政治上、宗教上、人种上、文化上的冲突。

欧洲各国的資本制度一天盛似一天，中国所受他們經济上的压迫也就一天甚似一天。中国虽曾用政治上的势力抗拒过几回，结果都是败辱。把全国沿海的重要通商口岸都租借给人，割讓给人了，关税鉄路等等权力也都归了人家的掌握。这时的日本崛然兴起，資本制度发达的结果，不但西洋的經济力不能侵入，且要把他的势力扩张到别国。但日本以新兴的工业国，驟起而与西洋各国为敌，終是不可能；中国是他的近邻，产物又极丰富，他的势力自然也要压到中国上。中国既受西洋各国和近邻日本的二重压迫，經济上发生的現象，就是过庶人口不能自由移动，海外华侨到处受人排斥虐待，国内居民的生活本据渐为外人所侵入——台湾、滿蒙、山东、福建等尤甚——关税权为条約所束縛，造成一种"反保护制"。外来的货物和出口的原料，課稅极輕，而内地的貨物反不能自由移动，这里一厘，那里一卡，几乎步步都是关税。于是国内产出的原料品以极低的稅輸出国外，而在国外制成的精制品以极低的稅輸入国内。国內的工业都是手工工业和家庭工业，那能和国外的机械工业、工厂工业竞争呢？結果就是中国的农业經济挡不住国外的工业經济的压迫，中国的家庭产业挡不住国外的工厂产业的压迫，中国的手工产业挡不住国外的机械产业的压迫。国內的产业多被压倒，輸入超过輸出，全国民渐渐变成世界的无产阶级，一切生活都露出困迫不安的現象。在一国的資本制下被压迫而生的社会的无产阶級，还有机会用資本家的生产机关；在世界的資本制下被压迫而生的世界的无产阶級，沒有机会用資本国的生产机关。在国内的就为兵为匪，跑到国外的就作劳苦的华工，展轉迁徙，賤卖他的筋力，又受人家劳动阶级的疾視。欧战期內，一时赴法赴俄的华工人数甚众，战后又用不着他们了，他们只得轉回故土。这就是世界的資本阶級压迫世界的无产阶級的現象，这就是世界的无产阶級寻不着工作的現象。欧美各国的經济变动，都是由于內部自然的发展；中国的經济变动，乃是由于外力压迫的結果，所以中国人所受的苦痛更多，牺牲更大。

中国的农业經济，既因受了重大的压迫而生动搖，那么首先崩頹粉碎的就是大家族制度了。中国一切的风俗、礼教、政法、倫理都以大家族制度为基础，而以孔子主义为其全結晶体。大家族制度既入了崩頹粉碎的運命，孔子主义也不能不跟着崩頹粉碎了。

試看中国今日种种思潮運动，解放運动，那一样不是打破大家族制度的運动？那一样不是打破孔子主义的運动？

第一、政治上民主主义（Democracy）的運动，乃是推翻父权的君主专制政治之運动，也就是推翻孔子的忠君主义之運动。这个運动形式上已算有了一部分的成功。联治主义和自治主义也都是民主主义精神的表现，是打破随着君主专制发生的中央集权制的運动。这种運动的发动，一方因为經济上受了外来的压迫，国民的生活极感不安，因而归咎于政治的不良、政治当局的无能，而力謀改造。一方因为欧美各国 Democracy 的思潮随着經济的势力传入东方，政治思想上也起了一种响应。

第二、社会上种种解放的運动是打破大家族制度的運动，是打破父权（家长）专制的運动，是打破夫权（家长）专制的運动，是打破男子专制社会的運动，也就是推翻孔子的孝父主义、順夫主义、賤女主义的運动。如家庭問題中的亲子关系問題、短丧問題，社会問題中的私生子問題、兒童公育問題，妇女問題中的貞操問題、节烈問題、女子教育問題、女子职业問題、女子参政問題，法律上男女权利平等問題（如承繼遺产权利問題等）、婚姻問題——自由結婚、离婚、再嫁、一夫一妻制、乃至自由恋爱、婚姻废止——都是屬于这一类的，都是从前大家族制下断断不許发生、现在断断不能不发生的問題。原来中国的社会只是一群家族的集团，个人的个性、权利、自由都束縛禁錮在家族之中，断不許他有表现的机会。所以从前的中国，可以說是沒有国家、沒有个人、只有家族的社会。现在因为經济上的压迫，大家族制的本身已竟不能維持。而随着新經济势力輸入的自由主义、个性主义，又复冲入家庭的領土。他的崩頹破灭也是不能逃避的运数。不但子弟向亲长要求解放，便是亲长也渐要解放子弟了；不但妇女向男子要求解放，便是男子也渐要解放妇女了。因为經济上困难的结果，家长也要为减輕他自己的担负，听他們去自己活动，自立生活了。从前农业經济时代，把他們包容在一个大家族里，于經济上很有益处，现在不但无益，抑且視为重累了。至于妇女，因为近代工业进步的结果，添出了很多宜于妇女的工作，也是助他們解放运动的一个原因。

欧洲中世也曾經过大家族制度的阶级，后来因为国家主义和基督教的势力勃兴，受了痛切的打击；又加上經济情形发生变动，工商勃兴，分业及交通机关发达的结果，大家族制度遂立就瓦解。新起的小家族制度，其中只包含一夫一妻及未成年的子女，如今因为产业进步、妇女劳动、兒童公育种种关系，崩解的气运将来也必然不远了。

中国的劳动运动也是打破孔子阶级主义的运动。孔派的学說，对于劳动的阶级，总是把他們放在被治者的地位，作治者阶級的牺牲。"无君子莫治野人，无野人莫养君子。""劳心者治人，劳力者治于人。"这些话可以代表孔門賤視劳工的心理。现代的經济組織，促起劳工阶级的自觉，应合社会的新要求，就发生了"劳工神圣"的新倫理，这也是新經济組織上必然发生的构造。

总結以上的論点：第一，我們可以晓得孔子主义（就是中国人所謂綱常名敎）并不是永久不变的眞理。孔子或其他古人，只是一代哲人，决不是"万世师表"。他的学說所以能在中国行了二千余年，全是因为中国的农业經济沒有很大的变动，他的学說适宜于那样經济状况的原故。现在經济上生了变动，他的学說，就根本动搖，因为他不能适应中国现代的生活，现代的社会。就有几个尊孔的信徒天天到曲阜去巡礼，天天戴上洪宪衣冠去祭孔，到处建筑些孔教堂，到处传布"子曰"的福音，也断断不能抵住經济变动的势力来維持他那"万世师表"、"至圣先师"的威灵了。第二，我們可以晓得中国的綱常、名教、倫理、道德都是建立在大家族制上的东西。中国思想的变动就是家族制度崩坏的征候。第三，我們可以晓得中国今日在世界經济上实立于将为世界的无产阶级的地位。我們应該研究如何使世界的生产手段和生产机关同中国劳工发生关系。第四，我們可以正告那些鉗制新思想的人，你們若是能够把现代的世界經济关系完全打破，再复古代閉关自守的生活，把欧洲的物质文明、动的文明完全扫除，再复古代静止的生活，新思想自然不会发生。你們若是无奈何这新經济势力，那么只有听新思想自由流行，因为新思想是应經济的新状态、社会的新要求发生的，不是几个青年憑空造出来的。

1920 年 1 月 1 日

"新青年"第 7 卷第 2 号

署名:李大钊

由縱的組織向橫的組織

從前的社會組織是縱的組織，現在所要求的社會組織是橫的組織。從前的社會組織是分上下階級豎立系統的組織，現在所要求的社會組織是打破上下階級为平等联合的組織。從前的社會組織是以力統屬的組織，現在所要求的社會組織是以爱結合的組織。

例如政治，從前是以君綱臣，以官治民，以中央統馭地方，是縱的組織。現在民众联合起来，为橫的組織，以推翻君主官吏的势力，各地方联合起来，抗制中央集权。

次如經济，從前是以富佣貧，以資主掠夺勞工，以地主奴役佃戶，是縱的組織。現在勞工階級、无产階級联合起来，为橫的組織，以反抗富权阶级、资本阶级。

次如社會，從前是貴勞心者，賤勞力者；貴君子，賤野人；貴閥閱，賤平民；貴男性，賤女性，是縱的組織。現在勞力者階級联合起来，为橫的組織，以反抗勞心者阶级，野人階級反抗君子階級，女性階級反抗男性階級。

次如家族，從前是以家长统治家屬，以父兄统治子弟，以夫綱妻，是縱的組織。現在子弟要脫离家长的势力，妻要脫离夫的势力，离开家庭，加入青年团体、妇女团体，就变为橫的組織了。

这个变动的主因，就在經济上有了变动。從前的經济組織是縱的組織，所以其他一切社会組織也都随着他是縱的組織。現在的經济組織，正在向变为横的組織方向进行，所以其他一切社会組織也都随着他向横的組織方面进行。

看現今世界的趋势，縱的組織日見崩坏，横的組織日見增多扩大，就是中土各种民众的自治联合，也从此发軔了。将来学生有学生的联合，敎职員有敎职員的联合，商界有商界的联合，工人有工人的联合，农民有农民的联合，妇女有妇女的联合，乃至各行各业都有联合，乃至超越国界种界而加入世界的大联合，合全世界而为一大横的联合。在此一大横的联合中，各个性都得自由，都是平等，都相爱助，就是大同的景运。

在縱的組織中，被压服在下級地位的个性，都为自居于上級地位者所束縛、踐踏、屈抑、凌虐，下級的个性完全供上級的牺牲。有了横的組織以后，下級的个性才得依互助的精神，团成一大势力，以反抗縱的組織中的有力阶級，回复他們个性的权威。由此看来，我們的解放运动就是打破縱的組織的运动，我們的改造运动就是建立横的組織的运动。

縱的組織的基础在力，横的組織的基础在爱。我們的至高理想在使人間一切关系都脫去力的关系，而純为爱的关系，使人間一切生活全不是爭的生活，而純是爱的生活。

1920 年 1 月 15 日
"解放与改造"第 2 卷第 2 号
署名：守常

低級劳动者

有一种自命为紳士的人說:"智識阶級的运动,不可学低級劳动者的行为。"这話很是奇怪。我請問低級高級从那里分別?凡是劳作的人,都是高尙的,都是神圣的,都比你們这些吃人血不作人事的紳士、賢人、政客們强得多。

1920年1月18日
"新生活"第22期
署名:孤松

整頓学风

"五四"以来，学界的自由思想风起云涌。有些卑鄙无良的人，觉得这种思想的变动，终于他們作恶的生活不甚方便，乃妙想天开，說要整頓学风。我說：你們胆子好大，居然要整頓超越一切的思想了！好！我且看你們整頓的結果如何！

1920 年 1 月 18 日
"新生活"第 22 期

署名：孤松

"特别体恤"

傅嶽棻复北大校长論薪水发現事的信里，有一句"特别体恤"的話。这全和那"开导……"的話是同一口吻。我现在奉劝傅先生！教职員的精神上知識上比你丰富的多，恐怕你老先生配不上說开导他們呢！他們劳精瘵口，教育这一班青年，很辛苦的。公家給的薪水，是他們高尚劳作的代价，是他們当然的权利，誰配对他們說"体恤"的話！国家銀行发出的紙币不能兌现，他們忍受了好几年了。他們真是"特别体恤"了你們！

1920 年 1 月 25 日

"新生活"第 23 期

署名：孤松

知識阶級的胜利

"五四"以后，知識阶級的运动层出不已。到了現在，知識阶級的胜利已經漸漸証实了。我們很盼望知識阶級作民众的先驅，民众作知識阶級的后盾。知識阶級的意义，就是一部分忠于民众作民众运动的先驅者。

1920 年 1 月 25 日
"新生活"第 23 期

署名：孤松

精 神 解 放

现在是解放时代了！解放的声音，天天传入我們的耳鼓。但是我以为一切解放的基础，都在精神解放。我們觉得人間一切生活上的不安不快，都是因为用了許多制度、习慣把人間相互的好意隔絕，使社会成了一个精神孤立的社会。在这个社会里，个人的生活无一处不感孤独的悲哀、苦痛；什么国，什么家，什么礼防，什么制度，都是束縛各个人精神上自由活动的东西，都是隔絕各个人間相互表示好意、同情、爱慕的东西。人类活泼泼的生活，受慣了这些积久的束縛、隔絕，自然漸成一种猜忌、嫉妒、仇视、怨恨的心理。这种病的心理，更反映到社会制度上，越颜加一层黑暗、障蔽，把愉快幸福的光华完全排出，完全消灭。这种生活，我們岂能长此忍受！所以我們的解放运动第一声就是"精神解放！"

1920 年 2 月 8 日
"新生活"第 25 期
署名：孤松

好一对兄弟国家

中国的最高学府，闹过新旧思想的冲突，现在日本的最高学府，也闹新旧思想的冲突。中国的学生和警察格斗，日本的学生也和警察格斗。中国和日本眞正是兄弟国家！可是军阀的兄弟，财阀的兄弟，官僚的兄弟，曲学阿世的兄弟，他們已經亲亲热热的在那里携手或作同一步骤向同一方面走；独有那心地純净的老农、工人，一班老实兄弟們，和那天眞烂漫的青年学子，一班小兄弟們，还不知道互相携手，还在甘心作军阀学究的奴隶，反对自己的兄弟。嗳！你們到什么时候才觉悟呵！

1920年2月8日

"新生活"第25期

署名:孤松

"五一" May Day 运动史

(一)

大凡一个纪念日，是吉祥的日子，也是痛苦的日子，因为可紀念的胜利，都是从奋斗中悲剧中得来的。"五一"紀念日也是如此。

"五一"紀念日，是一日工作八小时的运动胜利的紀念日。他的起源，是一八八四年十月七日在芝加角（Chicago）所开国际的并国民的八大联合（Union）大会里，决議以每年五月一日为期，举行以一日工作八小时制度实行为目的的示威运动——总同盟罢工，指定一八八六年的五月一日为第一回示威运动的日子。参与这次决議的，不只是美国，坎拿大也在其中。

这个运动，是因为政府屡次揚言改善劳工条件而不实行起来的。民众知道，希望不誠实的政府是絕望的事，要想达到目的，非靠自己努力不可，乃决定排去一切向人請願的行动，对于資本家取直接行动，以图收預定的效果。所以"五一"紀念日，是由民众势力集中的协同团体涌现出来的。他的起源，全在劳工組合主义；他的发起人等的志向，全在毫不带政治臭味的純粹經济运动。

一八八五年，由十一月至十二月間，差不多同时开会的劳工組合（Knight of Labor，一八三四年在美国发生的）会，并美国劳工同盟会的大会,决议使八小时工作运动愈盛,全国劳工以翌年五月一日为期向雇主要求八小时工作,万一不听便断然罢工,从那一日起决不作八小时以上的工。这个运动,从这时直到翌年五月一日,继续着进行很猛。

他们的运动那样猛烈,有许多的雇主,不到五月一日那一天,就屈服了。一八八六年的四月中旬以降,已竟有出和从前一样的工钱、实行八小时工作的不少了。

一八八六年的五月一日到了!美国全国所有从事于各种职业的工人,都停了工,合声唱着

"从今以后,一个工人

也不可作八小时以上的工作!

工作八小时!

休息八小时!

教育八小时!"

的歌,在街市上游行。

这回运动的结果,居然获得可惊的胜利。五月一日以后,不过数日间,已有十二万五千人得了八小时运动的成功。一个月后,成功的人数,增加到二十万。

一八八六年的五月一日,这样成了全美劳工大胜利的纪念日。

美国还有一个劳动节,就是 Labor Day,每年九月的第一个星期一日举行。但这是法定的纪念日,和那特别与八小时工作运动有关系的劳工自决得了胜利的"五一"纪念日迥乎不同。

（二）

　　"五一"紀念日为欧洲劳工团体所采用，是在一八八九年在巴黎开会的万国社会党大会里决定的，因为他在美国得了很大的成功，給欧洲劳工界以很大的刺激，使他們信欧美两大陆一致的大示威运动必定有更大的效果。

　　一九〇〇年的"五一"紀念日，欧美各国大小无数的工业都市，一齐起来举行这个大运动。倫敦海德公园里的大示威运动，与会的总数，不下二十五万人，設了演坛十六处，为二十年来未曾有的大示威运动。

　　是年所开的第五次万国社会党大会，議决此后每年繼續不断的在五月一日举行这种大运动。

　　一九〇四年，在益士鉄尔丹所开的第六次万国社会党大会，最后的一天，也議决了每年五月一日的停工和示威运动。也有在五月的第一星期日举行的国，但是普通以五月一日举行的为多。

　　一九〇六年，万国社会党本部刊行一本小册子，題目"五月一日万国联合示威运动"。这是用英、德、法三国語写的，内容就是八小时工作权的获得，訴于万国工人的宣言，节录于下：

　　"万国社会党择定五月一日为有阶级的自觉的万国工人停工举行示威运动的日子。

　　这个示威运动是对于資本家制度的定期警告，劳工阶級拿这个表明他們要求解放的确切信念，并且宣言这个信念决不能被象国际战争那样的誘惑和迷乱。

　　这个統一的运动，是万国平民一致结合始能获得胜利，始能使劳工阶級賦与平和与自由于全世界的事情。

各国团结的劳工，以法定的最长工作时间限于一日八小时，为自己阶级解放的根本条件之一，相信依劳工组合的活动和立法的手段能取得之。（中略）

产业愈发达，结果愈使工人结合，工作剧重，生产状态单一，因而作成使工作时间的限制有越发必要，越发容易的倾向。

八小时工作，可作给劳动力以新活气，防止人种衰弱，并使平民大多数入人类知識的生活的手段。这个道理，如今越发明白了。（中略）

我們希望工人們参加这迫切的示威运动以求实现此希望的意思更加巩固。

于五月一日停工啊！

于五月一日举行示威运动啊！

祝福劳工啊！”

由是以来，美欧各国的工人，年年在五月一日举行示威运动。資本家阶級都战战兢兢的过他們的厄日。到一九一四年，大战勃发，劳工阶級解放的信念，一时遭了爱国主义馬蹄的蹂躏，各国社会党多有为爱国的狂潮所卷而效忠于資本家政府之前的。大规模的“五一”运动似乎一时中止，可是有少数信念最篤的志士，仍然利用那一天举行休战的示威运动。一九一六年德国社会党首領李卜奈西特（Karl Liebknecht）的被捕入獄，就是因为他的“五一”宣言和演說。关于此事的始末，本志另有专篇紀述，我只把他的“五一”宣言，譯在此处罢了。

李卜奈西特的“五一”宣言（May Day Manifesto）：贫困和灾难，需要和饑饉，正在管治着日耳曼、比利时、波兰和塞尔維亚。他們的血，帝国主义的凶鬼正在吮吸，他們好象大坟墓。全世界，很受贊美的欧洲文明，被此次世界大战造出来的荒乱剝落尽了。

那些由战爭获利的人們，将要同合众国战。或者明天他們便命我們用那无情的武器，去敌我們同胞中的新群合，去敌我們合众国的劳工好友，也攻打美洲起来。我們应該仔細思量这件事；限于我們日尔曼民族不站起来，不用那由自己意思指导的势力，这个民族的暗杀仍将繼續不已。千万人的声音都高叫：“打破无耻的灭人族类的政策！推倒那些犯此罪行的祸首！”我們的仇敌，不是英国人，不是法国人，也不是俄国人；是那大日尔曼的地主，是日尔曼的資本家，和他們的执行委員会。

前进！我們要同这政府战！我們要同这一切自由底不共戴天的仇敌战！我們要为凡是劳工阶级将来的胜利战！为人类和文明的将来战！

工人們！朋友們！女界同胞們！切不可令这次的“五一”紀念日——战爭以来的第二个“五一”紀念日——一点不反抗帝国主义的屠戶，就空空过去了。“五一”这一天，我們要万众同声的高叫：“扫蕩灭亡民族的罪恶行为！推倒那些主战的祸首！”

一九一八年，俄京莫斯科的“五一”紀念日更是一个盛典。因为那一天是劳农共和組織成立后的第一紀念日，是举行馬克思銅象除幕式的紀念日，接着五月五日又是馬克思誕生百年的紀念日。

(三)

"五一"这一天，劳工阶级固然得了很多的收获，但是也曾出了很大的牺牲。一八八六年的芝加角 (Chicago) 悲剧，就是一段极惨的事件。

在一八七七年的时候，美国諸大城市充满了多数失业的工人，芝城更是不少。那里的国际社会党人，召集了多次的群众大会，他們的宣传运动很得这一班贫苦工人的信从。一八八四年的感謝节 (Thanksgiving Day, 普通是在十一月中最后的星期四日)，他們举行了一次游街示威运动。芝城 The Arbeiter-Zeitung, The Vorbote, The Fackel, The Alarm 諸报，都鼓吹工人赶快武装起来。有一位 Most 君，編了一本小册子，题为"战爭底革命科学" (Revolutionary Science of War)。許多报館，把他重印出来，传布很广。

自从一八八四年决議以一八八六年的五月一日为八小时制实行的日子，美国全国的工人都起来参与这激烈的运动。芝城的运动更是猛烈。一八八五年，八小时会由 George A. Schilling 君及其他有志者的提議，組織成功。职工会議 (The Trade and Labor Assembly)，是芝城中最有組織的劳工团体的中心，也立刻整飭了陣容，准备作战。中央劳工联合会 (The Central Labor Union) 也接踵而起。

芝城的国际社会党人，最初对于这种运动，还守中立的态度，后来看见八小时运动得了大部分的同情，而且成了劳工界的中心問題，他們才渐渐变了宗旨，起来助进这个运动。象 Parsons, Spies, Fielden, Schwab 等一流雄辯家，都在八小时集会里作了說士，很受欢迎。他們大都劝說工人預备在五月一日那一天武裝起来。

是年的"五一"运动，芝城的工人，达到八小时工作的目的者，占大多数，但那没有达到目的者，还有四万人左右。他們只得繼續着同盟罷工，以图貫彻他們的要求。最激烈的紛扰，实起于 McCormick 农具制造厂罷工的工人。他們由二月間已竟被迫出厂，因为厂主雇来三百多武裝偵探，保护那班破坏罷工同盟的工人，雇主和工人間的战斗益烈。五月三日的早晨，罷工的工人在 McCormick 工厂附近，集合了一个群众大会，討論回复工作的平和条件。Spies 君出头演說，会場的光景却很平静。不意 McCormick 工厂的鈴忽然响了，那些破坏同盟的工人出现了。有約一百五十人的群众，动了怒气，离开大会，向那些破坏同盟的工人面前进发。双方相見，就大起冲突，巷战起来，互以石子擲击。警察看势不佳，便去急打电话。不多时，一个巡官的馬車飞过街市而来。又不多时，有七十五名警察，步行随着那輛車子走来。还有四五輛巡官的馬車，在警察后面。这些巡官一被他們用石块抛击，便向群众开枪乱打。无辜的男、女、兒童，受伤的很多。

民众非常激怒了。Spies 君急忙回到 Arbeiter—Zeitung 报館，草了一篇对于芝城工人的宣言。后来人叫这做"复仇檄文"，因为这宣言的首句，就是"复仇！"劝工人們起来报他們同胞惨遭杀戮的仇。这篇宣言印了五千份，用英文和德文写的，分布各街。

次晚，在 Haymarket 地方又召集了一个群众大会，追悼他們惨遭杀戮的工界朋友。到会的約有二千人，Spies, Parsons,

Fielden 諸君，都有演說。

这次集会，官府在白天并沒有干涉。到了晚十点鐘的时候，芝城市长 Harrison 氏离了会场，这个会議实际上已竟算是閉会了。因为眼看着云气低重，有大风雨将至的样子，至少有三分之二都散去了，只剩下数百人，Fielden 君还在那里给他們演說。演了十余分鐘，就有一百七十六名警察，由 Ward 大佐督队，急奔这一部分余众而来，严令解散。Fielden 君答复說，这个集会是很平和的，并沒有什么危险。在这个时候，忽然由一个附近的小路，擲进来一个炸弹，正落在第一个警士和第二个警士的中間，轟然炸裂，发出可怕的声响，炸毙一个警士，受伤的很多。双方立刻开枪乱射，延到两分鐘之久，沒有間断。結果警察方面，死了七人，伤了約六十人；工人方面，死了四人，伤了約五十人。

抛炸弹的人到底是誰呢？这是一个大疑問。有一位 Rudolph Schnaubelt君，是Schwab君的妻兄弟，他当时很受嫌疑。Haymarket 悲剧发生以后，他便即时逃走了。可是他在欧洲报紙上，却屡次声明，他和这事沒有关系。此外还有两說，亦頗盛传：一說謂这个炸弹是平日为警察所陷害的人的亲友放的，是为报复私仇。又一說謂当时八小时运动很占势力，所以官府使人暗擲炸弹，以便得所借口，好把这一班指导这个运动的中心人物一网打尽。从法庭审判此案故意罗織很不公平看起来，似乎最后一說也頗可信。

事实縱然如此，但是反对党到底要把这桩罪案栽到社会党人身上，于是所有的工人会都被解散，Arbeiter--Zeitung 报館也受警察严重的检查，Haymarket 大会中发言的人和 Arbeiter—Zeitung 报館印刷部編輯部中的重要分子，都被逮捕。五月十七日預審陪審官以投擲炸弹炸死警察 M. J. Degan 的罪状，控告 August Spies, Michael Schwab, Samuel Fielden, Albert R. Parsons, Adolph Fischer, George Engel, Louis Lingg, Oscar W. Neebe, Rudolph Schnaubelt 和 William Seligar 等十人。除 Schnaubelt 在逃，Seligar 以告密免罪外，其余八人均付審訊。

審訊的手續既不合法，証据也不充分，并且有伪造的嫌疑。任被告人若何申辯，律师若何辯护，法官終是不睬。因为他們早有成見，此案不过是一个口实。有人說都是他們作出来的恶剧。到了八月二十日，判决書下了。Spies, Schwab, Parsons, Fielden, Fischer, Engel, Lingg 七人判了死刑，Neebe 十五年监禁。他們到州高級法庭去上告，仍然認可原判；到合众国高級法庭控訴，他們說没有审理此案的审判权，却之不理。山穷水尽，只剩下了一条路：就是請求政府特赦，或减刑。有的被告取了这个方法，結果只把 Schwab, Fielden 两人减为終身监禁，Lingg 仰藥自尽，Spies, Parsons, Fischer, Engel 于一八八七年十一月十一日惨遭絞刑。他們死义的时候，都很悲壮。Spies 君当那絞繩放在頸上的时候，有一句临終的宣言，說"我們在坟墓中的沉默比我們的演說更能动人的时候快来了"。Parsons 的最后一句話，是"讓民众的声音得被听見"。Fischer 的死状，尤其壮快，他以踊跃的跳步，光明的顔色，上了断头台，高呼"这是我一生最快的一刹那"。这样构成了这一段冤獄！

过了六年，John P. Altgeld 被选为 Illinois 州长，冒許多困难，精查此案的眞相，得到他們八人确实无罪的証据，才把还在生存的 Fielden, Neebe, Schwab 三人释放出来，并声告当时审理此案的检查官、审判官、警官等以贿賂关系同谋捏造証据的种种事实。这段冤狱算是得了昭雪。但是死者已矣！他們的牺牲的精神，冤枉的罪案，只有引起后人的同情罢了！

我再把这八位悲剧中的人物的略传，紀在下面：

August Spies，那时才三十一岁。生于德国，一八七二年移居到美国。一八七七年为社会工党（Socialist Labor Party）的会員。他曾作过实业經理人，后来在 Arbeiter—Zeitung 报充当編輯長，直到他被捕的时候。社会革命俱乐部成立，他便加入这种运动。他是馬克思派的学者。用英、德文作文，都是一样的。在八人中是最有学識的人。

Albert R. Parsons，一八四四年生于美国 Alabama 州Montgomery 地方。十五岁时曾习排字术。南北战爭时，曾在南部联盟方面当过兵役，但他在一八六八年刊行一种报纸，专鼓吹保障有色人种的权利，因此頗招他的亲底嫉恨。一八七五年，加入社会民主工党（Social Democratic Labor Party）。一年后又組織芝加角劳工組合的織工会議，他是首先加入一八八〇年社会革命运动的一个人。一八八四年后，发刊 The Alarm 报。他是一个有辯才且有魔力的說士，是一个有才能的組織家。由一八七五年至一八八六年間，他曾在群众大会里演說过不下一千次。他为組織社会工党（Socialist Labor Party），后又为組織万国工人会（International Working-people's Association），奔走各处，足迹遍十六州。

Michael Schwab 的才能，比 Spies, Parsons 的才能略逊，但他也是一个受过良教育的德国人。年三十三岁，被捕时来美巳八年了。那时他正輔助 Spies 作編輯部員，他虽不是創造的作者，却也很明通，演說也很畅利。他所以于劳工运动很有影响的原故，全在他那对于劳工阶级利益伟大的热心，无限的献身。

George Engel，是八人中最年长的。一八三六年生于德国 Kassel 地方。艰难困苦的生涯，使他养成了一种惨厉的精神。他酷恨这现在的社会，是原于个人的感情，不是社会哲学的结果。他一到美国，便加入社会改造的运动，为一最热心的献身者。

Louis Lingg，年只二十二岁，是一个笃诚狂热的社会运动者。

Samuel Fielden，一八四七年生于英伦，当过织工、车夫，并是一个辞职的 Methodist 宣教师。他的社会主义的知识，大部分得自报章上的论述和公开的讨论。他的演说，直截了当，也有雄辩的煽动的气味，群众很欢迎他。

Adolph Fischer 比 Lingg 长两岁，生于德国，十五岁时移居美国。他的社会主义的教育受自他的父母。他被捕的前数年才倾信无政府主义，是一个百折不挠的社会运动家。

Oscar Neebe，一八四九年生于纽约，一八六六年来芝加角居住。从那时以后，就和各方面劳工运动发生关系。他曾当过一回国民劳工联合的代表，后来加入社会工党和万国工人会。他未曾作过无政府党人的宣传运动，始终在工联运动上尽力。在一八八六年的八小时运动中，也占首要的地位。

（四）

法国的"五一"纪念日，也曾受过鲜血的洗礼，染印在他的历史上。

一八九一年四月下旬，礼路地方的织物工业中心地雇有二万多工人的福尔梅市，起了同盟罢工的风潮。一直延到"五一"

紀念日，还没有平息。

欧洲旧俗，五月一日本来是一个令节。是日，士女都出游野外，摘取鲜花，欢欣歌舞。这一天福尔梅市的青年男女，也結队成群的出游原野，拿美丽的花，裝飾在身上，笑語而归。

忽然满街起了杀气，軍警和工人起了冲突，把工人捕去了数人。出游回来的青年士女，看見軍警暴乱的样子，很是憤慨，便一齐唱着悲壮的歌，喧譟起来。在前引道的，是一双青年男女：女年十八岁，名叫瑪利亚·卜倫德，手拿着一枝白桑茶西花；男年十九岁，名叫多孟德·季洛特，手拿着三色旗。民众幷沒有什么武器，不过空声騷动罢了。

軍警的指揮官，再三用刀枪袭击群众，結果只是增加他們的憤慨，愈加激昂起来。軍官又发开枪的命令。按法国的法律，在这个时候，必須击三次大鼓，以为开枪的警告，乃軍官不守法律遽发枪击的命令，实在是违法的行为。

在这次非法的暴行之下，死了九人，伤了二十四人。也有在咖啡店里吃飯的客中流弹而死的。那引导群众的一双青年男女，一个血濺着三色旗，一个血濺着白桑茶西花枝，都作了这次血祭的牺牲，此外还有少女三人，青年男子四人，听說其中还有一个年才十岁的小孩。

这一天在塞奴的都市苦里西，官吏对于民众也有虐杀的事情。

苦里西的电报局員，早起把赤旗带在胸前，不多时就被警官夺去了。午前，工人成群結队的等候着演說的机会，直到正午，沒有什么事情发生，可是警探已竟布满了街衢。

午后二时，鲁法罗呵的同志团体，忽然涌入苦里西；他們要以自由独立的意气纪念这个日子。

他們高呼着"自由万岁"，在街上游行，和警官小有冲突。

他們以后又进到一个酒店里，高声合唱工人解放的歌。警察署长聞而大怒，发令袭击酒店。警官或用刀或用手枪，直奔酒店，汹汹而来，工人乃不得不出于正当防卫。結果警官方面，伤了六人，暫行退却。

于是又为第二次的袭击。这回警官得了胜利，工人大部分逃去，只捕住狄侃、达尔达尔、鲁菲优三人。

三人的裁判，过了四个月才确定了。检察官要求死刑，但陪审官很公平持正，判决鲁菲优无罪，达尔达尔三年监禁，狄侃五年监禁。

最近一九一九年的"五一"紀念日，法国巴黎也曾起了骚动。是日巴黎市民照例举行大示威运动，参加者多系少年，幷且有外国人很多。午后，军队和群众发生了大冲突，军队遮断群众前进的道路，群众拚命冲破警戒綫，消防队欲用水龙击散群众，群众仍悍然前进，警察用棍棒乱打。群众过 Opera House 前，齐呼"推倒政府"。入夜形势更险，骑兵和群众又大冲突，群众用手枪自卫，死十八岁少年一人，警察受伤的四百二十三人，其中受重伤的二百五十人。这一天巴黎全市罢工，又值阴雨，光景更觉凄惨。

（五）

我写了这一段"五一"运动史，不禁起了好些感想。现在把他写出来，作本文的結論。

二、三年前，"劳动"杂志上有过一个题目："不入支那人清梦之五月一日"。那时中国人对于这"劳工神圣"的纪念日,何等淡漠! 到了去年,北京"晨报"在五月一日那一天,居然出了一个"劳动节"纪念号,一般人才渐渐知道这个纪念日的意义。到了今年,不但本志大吹大擂的作这"五一"祝典,别的同志的同业同声庆祝的,也有了好几家,不似从前那样孤零落寞了! 可是到了今天,中国人的"五一"纪念日,仍然不是劳工社会的纪念日,只是几家报馆的纪念日;中国人的"五一"运动,仍然不是劳工阶级的运动,只是三五文人的运动;不是街市上的群众运动,只是纸面上的笔墨运动。这是我们第一个遗憾!

"五一"运动的历史,胚胎于八小时工作问题,已如上述。去年华盛顿的劳工会议,对于工作时间问题,居然规定了下列四项:

甲、一日八时间,一星期四十八时间。

乙、只有在特别紧急的时候,才准有法定时间外的作工。

丙、法定时间外的作工,须另加百分之二十五的工银。

丁、关系法定时间外的作工,有工人团体的地方,须与工人团体协议。此协议的结果有法律上的效力。无工人团体的地方,由政府决定。

以上四项都是确定八小时工作制的规定,不能不说是这次劳工会议一件很大的成绩了。可是这个成绩,是三十年来工人依自己阶级直接行动的努力早已得到的。"五一"运动已经发生了一种新意义。英美的工人,早已更进一步,作"六小时""三十六小时"的运动了。劳工会议的规定,还只是先进国劳工依自己阶级的努力已经获得的收获,或其以下。难怪意大利和别国的工人代表灰心失望! 这是我们第二个遗憾!

华盛顿劳工会议的成绩，虽然不能满足我们的希望，然而要他那四项——适用到我们的劳工社会来，我们那些苦工人也许可以得享些幸福。谁知中国和日本、印度等国，又被他们认作特殊国除为例外了！那关于日本、印度等国的，我且不提，单把那关于中国的特殊规定写在下面：

甲、每星期休息一日。

乙、以一日十时间一星期六十时间为原则。对于不满十五岁的人，以一日八时间一星期四十八时间为原则。

丙、对于使用百人以上的工场，适用工场法。

丁、在各国租界内，亦适用同一规定。

再让一步，就是这种特殊规定果然能够实行，也未始不是这一班苦人的幸福。无奈他们的愚昧，真是可怜！就是这个，他们也不知道起来设法使他实行。这是我们第三个遗憾！

我们在今年的"五一"纪念日，对于中国的劳工同胞，并不敢存若何的奢望，只要他们认今年的"五一"纪念日作一个觉醒的日期。

我们在今年的"五一"纪念日，对于世界的劳工同胞希望很大。希望他们由"八小时""四十八小时"的运动，到"六小时""三十六小时"的运动，给"五一"纪念日加一新意义，为"五一"运动开一新纪元。

我们最后对于"五一"纪念日的自身，希望他早日完成那"八小时"运动的使命，更进而负起"六小时"运动的新使命来。

起！起！！起！！！劬劳辛苦的工人！今天是你们觉醒的日子了！

我这篇纪述，是根据下列诸书作成的：

1. Morris Hillquit——History of Socialism in The United States. P. 209—221

2. "解放"創刊号山川菊荣著"五月祭与八时間劳动的話"

3. "改造"大正八年九月号新妻伊都子著 "致不真面目的劳动論者"和山川菊荣著"答新妻氏"

4. Karl Liebknecht——The Future belongs to The People. P. 126—128

1920 年 5 月 1 日

"新青年"第 7 卷第 6 号

署名: 李大釗

亚細亚青年的光明运动

今日亚細亚諸民族的青年运动，皆是由黑暗向光明的运动。

中华青年的反抗强权运动，日本青年的普选运动、劳工运动，朝鲜青年的自治运动，表面上、形式上虽有不同，且有互相冲突的地方，而精神上、实質上皆本于同一的精神，向同一的方向进行。

亚細亚青年的改造运动，既有相同的渊源，又在同一的方向进行。亚細亚的青年，就該打破种族和国家的界限，把那强者阶級給我們造下的嫌怨、隔閡，一概抛去，一概冲开，打出一道光明，使我們亲爱的兄弟們，在眞实的光辉之下，开誠心，布公道，商量一个共同改造的方略，起一个共同改造的运动，断不可再受那些特权阶級的愚弄、挑拨、隔閡、遮蔽。中华的青年应該和全亚細亚的青年联成一大同盟，本着全亚改造的方針，发起一联合大运动。

我們画出亚細亚来，不是要分什么黄白人种的界限，只是提出我們所居的世界的一部分，作为一个改造的区域，就是远东的俄罗斯青年，也該包括在亚細亚青年以內。

亚細亚的权力中心，集中在日本的軍国主义、資本的侵略主义，是不可掩的事实。亚細亚青年的解放运动、改造运动、光明运动，自然要从破坏亚細亚境內的軍国主义、資本的侵略主义下手,也是自明的道理。

请看！在朝鲜境内造成民族的仇怨、施行残忍的政治的是什么东西？在西伯利亚造成民族的仇怨、演成民族的战争的是什么东西？在中华大陆造成民族的仇怨、酝酿未来世界的战争的是什么东西？不用说，是日本的军国主义、资本的侵略主义了。要想扫除这些怨仇、祸患，全亚细亚的青年都该负重大的责任。

日本人说，中华的学生运动是排日运动，我们固然不能承认；中华人说，中华的学生运动，是爱国运动，我们也不能承认。我们爱日本的劳工阶级、平民、青年，和爱自国或他国的劳工阶级、平民、青年一样诚挚，一样恳切。我们不觉得国家有什么可爱的道理，我们觉得为爱国去杀人生命，掠人土地，是强盗的行为，是背人道反理性的行为。我们只承认中华的学生运动，是反抗强权的运动。

最近俄罗斯劳农政府，声明把从前罗曼诺夫朝从中华掠夺去的权利一概退还，中华的青年非常感佩他们这样伟大的精神。但我们决不是因为收回一点物质的权利才去感谢他们的，我们是因为他们能在这强权世界中，表显他们人道主义、世界主义的精神，才去钦服他们的。假使日本的人民，一旦声明承认朝鲜民族的自由，我们的欢欣，我们的钦佩，比对于劳农政府的对华通牒，还要增加十倍。因为这个精神，和俄人的精神一样伟大；这个事实，影响于人类生活更要重大。

我们相信人类都有劳动权，都有生存权，只要经济组织一经改造，世界上的地方都许世界上的人劳动生存，我们大家安安宁宁的工作起来，只有互助，无须相争，只有友情，那有仇怨。

世界都是光明啊！

人类都是同胞啊！

願我全亚細亚的青年努力！

1920 年 4 月 30 日在北京

1920 年 8 月 15 日

"少年中国"第 2 卷第 2 期

署名：李大釗

要自由集合的国民大会

无論何人，应該認識民众势力的伟大，在民众本身，尤应自觉其权威而毅然以张用之。

时至今日，一切历史上传留下来的势力，都一天一天的粉碎了。什么宗教咧，皇統咧，軍閥咧，政閥咧，不遇民众的势力则已，遇则必降伏拜倒于其前；不犯则已，犯则必遭其殄灭。民众的势力，是现代社会上一切构造的唯一的基础。滿清三百余年的皇基，当不得民众主动的革命軍，一世怪杰的袁世凱，以附和民意而再起者，卒以伪造民意而亡。最近如軍閥魁領的段祺瑞，贊成共和则胜利，討伐复辟则胜利，一至反抗民众，则縱有外国軍閥的后援，亦終归于一敗塗地。这真是眼前的好敎訓！

我們認定这次战争的胜利者，究竟是民众；这次战争的失败者，究竟是败于民众的面前。这次战争，完全是五四运动的精神动蕩中的过程，也就是辛亥以还革命运动的持續，方将日进而未已，断断不可仅認作軍閥自残的战争，沒却自己的势力。固然有些私利的关系因緣附湊于其間，但是真实胜利者只是我們民众，其余的分子不过是攀緣他的一种附屬品。倘若这种附屬品不自知此理，而僭夺民众的胜利以自豪，则其复亡之速比衰、段更甚。我們应该自憑其胜利而勇进，以建树未竟的事业。我們要这次战爭的軍前胜利者自己了解他不过是一个效忠于民众大本营前的先驅，以后要始終听民众的指揮，为民众效命。

我們应該赶快随时随处自由集合国民大会。这种国民大会，不拘一定形式，不待政府召集，全国公民要自动的憤起，竪起民众万能的大旗，把目前解決时局的办法，簡单而且重要的标出几条，交給南北政府去办，他們如不按民意去办，我們可以給他們一种制裁。安福国会，是非法的东西，当然无效。旧国会时期經过太长，中更迭次变乱，其中分子早已七零八落，不足代表我們了。我們可以本着选举的权源，召还他們，但不可請求那个政府解散他們。如果他們不听我們的召还，那是他們自已表明他們不是我們的代表，任他受若何的处置，也与我們民意机关的尊严无损，那时什么人去解散他們，我們都不管了。其余必要的办法，都可一一列举出来。此外我們还要本着自由、平等、博爱、互助、劳工神圣諸大精神，发布一种神圣的民权宣言。我們全国的市民要随时到处自由会合，取应有尽有的手段，作我們的运动，非达到目的不止。我想只有这种自由集合的国民大会，才是眞实的国民大会。只要眞实的国民大会自动起来，那就依一种改造的选举法召集一种国民大会也好，依旧存的选举法召集二届国会也好，他們都要受这眞实的国民大会表示的意思所支配。他們不过把已經粗具的概括的表現的民意，依一定的形式，精詳的整理出来，做民众的打字机罢了。大家不要說这种不合一定形式的国民大会沒有效力。五四以来，罢免曹陆，乃至此次打破一派军閥，摧除安福，那一件不是这种国民大会的效力！若不自动的集合国民大会，专等少数代表的国民大会去做，其結果必与洪宪参政院安福国会等。

最后还有一句話，要郑重的請大家注意！望大家憤起，把已有的职业团体改造起来，沒有团体的职业也該速速联合同业，組織起来。这就是永久的人民大会的基础。民众啊！只有你們是永久的胜利者！

1920 年 8 月 17 日

"晨报"

署名: 李守常

变革的原动力

　　飢餓是变革的原动力。法兰西大革命，飢餓是重要的原因；俄罗斯大革命，飢餓也是重要的原因。今年北方旱蝗并作，灾区很广，才是初秋，已經餓殍满野了，等到明春，更不知惨到甚么样子！軍閥財閥政客們，还是旁观坐视，依样横行。将来恐不免要造一回大变革。

1920 年 10 月 17 日

"新生活"第 41 期

署名：孤松

唯物史观在
現代史学上的价值

　　"唯物史观"是社会学上的一种法则，是 Karl Marx 和 Friedrich Engels 一八四八年在他們合著的"共产党宣言"里所发見的。后来有四种名称，在学者間通用，都是指此法则的，即是：（1）"历史之唯物的概念"（"The Materialistic Conception of History"），（2）"历史的唯物主义"（"Historical Materialism"），（3）"历史之經济的解释"（"The Economic Interpretation of History"）及（4）"經济的决定論"（"Economic Determinism"）。在（1）、（2）两辞，泛称物質，殊与此說的真相不甚相符，因为此說只是历史之經济的解释，若以"物質"或"唯物"称之，则是凡基于物質的原因的变动，均应包括在內，例如历史上生物的考察，乃至因风土、气候、一时一地的动植物的影响所生的社会变动，均应論及了。第（4）一辞，在法兰西頗流行，以有傾于定命論宿命論之嫌，恐怕很有流弊。比較起来，还是"經济史观"一辞妥当些。Seligman 曾有此主张，我亦認为合理，只以"唯物史观"一語，年来在論坛上流用較熟，故且仍之不易。

　　科学界过重分类的结果，几乎忘却他們只是一个全体的部分而輕視他們相互間的关系，这种弊象，呈露巳久了。近来思想界才发生一种新傾向：研究各种科学，与其重在区分，毋宁重在

334

关系；說明形成各种科学基础的社会制度，与其为解析的观察，不如为綜合的观察。这种方法，可以应用于现在的事实，亦可以同样应用于过去的紀录。唯物史观，就是应这种新傾向而发生的。从前把历史認作只是过去的政治，把政治的內容亦只解作宪法的和外交的关系。这种的历史观，只能看出一部分的真理而未能窥其全体。按着思想界的新傾向去观察，人类的历史，乃是人在社会上的历史，亦就是人类的社会生活史。人类的社会生活，是种种互有关联、互与影响的活动，故人类的历史，应該是包括一切社会生活現象广大的活动。政治的历史，不过是这个广大的活动的一方面，是社会生活的一部分，不是社会生活的全体。以政治概括社会生活，乃是以一部分概括全体，陷于很大的誤謬了。于此所发生的問題，就是在这互有关联、互与影响的社会生活里，那社会进展的根本原因究竟何在？人类思想上和人类生活上大变动的理由究竟为何？唯物史观解答这个問題，则謂人的生存，全靠他维持自己的能力，所以經济的生活，是一切生活的根本条件。因为人类的生活，是人在社会的生活，故个人的生存总在社会的构造組織以內进动而受他的限制，维持生存的条件之于个人，与生产和消費之于社会是同类的关系。在社会构造內限制社会阶级和社会生活各种表現的变化，最后的原因，实是經济的。此种学說，发源于德，次及于意、俄、英、法等国。

唯物史观的名称意义，已如上述，現在要論他在史学上的价值了。研究历史的重要用处，就在訓練学者的判断力，并令他得着憑以为判断的事实。成績的良否，全靠所据的事实确实与否和那所用的解释法适当与否。十八世紀和十九世紀前半期的历史学者，研究历史原因的問題的人很少。他們多以为历史家的职分，不外叙述些政治上、外交上的史实，那以伟人说或时代天才说解释这些史实的，还算是深一层的研究。Lessing在他的"人类教育论"与 Herder 在他的"历史哲学概论"里所论述的，都过受神学观念的支配，很与思想界的新运动以阻力。象 Herder 这样的人，他在德国与 Ferguson 在苏格兰一样，可以说是近代人类学研究的先驱，他的思想，犹且如此，其他更可知了。康德在他的"通史概论"里，早已窥见关于社会进化的近代学说，是 Huxley 与许多德国学者所公认的，然亦不能由当时的神学思想完全解放出来，而直为严正的科学的批评。到了 Hegel 的"历史哲学"，达于历史的唯心的解释的极点，但是 Hegel 限于"历史精神"观，于一般领会上究嫌过于暧昧，过于空虚。

有些主张宗教是进化的关键的人，用思想感情等名词解释历史的发长，这可以说是历史的宗教的解释。固然犹太教、儒教、回教、佛教、耶教等五大宗教的教义，曾与于人类进步以很深的影响，亦是不可争的事实，但是这种解释，未曾注意到与其把宗教看作原因，不如把他看作结果的道理，并且未曾研究同一宗教的保存何以常与他的信徒的环境上、性质上急遽的变动相适合的道理。这历史的宗教的解释，就是 Benjamin Kidd 的修正学说，亦只有很少的信徒。

此外还有历史的政治的解释。其说可以溯源于 Aristotle，有些公法学者右之。此派主张通全历史可以看出由君主制到贵族制、由贵族制到民主制的一定的运动，在理想上，在制度上，都有个由专制到自由之不断的进步。但是有许多哲学家，并 Aristotle 亦包在内，指出民主制有时亦弄到专制的地步，而且政治的变动，不是初级的现象，乃是次级的现象，拿那个本身是一结果的东西当作普遍的原因，仿佛是把車放在馬前一样的倒置。

这些唯心的解释的企图，都一一的失败了，于是不得不另辟一条新路。这就是历史的唯物的解释。这种历史的解释方法不求其原因于心的势力，而求之于物的势力，因为心的变动常是为物的环境所支配。

綜观以上所举历史的解释方法，新旧之間截然不同。因历史事实的解释方法不同，从而历史的实質亦不同，从而及于讀者的影响亦大不同。从前的历史，专記述王公世爵紀功耀武的事。史家的职分，就在买此輩权势阶级的欢心，好一点的，亦只在夸耀自国的尊荣。凡他所紀的事实，都是适合此等目的的，否则屏而不載，而解释此类事实，则全用神学的方法。此輩史家把所有表現于历史中特权阶级的全名表，都置于超自然的权力保护之下。所記載于历史的事变，無論是焚杀，是淫掠，是奸謀，是篡窃，都要归之于天命，夸之以神武，使讀者認定无論他所遭逢的境遇如何艰难，都是命运的关系。只有祈祷天帝，希望将来，是慰借目前痛苦的唯一方法。

这种历史及于人类精神的影响，就是把个人的道德的势力，全弄到麻木不仁的状态。既已認定自己境遇的苦难，都是天命所确定的，都是超越自己所能轄治的范围以外的势力所左右的，那么以自己的努力企图自救，便是至极愚妄的事，只有出于忍受的一途，对于现存的秩序，不发生疑問，設若发生疑問，不但丧失了他现在的平安，弁且丧失了他将来的快乐。他不但要服从，还要祈祷，还要在杀他的人的手上接吻。这个样子，那些永据高位握有权势的人，才能平平安安的常享特殊的权利，弁且有增加这些权利的机会，而一般人民，将永沉在物質道德的卑屈地位。

这种史书，简直是权势阶级愚民的器具，用此可使一般人民老老实实的听他們掠夺。

唯物史观所取的方法，则全不同。他的目的，是为得到全部的真实，其及于人类精神的影响，亦全与用神学的方法所得的結果相反。这不是一种供权势阶級愚民的器具，乃是一种社会进化的研究。而社会一語，包含着全体人民，并他們获得生活的利便，与他們的制度和理想。这与特别事变、特别人物沒有什么关系。一个个人，除去他与全体人民的关系以外，全不重要，就是此时，亦是全体人民是要紧的，他不过是附随的。生长与活动，只能在人民本身的性質中去寻，决不在他們以外的什么势力。最要紧的，是要寻出那个民族的人依以为生的方法，因为所有别的进步，都靠着那个民族生产衣食方法的进步与变动。

斯时人才看出他所生存的境遇，是基于能时时变动而且时时变动的原因；斯时人才看出那些变动，都是新知識施于实用的結果，就是由象他自己一样的普通人所創造的新发明新发見的結果，这种观念給了很多的希望与勇气在他的身上；斯时人才看出一切进步只能由联合以图进步的人民造成，他于是才自觉他自己的权威，他自己在社会上的位置，而取一种新态度。从前他不过是一个被动的、否定的生物，他的生活只是一个忍耐的試驗品，于什么人亦沒有用处。现在他变成一个活泼而积极的分子了，他愿意知道关于生活的事实，什么是生活事实的意义，这些生活事实給进步以什么机会，他愿意把他的肩头放在生活輪前，推之挽之使之直前进动。这个观念，可以把他造成一个属于他自己的人，他才起首在生活中得了滿足而能于社会有用。但是一个人生在思想感情都鋼梏于古代神学的习惯的时代，要想思

338

得个生活的新了解，那是万万不可能；青年男女，在这种教训之下，全麻痹了他們的意志，万不能发育实成。

这样看来，旧历史的方法与新历史的方法絕对相反：一則寻社会情状的原因于社会本身以外，把人当作一只无帆、无楫、无罗盘針的棄舟，漂流于茫茫无涯的荒海中，一則于人类本身的性質內求达到較善的社会情状的推进力与指导力；一則給人以怯懦无能的人生观，一則給人以奋发有为的人生观。这全因为一則看社会上的一切活动与变迁全为天意所存，一則看社会上的一切活动和变迁全为人力所造，这种人类本身具有的动力可以在人类的需要中和那賴以滿足需要的方法中認識出来。

有人說社会的进步，是基于人类的感情。此說乍看似与社会的进步是基于生产程序的变动的說相冲突，其实不然。因为除了需要的意識和滿足需要的愉快，再沒有感情，而生产程序之所以立，那是为滿足构成人类感情的需要。感情的意識与滿足感情需要的方法施用，只是在同联环中的不同步数罢了。

有些人誤解了唯物史观，以为社会的进步只靠物質上自然的变动，勿須人类的活动，而坐待新境遇的到来。因而一般批評唯物史观的人，亦有以此为口实，便說这种定命（听命由天）的人生观，是唯物史观給下的恶影响。这都是大錯特錯，唯物史观及于人生的影响乃适居其反。

旧历史的纂著和他的教訓的虚伪旣是那样荒陋，并且那样明显，而于文化上又那样无力，除了少数在神学校的，几乎沒有几多教授再作这种陈腐而且陋劣的事业了。晚近以来，高等教育机关里的史学教授，几无人不被唯物史观的影响，而热心創造一种社会的新生。只有公立学校的初級史学教員，尚未觉察到这样程度的变动，因为在那里的教训，全为成见与习惯所拘束，那些教员又没有那样卓越的天才，足以激励他們文化进步上的自高心，而现今的公立学校又过受政治和教科書事务局的限制。

唯物史观在史学上的价值，既这样的重大，而于人生上所被的影响，又这样的紧要，我們不可不明白他的眞意义，用以得一种新人生的了解。我們要晓得一切过去的历史，都是靠我們本身具有的人力創造出来的，不是那个伟人圣人給我們造的，亦不是上帝赐予我們，将来的历史亦还是如此，现在已是我們世界的平民的时代了，我們应該自觉我們的势力，赶快联合起来，应我們生活上的需要創造一种世界的平民的新历史。

1920 年 12 月 1 日

"新青年"第 8 卷第 4 号

署名：李大釗

原人社会于文字書契上之唯物的反映

　　原人社会的經济情形，常与原人社会的文字書契以明著的反映。故今日吾人研究古代的社会情形，每能从文字的孳乳演蜕之迹得着确实的証据。

　　人类生存于宇宙之間，每于不知不觉之間受宇宙自然的法则的支配。原人的"秩序"、"恒久"的观念，大概得自太阳的出沒和地球在太阳系中与其余諸星相保持的关系。远海的航舟，靠星位得以平安。至于画疆分野，亦须上考星位。中国古歌有云："日出而作，日入而息，凿井而飲，耕田而食，帝力何有于我哉。"又云："卿云烂分，糺縵縵分，日月光华，旦复旦分。"这可見云气的变幻，日月的运轉，頗能与人以諧和、华丽、秩序、恒久的观念。

　　古代的刻石的記号，多作圓环形。此种情形，东西相同，几成为各部族的通象。由此可以断定人类实有些共通的观念与思想。但是这个观念何自而来？頗为考古学者所聚訟。有些有价值的考古学者說，这是天文的印象，即是太阳的記号。但这种推想，在純粹的象征主义（特別是 Scandinavian 的例証），如〇卍等講不通。更有些人說，在英倫三島和印度寻出的記号，似是普通宗教上的象征主义，是一种神秘的鍵。由此說来，这种記号可認为世界上原始宗教中的一个的表意的表示。此宗教流被甚广，如今在印度还有留存者。

但是这种宗教的解释，还有許多点未能說明，那些圓环每每接触的很巧，似是表明什么意义。将来这种奇特的記录必有愈益明了的一日。

在苏格兰 Ayr 郡 Coilsford 地方发见的石柜鐫有記号。这种記号是繪画文字的起原。由繪画文字更进而为象形文字。上古时文字都象形。墨西哥的古文、埃及的古碑、中国古代的文字（如洪崖石刻,在今貴州永宁州),馬画馬形,牛画牛形,都是象形。"日"字,篆文作日 θ,外象体圓,內象日中黑影(古人有日中一黑影之說)。"月"字篆文作),月缺时多盈时少,故象缺形。其中一画,象大地山河的影子(古人謂月中有大地山河的影子)。"气"作彡,象云气低重的样子。"雨"作雨,象落雨的样子。"山"作山,"水"作川（古文作坎卦形),"田"作田,"目"作目,□象目匡,儿象眉,○象黑睛,●象瞳子。"呂"作呂,象背骨相連的样子。余如馬、鳥、虎、犬、鹿、鼠都是象形。來、禾、米、瓜、韭、竹、草、林、木等亦是象形。心、耳、口、手、爪、戶、皿、瓦、弋、弓亦都是象形。象形文字始于方圓,"环"字作日,"中"字作φ,"日"、"月"等字皆○形的变体。"國"、"田"等字亦是□、○的变动增易。因为古人图画始于□、○,故文字亦始于□、○。

史传伏羲画卦,即是記号文字的开始。"天"字草書似三,坤字古文作巛,即三的倒形（西文謂伏羲画卦出于巴比倫楔形文字)。

Assyria 人和 Babylonia 人的楔形文字,多刻在石牌、石柱或銅像上，Rosetta（埃及的港市）的,刻三国語的楔形文字算是与世界終古了。

原人的記号，有結繩为符的，有刻在骨上的，有刻在貝壳上的，有刻在龟版上的，有刻在宝石上的，有刻在金类上的，亦有刻在木竿、木板上的。

古代中国传説，在神农时代結繩为治。在那个时代大概是因为漁猎时代网罟为用，而弋获的物品必須用繩縛之，所以将此观念推演而为結繩的文字。这种結繩的文字，如今虽不可考，然"一"、"二"、"三"等字，古文作"弌"、"弍"、"弎"，足以証明在漁猎时代于其所获物旁結繩以記数。結繩的文字不过是些方圆平直极简单的画数罢了。

古代 Peru 的 Incas（国王的称謂），結有色的繩为記录，各省分都有专官管治此事。每年将此等結果送存首都，以备存考。这种結繩的記录，叫作 Quipu（結）。司此的官名曰 Quipu Camayas。他們所保存的記录，就是那个地方人民的統計。这結繩的文字，如用小繩繞一大綱上，或繞一木棍上，形成一組纓縷的样子。結的位置可以表示数目，由繩上的一小片的顔色表明人身的阶級，結繩文的解释很不容易。有人解释着，説紅色意指战爭，黄色指金，白色指平和或銀，这不过是推測的事。太平洋諸島的部族，亦有用此为記号的。

人类最初的家庭是森林，后来遇见了一个冰期，变更了气候，人类逐轉徙河岸海滨去。

在森林附近生活的人，往往在木棍、木板上刻些記号，以当紀录，或以紀其杀人的数目，或将格言咒語刻于其上。战爭用的斧枪柄上及馬具上，都是刻記号的絶好处所。亦有些人种刻木作厤書，Scandinavian 就是一个显例。

埃及古文，以椰树每年生枝，即以椰树的叶表年数。中国以农立国，而周朝复以农开基（始祖为后稷），故以谷熟为年（"尔雅""釋天"云："周曰年"）。"說文"季字下云：谷熟也，从禾千声，年字从千，取稼穡众多的意义。"詩"："岁取十千"，"乃求千斯仓"，禾年义相通，古代以有禾为有年。"詩"曰："自古有年"，"春秋"云："大有年"。又以禾熟有一定的期間，故借为年齡之年。期字"說文"作稘，釋曰："稘复其时也，从禾其声。""唐書"曰："稘三百有六旬"，是期与年同。"論語"宰我曰："旧谷既沒，新谷既升，鑽燧改火，期可已矣。"以旧谷沒新谷升为一期，正可以說明期字古文从禾的理由。歷字中有秝，歷与曆通用。歷有推往知来之义，故从二禾，取年岁众多之义，故称多年为歷年。

"燧"是取火的物具，亦称"夫遂"，又称"阳遂"，皆是取火的器具。"周礼"秋官司寇司烜氏掌以"夫遂"，"取明火于日，以鉴取明水于月"。又"考工記"："金錫半謂之鉴遂之齐"，郑注："鉴遂取水火于日月之器也。""礼記""內則篇"："子事父母，鸡初鳴，咸盥漱……左右佩，用左佩紛帨刀礪，小觿'金燧'，右佩玦捍管，遰大觿'木燧'。""妇事舅姑如事父母，鸡初鳴，咸盥漱……左佩紛帨刀礪，小觿'金燧'，右佩箴管綫纊，施縏帙大觿'木燧'。""淮南子""天文訓"："阳燧見日，則燃而为火，方諸見月，則津而为水。"高誘注："'阳燧'金也，取金杯无緣者熟摩令热，日中时以当日下，以艾承之，則燃得火。""淮南子""覽冥訓"："夫燧取火于日，方諸取露于月……水火可立致者，阴阳同气相动也。"又云："夫燧之取火于日，磁石之引铁，蟹之败漆，葵之鄉日，虽有明智，弗能然也。"綜合以上所引的記載并解釋，我們可以知道"夫燧"是中国古代人取火的器具，最初是用木遂取火于木，后来入了铜器时代，便用铜錫各半制成的金屬器亦名曰"遂"。同时又有名为

"鉴"的一物，与之相伴，而被发明，与使用"燧"用以取火于日，"鉴"用以取水于月，此時一般人遂称取火于日的遂为"阳遂"，而称取水于月的"鉴"为"阴遂"。"阴遂"即是"鉴"，即是"方諸"。木遂的发明远在上古，后世传说有燧人氏者，鑽火教人火食，这年代远不可考了。木遂必系摩擦木类以取火的器具，金遂的发明当在銅器时代。周秦之际，已入了銅器时代，金遂必是此时发生的。金遂想系借太阳光綫反射的作用以取火的器具，比木遂一定便利的多。可是金遂只能在晴天时用，阴天则仍須用木遂。但自我們推想起来，在石器时代已經应該知道以燧石与金类相击得火的方法。何以到了周秦时代还只用那木遂、金遂的笨法子呢？我想这或者是专供祭祀时取明火、明水的法则，是习俗相沿顾不易改，是汉民族富于保守性的征象，断乎不会有并用燧石取火的方法而亦不知的事。

"論語"宰我說的"鑽燧改火"，系指木遂而言。改火是說"春取榆柳之火，夏取枣杏之火，仲夏取桑柘之火，秋取柞楢之火，冬取槐檀之火"。改火一周，便是閏岁一周，这可见古代有以"鑽燧改火"为历岁一周的記号的习惯了。

中国古代以"黄"色为重，其始祖为"黄帝"，亦是农业經济时代的反映。"易"曰："天玄而地黄。""說文"："黄地之色也，从田炗声。"中国宅域土壤为黄色故黄。亦訓"光"地之光，即地之色，农业之民，土地为重，故崇地之黄色为正色。其首长亦取地的光色尚黄，其民即尊之为黄帝。

"主"字为"炷"字的古文，从火，象形从𡳿，火盛貌，后世借为君主之主，别作炷字以代之。由唯物史观以察之，君主之义，亦与用火有关。火为人类生活史上第一个大发明，故那时的人們

对于精于用火者，即奉为君主。故有祝融氏、燧人氏之称，神农亦称炎帝，一号烈山

　　人类当轉徙到海滨河岸的地方，依貝鱼以为食物。在那里生活的時間很久，遺留下所食的魚、的貝壳堆积地上占很广的面积，这种堆积在每个大陆沿着河滨海岸都可以寻得。考古学者，称这种堆积为"貝陵"(Shell-heaps)，又称"貝冢"(Kitchen-Middens)。古代滨海的人民多喜用貝作货币的材料，地中海沿岸諸民族皆有用貝的遺迹，就是现今印度洋南太平洋諸島人还多用貝。北美土人有一种"貝珠壳带"(Wampum belts) 最初用作货币，后来有时以为历史的紀录。这种带是用絲或皮带将白色的和紫色的貝壳甬串繳成的，有时白地紫画，有时紫地白画，Wampum 即"白"意，普通白色的居多，而紫色的则甚难得。这种图案有时亦甚易解釋，像那表明 Iroquois League 的带，就是以中心的腹部为統治民族，而以每个四方代表联合諸民族，用繩联成一气，最有趣而且精妙的貝壳珠带是那在一六八二年 Lenni-Lenape 的酋长訂立"大約章"(Great Treaty) 时紀那創立彭塞尔凡尼亚州的 William Penn 的友誼的，做的极其精致。带的中央是 Penn，和首領酋长握手协商的形象。此物至今保存于 Philadelphia 的历史学会。

　　中国古代用貝为貨币的遺迹，尤其彰著。"說文"："貝，海介虫也。居陆名猋，在水名蜬，象形，古者貨貝而宝龟。周而有泉，至秦废貝行錢。"现于經济上的用語，几全由貝字孳乳而成。足証在中国石器时代以貝壳为主要的货币(考古学者說，在那些貝陵里，除貝壳外，还有些木炭的屑片，并些石作的、骨作的器皿，可見那时已經用火，已經是石器时代了)。

許氏"說文"貝部所解的字如下：

貢　賄　財　貨　資　賑　賢　賀　貢　贊　齎　貸
賨　賂　賸　贈　賜　賮　賞　贏　賴　負　貯　貳　賓
賒　賈　贅　質　貿　贖　費　責　賈　販　買　貴　賤
賦　貪　貶　貧　賃　賕　購　貲

徐氏新添的字如下：

貺　賻　賽　賺　貼　貽　睸　賭

此外还有数字如　賊　寶　賣　積　贄　貫　實　亦都是經済上的用語。这些字不必都起于一时，是渐次孳乳的。

古代中國以貝为貨幣，还有更明显的例証。"說文"："貝，物数也，从貝□声。""說文"："□，回也，象回帀之形。"金坛段氏释貝字云："从貝，古以貝为貨物之重者也。"足証古代以貝为計算貨物的标准，貝即是以貝計物的单位，与现今以圓計算貨物的价值相类。"說文"："毌，穿物持之也，从一横貫象宝貨之形。"是□己象两貝相幷之形。"說文"："貫錢，貝之毌也。"乃后来发生的字。"易"有云："或錫之十朋之龜。""詩""小雅"："既見君子，錫我百朋。""汉書""食貨志"說：大貝、壯貝、么貝、小貝，都以二枚为一朋，郑康成詩箋又說，五貝为朋，但都可以証明"朋"是二貝以上的一位。

殷的时代还在石器时代，故由殷墟发掘出来的殷代遺物中可得鉴定。而为貨幣的只发見些以石或骨仿造貝形的东西。依中國古代經済上的用語多从貝的事实，可断定貝在中國古代曾經通用为貨幣。依此更可以推断这些以石或骨仿造貝形的东西，确乎亦是当时流行的貨幣。

殷虚古器物中，不但絕无金屬鑄造貨幣，即金屬器物，亦可以說未曾发見。再查发掘物中的龟版文字，迄今所能辨讀者多为貝字，或从貝的字，至于金字或从金的字則未有一，由此可以断定殷代尚为貝币通用时代，尚为石器时代。

有人說，据一部分的发掘物解释当时的社会状态的全体，这种方法不无危险，但在今日舍此更无确实的証据。而且是等发掘物实从曾为殷朝的都城的地方发掘出来的，据以推测当时的社会状态的一般，亦沒有很大的危险。再从較为可靠的一部分的"尚書"和"詩經"中亦可寻出些旁証，証明殷周二代的不同。"尚書"中的"商書"五篇，虽有貝字及从貝的字，而金字及从金的字一个亦沒有。有金字从金的字，自"尚書"中的"周書"及"詩經"开始。"尚書""盤庚"："兹予有乱政，同位具乃貝玉"，不說金玉，而說貝玉。"詩""大雅""棫朴篇"："追琢其章，金玉其相"，却說金玉，不說貝玉了。又考"商書"中全不見金屬器物的名称。至于"詩經"則金屬器物的名称数見不鲜，例如"关雎"："窈窕淑女，鐘鼓乐之。""臣工"："痔乃錢鎛，奄观銍艾。"足証周代已有金屬制的乐器、农器，已入銅器时代了。

"說文"云，"古者货币而宝龟"，"礼記"說，"諸侯以龟为宝"，"史記""平准書"說，"人用莫如龟"，"汉書""食货志"亦說，"货謂布、帛及金、刀、龟、貝"，更以"易經""錫之十朋之龟"来相参証，足見古代中国有以龟为货币的事实。杜氏"通典"說，神农时代已用龟为货币，"汉書""食货志"亦說，"秦并天下，凡龟貝皆不为币"，可知龟貝用作货币，自石器时代已然。直到秦併天下早已入了銅器时代的时候，才不用作货币了。

近年以来，出土的龟版日多，此項发掘物皆鑴有象形文字，大都出于河南。河南为殷代故墟，故可認为殷代遺物。中外人士藏拓而研究之者，亦日益众。观此则龟版为用，在当时或不仅为币，以之为种种纪录亦未可知。

由渔猎时代到畜牧时代，兽皮亦是一种重要财货。贵族间的馈赠礼聘都用兽皮，婚礼亦用儷皮纳征。

由"家"、"牢"二字，可以推断古代中国的家庭农业经济团体的意味很重。盖豕所以产肥料且以供食品，牛则事运转，都是农业上必须的家畜。

牛在原始社会亦为重要的财产。英文称资本为 Capital，Capital 本训为头，故称首都亦云。经济学者有认此为古代用牛为货币——至少为重要的财产——的证据者。"说文"："牛，物中分也。从八，从牛，牛为物大可以分也。"又"物，万物也。牛为大物，天地之数，起于牵牛，故从牛。"依我解释，这二字都可证明牛在中国古代社会为重要财产，因为牛在农业经济社会是主要的家畜，故中分物件为半从牛，物亦从牛。

羊在中国古代社会为最美的食品，故养字从羊。因此一切吉祥美善的名辞，都从羊，如"美"、"善"、"姜"、"祥"等字都是。

汉武帝铸币，镌马形于其上，希腊古币，镌牝牛形，足见于原始社会有以家畜为货币的。地中海沿岸的人民使用的银币，有作鱼形的，印度洋沿岸的人民使用的铜币，有作海藻形的，足证该地古代有用鱼用海藻作货币的遗迹。

入了铜器时代，有用兵器或农器作货币的事，印度洋沿岸的人民所用铜币亦有作刀形者，中国古代称钱为刀，齐铸法货犹作刀形，因在当时社会部落的战争很烈，兵器为人人所必须的物品，故能作交易的媒介。

农业盛行的时代，有以农器为货币者。中国的钱字初见于

"詩經""臣工""痔乃錢鎛","毛传"云："錢銚也。"銚字，"尔雅"释器作斛，郭注云，古鍬字，"方言"云："斛謂今鍬也。"足証錢为一种农器，在农业社会，农器为人人必需的物件，故亦能用为货币。

到了紡織技术发达的时代，有以布或帛作货币的。中国古代錢謂之布货，幣的"幣"字即是帛。

中国古代的文字書于竹帛，竹書在先，帛書稍后。竹書經后人所发掘者，西晋时有汲冢竹書，南齐、北宋均曾有掘地得竹簡、木簡的事实，最近清光緒末年英、法人在甘肃燉煌附近发見石室藏有古代簡牘很多，考罗(振玉)、王(国維)合著的"流沙墜簡考"，释帛簡都在新莽(紀元二十三年)以前，紙簡都在两晋(紀元四百一十九年)以后，又"汉书""艺文志"各書目，以篇計的十有七八，以卷計的十有二三，而以卷計的，又概为汉代中叶以后的著作。又考"史記"、"汉書"，可知那时公私文牘率用竹簡或木簡，足証紙未发明以前先用竹木，次用帛。

从文字上考察，"簡"、"策"、"篇"皆从竹，系竹書时代所造的字。策与册同，册系象形字，册在八上为典，亦系象形。"方"、"版"、"牘"皆系木書，初竹木并用，故曰"載在方策"。后竹帛并用，故曰"垂諸竹帛"。用木时有尺牘一语，用帛时便改称尺素。素即是緜，素竹木書以"篇"計，帛書始以"卷"計。

"史"称："后汉蔡倫造紙，用树肤、麻头及敝布、魚网以为紙，和帝元兴元年，奏上之，自是莫不从用焉，天下咸称蔡侯紙。"后汉和帝元兴元年，为西历紀元一百零五年，然"前汉书""外戚传"有所謂赫蹏書者，应劭以为薄小紙，或者蔡倫以前已有紙的发明，因蔡倫所发明的更为精良便利，故能通用于社会了。

帛書虽較竹書后起，而帛价貴，不如竹木易得。故必有竹帛幷用的一时期。当时写字的人，或系一种专門的职业，在竹木上用刀刻或漆書，在帛上用笔墨書，这种专門业者必刀笔幷用，故古有"刀笔吏"。到了紙发明以后，書法才漸漸普及了。

紙是中国人的发明已經成了史学上的鉄案了。今且假定紙的发明者为蔡倫，那么自紀元一百零五年中国已有了紙的发明了。但紙是何时輸入到欧洲去的？这一段史的事实，却很有关系。我在英人 Cyril Davenport 著的 the Book: Its History and Development. 里找出一段紀載很可以供史学家考証的資料。現在把他的大要，引譯于此：

"在第八世紀的中叶——紀元七百五十一年在中国与波斯交界的地方起了部族的紛爭。这些紛爭的部族中有乞援于中国者，然中国的援兵竟敗于 Samarkand（土尔其斯坦的首都）。亚拉伯人的首长把中国的俘虏带回到那城中，这些人里有熟于中国人的造紙术的，亚拉伯人和波斯人就从这中国俘虏学得造紙术，后又由亚拉伯人传入了欧洲。"

西文 Paper 一語本来幷不是紙，此語实源于 Papyrus。Papyrus 是生在尼罗（Nile）河岸的一种很好看的蘆葦的內皮，或用护護或用尼罗河泥粘結起来，用軟笔書字于其上，但質很脆弱，很易破碎，把許多 Papyrus 联結起来很长，故須卷成卷軸方易藏置，西書亦以"卷"（Volume）計，即源于此。Volume 是从 Volvere 一語轉化而来，即"卷起"（to roll up）之意。又 Bible 一語，本从希腊語 βυβρol 而来，即蘆草的內皮之意。

造紙术由亚拉伯人輸入于欧人，大約在十字軍兴的时頃。中世末期欧洲得了两种新发明，一是造紙术，一是印刷术，遂以召起文艺复兴的大运动。

古代有一期为母系时代，昔人亦有言及者。亢仓子曰："凡遽氏之有天下也，天下之人，惟知有母，不知有父。"故姓从女生。"舜典"云，别生分，类生姓也。"传"曰，姓者生也。释文女生曰姓。姓謂子也。"說文"，姓，人所生也。古之神圣，母感天而生子，故称天子。古代的姓多从女，如姬、姜、嬴、姒、姞、嬇、姑、妘、姻、始、姪、嫪、姚等皆是。昔人的解释都說是"居于姚墟者賜姓姚，居于嬴滨者賜姓嬴，居于姜水者賜姓姜，居于嬀水者賜姓嬀"，这是因为后世有因居賜姓的事而生的推测，絕非当时的事实。我以为地实因人而得名，不是人因地而得姓。倘是人因地而得姓，何以地名水名都从女旁？既是地名水名都从女旁，必系那个地方因居于其地的人的姓而得名无疑。例如姚墟，必系因有姓姚的人居住才名为姚墟，不是那居于姚墟的人因为所居的地方名为姚墟，才姓姚的。嬴滨、姬水、姜水、嬀水亦然。由此可以证明那时的社会实为母系制，故生子从母姓，故为姓的字都从女边。种种地名，亦系因有某姓的母系氏族居住該地而命名。

中国的姓頗与图腾（totem）近似。J. G. Frazer 氏解释图腾的起原，取感生說（Conceptional Theory），中国的感生传說頗为不少，兹举数例于下：

"帝王世紀"；"黃帝时有大星如虹，下流华渚，女节梦感，生少昊，是为玄嚣。"

"竹書紀年"："帝顓頊高阳氏母曰枢，見瑶光之星，貫月如虹，感己于幽房之宫，生顓頊于若水。"

"史記""三皇本紀"："炎帝神农氏姜姓，母曰女登，有嶠氏之女，为少典妃，感神龙而生炎帝，人身牛首。"

"帝王世紀"："太皇庖犧氏，風姓，代燧人氏繼天，而王母华胥，履大人迹于雷澤而生庖犧于成紀，蛇身人首。"

　　"詩經""玄鳥"："天命玄鳥，降而生商，宅殷土芒芒。"

　　"郑玄月令注"："高辛氏之世，玄鳥遺卵，娀簡吞之而生契。"

　　"帝王世紀"："秦之先帝顓頊之苗裔，孫曰女脩，女脩織玄鳥墮卵，女脩吞之生子大业。"

　　"史記""殷本紀"："殷契，母曰簡狄，有娀氏之女，为帝嚳次妃，三人行浴，见玄鳥墮其卵，簡狄取吞之，因孕生契。"

　　"詩經""大雅""生民"："厥初生民，时維姜嫄，生民如何？克禋克祀，以弗无子。履帝武敏歆，攸介攸止，載震載夙，載生載育，时維后稷。"

以上都是感生的傳說，远古且无論，即以三代的祖姓而言，相传禹姓姒，祖載凤昌意，以薏苡生，殷姓子，祖以玄鳥子生，周姓姬，祖以履大人迹生。这固然亦是荒渺的傳說，但在原人社会对于生育的理实，不能了解，而在女子妊娠的时期，精神上尤易发生異状。或偶遇一种事实或梦见怪異景象而生感動，因疑誕生的事，与此偶遇的事实或梦见的景象有特别关系，这是感生观念的由来。

图騰制，同图騰者不相結婚。中国古时亦有同姓不婚的习慣，亦足以証姓与图騰有相类似。

图騰(totem)一語，原系由美利坚印度人 Ojibway 族的 todem 一語轉化而成。或曰 totam，或曰 todain，或曰 adodam，都是此語。其語源为 ote，即家族或部族之义。

女权的衰落，大約起于畜牧时代。而男性的优越，实大成于农业经济时代。因为畜牧时代男子出外游牧，寻得水草丰沃的地方，便携女子以同往，定居于其处，而女子遂以渐次远离于母系团体了。到了農業經济时代，男子便专从事于农作，在經济上占优越的地位，女子遂退处于家庭以内，作些洒扫的瑣事，现在从文字上亦可以看出是等痕迹。"男""說文"："男，丈夫也，从田力。言男子力于田也。""婦""說文"："婦，服也，从女，持帚洒扫也。"男女的分工，并男女地位的优劣，于此均可概见。

乾父坤母男尊女卑的观念与倫教，均成立于此时。"女"象人跪形，音与如同。"如""說文"："如，从随也。""白虎通"："女者，如也。"又曰："妇者，服也。服于家事也。""大戴礼""本命篇"："女子者，言如男子之教，而长其义理者也，故謂之妇人。妇人者，伏于人也。"晏从女，从日，段玉裁曰："女系日下阴統于阳也。妇从夫則安"，这都是男子在經济上占了优越地位以后发生的文义与解释。

女权消失以后，便发生了掠夺与买卖两种婚姻。看那奴字从女，便知有女子被掠夺而为奴隶的事。婚字从女，从昏，便知掠夺女子必在昏时。娶字从女，从取；嫁字，从女，从家，便知嫁娶是女子为人所取携离家适人的事，都可以認出掠夺婚姻的痕迹。

古代婚礼有納采、納币、納鴈等事，皆含有身价的意味。納鴈的风俗，或云古宾主相见，皆有贄，鴈是大夫所执的贄，婚礼有摄盛之例，故士婚礼用鴈，实系越一等用大夫所执的贄。或云用鴈，系取不再偶之义。以我观之，前說颇近理，是古代买卖婚姻的遺迹。

"孔子家語"曰："霜降而妇功成，嫁娶者行焉。冰泮农业起，婚礼杀于此。""毛詩正义"曰："东門之楊，传言男女失时，不逮秋

354

冬，则秋冬嫁娶正时矣。"古代交易都在物资丰富的期间行之，买卖婚姻的时期，亦因经济上的理由而有定限。印度、希腊、日耳曼、斯拉夫族的买卖婚姻多由晚秋至冬季间行之。中国古代的婚姻时期，亦似在秋冬之交。"周礼"言仲春，"夏小正"言二月，殆因农业经济社会交易物品，必在秋收冬藏之际，婚姻既含有买卖的性质，故亦在同时举行。且妇女在农家亦有其必要的工作。农忙既毕，女家始肯令之适人，而在农隙举行，可以不至妨及农事。

以上所征，虽零散无纪，要足以证从文字语言上，亦可以考察古代社会生活的遗迹，并可以考察当代社会生活的背景实在当代社会的经济情状了。

1920 年"北大讲义"

按"守常文集"刊印

中国的社会主义与
世界的资本主义*

中国今日是否能行社会主义，换言之就是实现社会主义的經济条件在中国今日是否具备，是很要緊而且应该深加研究的問題。我且简单的把我的意見陈述于下：

要問中国今日是否已具实行社会主义的經济条件，须先問世界今日是否已具实现社会主义的傾向的經济条件，因为中国的經济情形，实不能超出于世界經济势力之外。现在世界的經济組織，既已經資本主义以至社会主义，中国虽未經自行如欧、美、日等国的資本主义的发展实业，而一般平民間接受資本主义經济組織的压迫，較各国直接受資本主义压迫的劳动阶級尤其苦痛。中国国內的劳資阶級間虽未发生重大問題，中国人民在世界經济上的地位，已立在这劳工运动日盛一日的风潮中，想行保护資本家的制度，无論理所不可，抑且势所不能。再看中国在国际上地位，人家已經由自由竞争发达到必须社会主义共营地位，我們今天才起首由人家的出发点，按人家的步数走。正如人家已达壮年，我們尚在幼稚；人家已走远了几千万里，我們尚

---

* 此文原系李大釗同志写給覺悟天的信，标题是发表时費覺天加的。

在初步。在这种势力之下，要想存立，适应这共同生活，恐非取兼程并力社会共营的組織不能有成。所以今日在中国想发展实业，非由純粹生产者組織政府，以鏟除国內的掠夺阶級，抵抗此世界的資本主义，依社会主义的組織經营实业不可。

1921 年 3 月 20 日

"評論之評論"第 1 卷第 2 号

署名：李大釗

中国学生界的"May Day"

五月四日这一天，是中国学生界的"May Day"。因为在这一天中国学生界用一种直接行动，反抗强权世界，与劳动界的五月一日，有同一意味，所以要把他当做一个纪念日。

我盼望中国学生界把这种精神光大起来，以人类自由的精神扑灭一切强权，使正义人道一天比一天的昌明于全世界，不要把他看狭小了，把他仅仅看做一个爱国运动的纪念日。我更盼望从今以后，每年在这一天举行纪念的时候，都加上些新意义。

谨祝中国学生界的进步无量！

1921年5月4日

"晨报"

署名：李大钊

列　宁

列宁原名 Vladimir Ilyich Uliyanov。一八七〇年四月十日生于 Simbirsk 省。此省位置在俄人最亲热的慈母乌尔加(Mother Volga) 河岸上。

关于列宁的出身，在紀載里有不同的两說：一說他是农家子弟，一說他是貴族子弟。其实二說皆有根据。在旧时俄国一个人若做了海陆軍的将佐或是民政官吏，自然成了貴族。列宁的父亲虽出自农家，而显达至于省政府顧問的地位，所以随著者的意思說他是出自农家亦可，說他出自貴族亦可。他的母亲名叫 Maria Alexandrovna。伊在 Kazan 省有点小财产。列宁父死后，他的母亲承受了一份养老年金。

他的父亲历充过学校的校长或监督，是一位很热心的教育家，到处奖励文化上的兴趣。有子女五人；三男二女。一家人都能各精一艺，或善于音乐，或善于美术、文学、科学等。他們的家庭儼成一个小的大学校。这样一个有趣味的团体，自然生出一种亲热的家庭精神来，兄弟姊妹都相亲爱并都亲爱他們的父母，感情异常的深厚。

这样一个美滿的家庭，对着四圍很苦的民众，在他們的精神上自然都印了很深的迹象。他們自己家庭生活的甘美和那呻吟在帝王虐政下万家生活的愚暗与不幸，恰是一个絕好的对照，万众的愁云遮盖了一家美爱自由的光景。所以随着他们求得知識的热情，他们对于人民的热情亦开始增进，一个跟着一个的都自献身于工人农民的解放和教育的事业。

一八八六年五月二十日，发生了一场悲剧，給了列宁一个很深的印象。悲剧为何？就是列宁的长兄 Alexander 以謀杀皇帝罪被捕入 Schlüsselburg 牢獄。

他这位长兄具有一种奇特的精神与品性，酷好音乐，尝漫步深林中，荡小舟于 Volga 河，順流而下。他是一个勤勉优美的学生，常冠他的同级，获得学校的金奖品。

他同着他的姊妹 Anna 入圣彼得堡大学，在那里讀書，非常的奋勉，出席听講，在实驗室里研究，朝夕不輟，作了一篇"論昆虫的視覚官能"的論文，得到动物学的奖赏。讀了很多社会科学的書，草了一通党綱，翻譯了一本关于馬克思哲学的著作，組織些团体，运动船坞工人，助貧苦学生，至于典当了他所得的金奖品。

他对于皇帝暴虐的反抗，一天激烈着一天，层出不穷的虐政，驅着他与革命党的营垒日益接近。他組織了一班人，去祭批評家 Dobroliubov 的坟墓，行至 Nevsky 地方，便为哥薩克侦緝队所冲散，許多学生被捕去了。亚历山大从此便与一虚无党人团体称为"民意"（The People's Will）的联合起来謀杀俄皇亚历山大二世，事为秘密警察所发觉，有十五个会员被捕，交法庭审訊。

英国著作家 Wilcox 說："他被訊的时候，辞却一切法律上的援助，对于不利于他的話，一句亦不駁，他第一的希望是要解脱和他有关系的人。首席辯护士說他自己承認了一切的罪名，差不多就是不是他作的事，亦認作是他作的一样。"听說因他这样把他人的罪攬在自己身上，救出了他一位同志的生命。在他对堂上的演說里，声明过他的信念就是在俄国现下的情形，只有天誅（Terror）是政治竞爭上可行的方法。到了宣讀判决死刑的五人姓名的时候，Alexander Ilyich Ulyanov 亦在其中，其余的四人是 Gueneralov, Andriuchkin, Ossipanov, Schevyriov。

将要行刑的时候，他的母亲得了許可来看望他。伊第一次来看他的时候，他匍匐在伊的足下，流着眼泪，悬求恕他为伊添此煩恼的过处。但他对伊陈述："一个人于报答两亲以外，还有更高的义务，而在俄国为全体人民謀政治的解放，而我就是这些更高义务中的一种。"他母說他的方法实在駭人。他答伊道："这是必不得已的手段，舍此还有别的方法么？我要杀人，所以人必杀我"。

他很想在他一息尚存的时候，把他身前未了的責任，就是极瑣屑的小事，都要弄得清清楚楚，他还記得他欠一位朋友三十卢布，就請他母亲替他贖出他的金奖品，卖了偿还此债，并且請伊把他借来的書归还故主。怕他母亲过于悲伤，他特特提起他几个兄弟姊妹都已卒业，才能都很优越，以慰安他的母亲。他就这样死在 Schlüsselburg 的断头台上了。这是一八八七年五月八日的事。

他那一位兄弟 Dmitri 和他两位姊妹都一时曾受警察的监視。列宁曾在 Simbiirsk 中学肄业。那临时政府的領袖 Alexander Kerensky 的父亲 Feodor Kerensky 充当此校的校长。他断想不到他的兒子后来竟据过全俄的最高地位。他更梦想不到由他所管理的学校出身的学生，竟是取他兒子的地位而代之的人物，现在正以坚强的精神和手腕，指导全俄的运命，全世界大革命的运命，以与举世的仇敌相抗战。

一八八七年列宁在此校卒业，卒业后即加入 Kazan 大学。是年他的父亲去世，他的长兄遇难。他在此处的生活为时极短，因他在大学中宣传社会主义并参加革命示威运动，被逐出校，并不许在 Kazan 省居住。

一八九一年，列宁入彼得堡大学研究法律经济。是时他才结婚。在彼得堡大学肄业的期间，发布了一篇关于马克思主义的论文，声誉顿起，那被称为俄国社会主义之父的 Plekhanov 读了他的著作说："这位青年必有成为危险人物之一日"。

这时俄国的官吏亦颇注意列宁，看他是一个很危险的人物。因他对于学理和对于生命一样的有热情，并且专心一意的作社会党人运动的事业，等到他组织了劳工阶级解放联合会，他就变成一个有势力的工人首领了。

列宁并没有象他长兄一样，参与于天诛主义者的运动，他只在教育工人们以政治的、经济的、知识的事业上尽力。但从皇帝眼里看来，无论如何，只要是为人民奋斗的人，都是政府的仇敌，所以重重的拳击终不免落在列宁的头上。一八九五年他往 Geneva 与 Plekhanov 发生关系，旋即返圣彼得堡致力于社会主义的文学与宣传，用 Tulin 的名义发表。一八九六年因组织社会民主党为法庭所控被捕。一八九七年一月廿九日俄皇下了一道谕旨，把他发往西伯利亚去了。

他同着千万个最勇敢最优良的俄罗斯少年，经长途远越亚细亚的荒徼去了。但他决不令这一片冰天雪地静沉沉的西伯利亚于他没有什么意义。他想在这个地方，正可以有很富的机会让他去思去讀。他在 Irkutsk, Krasnoyarsk 等处过了他的逐放期間，当他在 Sushenskoy 的村落里的时候，他曾自励用脑与笔不断的工作，所以他从此出来以后，有好多的著作出世，用 Ilyich, Ilin, Tylin, Lenin 等名义发表。

列宁的流放期虽满，但在俄罗斯境內仍不能自由活动，政府仍不許他在工厂中心或是大学所在地的大都市里居住。他于是于一九〇〇年七月十六日逃往西欧，作了社会民主工党中央委員会的会員，在很重要的位置。一九〇一年他同 Plekhanov, Martov, Zasulich, Axelrod 諸同志創立了一个报社，名为"Iskra"，譯云"火花"。这报成立后，就成为亡命在外的俄罗斯社会党人活动的中心。列宁在这个热烈的革命家团体里增进了很多組織的能力，所有加入解放运动的青年都来集合于这个中心；所有在俄国境內革命的宣传都是由这个中心发动。

列宁因为避暗探的监视，常迁徙于 Munich, Brussels, Paris, London, Geneva 等处，他的夫人 Nadezhda Constantinova Krupskaya 是一个热心宣传家的女兒。伊充党中的秘書，尝用盡精力，誊写那些用看不出的化学葯水写的暗号信件，几乎毁坏了伊的健康。

一八九八年，俄罗斯社会民主党成立。一九〇三年，該党在 Brussels 与伦敦开第二次会議的时候，列宁主张把該党改为中央集权的組織，由一个中央集权体指导一切运动。他力持此說，爭論甚激，該党因而分裂成为二派：列宁一派为多数派 (Bolsheviki)；反对列宁的一派为少数派 (Mensheviki)，少数派的領袖是 Martov，多数派的領袖就是列宁。

列宁既作了多数派的領袖，許多旧时負有声望的老前輩如

363

Plekhanov 亦在其內，都投票舉他。后来他們才轉到少数派里去，成了他的反对党。

列宁虽只身寄居异国，沒有一点活动的方法，亦不失他的勇气，亦不抱悲观。他刊行了一部"經济学研究"的書，在俄国銷行很广。他用以他这部書卖得的余錢，幷賴 Lunacharsky, Bogdanov, Vorovsky 諸人的助力，創了一种报，名曰"前进"(Forward)。

一九○四年，俄国的革命运动复活了。列宁在是年的会議提出很多的問题，如那无产阶級专政、資本家财产沒收、革命运动发展至于极度、俄罗斯革命是全世界国际社会主义者革命的乐令等等問题，都是可以决定他后来作劳农政府的領袖的。

一九○五年，俄国第一次革命爆发，列宁以大赦得归故国，指揮第二次国会里多数派的活动。不久反动又起，遂又逃往芬兰(一九○六年)，而瑞士(一九○七年)，而巴黎(一九○八年)。此时他又創立了两种报：一名 "社会民主党"(The Social Democrat)，是一个宣传的机关；一名"无产阶級"(The Proletariat)，是一个学理的刊物。他同他的同志住在 Cracow，距俄国边境很近，他在那里可以与俄革命党人接近，幷且指揮他們的运动。

列宁于宣传运动外，还有美术的兴趣和著作的生涯。Wilcox 說他象馬克思一样，欢喜英国的博物院。他对于这个机关有很热情的称誉，一談到此，便眼光四射，兴致勃勃。他在英时即住在博物院的附近，这是他最欢娛最足以慰安精神的乐土。

列宁譯过一部 Sidney and Beatrice Webb 著的"产业的平民主义"(Industrial Democracy)，成績很好。他自己的著作重要的有下列的十九种：

一、俄罗斯社会民主党問题(一八九七年出版)

二、俄罗斯資本主义发达史（一八九九年在圣彼得堡出版）

三、經济的札記和論丛（同上）

四、什么是要做的？（吾党运动的难問題）（一九〇二年在德国出版）

五、告貧乏的农民（为农民对于社会民主党的宗旨而作）（一九〇三年在瑞士由俄国革命的社会民主党出版）

六、进一步退两步（論本党的危机）（一九〇四年在瑞士出版）

七、民主革命中的社会民主党两个政策（一九〇五年在瑞士由俄国社会民主工党总部出版）

八、社会民主实业史略的大綱（由一九〇五年至六年的文集）（一九一七年在彼得格拉出版）

九、解散旧国会和无产阶级之目的（一九〇六年在俄国出版）

十、一九〇五年至七年俄罗斯第一次革命中的俄国社会民主党的大綱（一九〇七年著，一九一七年在彼得格拉出版）

十一、經济批評主义的唯物哲学（一九一〇年出版）

十二、帝国主义是資本主义的末日（一九一五年著，一九一七年在彼得格拉出版）

十三、俄国政党和无产阶级之目的（一九一七年在彼得格拉出版）

十四、論进行方法的文書（一九一七年在彼得格拉出版）

十五、革命的教訓（同上）

十六、农业中資本发达律的新論据（卷一論美国农务经济中的資本主义，一九一七年在彼得格拉出版）

十七、国家与革命（一九一七年在彼得格拉出版）

十八、苏維埃政府的要图（一九一八年在彼得格拉出版）

十九、无产阶級的革命与考慈基汉奸（一九一八年在彼得格拉出版）

列宁的著作譯成英文的，我只看見有"无产阶級的革命"（是集合列宁与托罗士基最近的演說而成的，紐約共产党印書社印行）、"苏維埃政府的要图"（紐約 Rand School 印行）和"国家与革命"三种。

大战初发的时候，列宁方在奥国企图运动工人起来反抗，因被捕入獄。賴法国社会党人的运动，才得释放出来。他便回到瑞士，仍旧为平和为国际社会党努力运动。一九一五年的 Zimmerwald 大会中，也有他活动，他在那里是极左派的領袖。

一九一七年四、五月間，俄皇倒后，他很想回国，但协約国政府很反对他回俄国。亏得瑞士社会党人的計划，费了許多周折，才得經由德国回俄。随着他来的有一百多革命党人。其中有很多的社会革命党和少数派，著名的象 Axelrod, Martov 等亦都在內，他們是反对列宁和多数派的最有力的人物。他到俄都的那一天，陆海軍人和一般人民举行了一次盛大的欢迎典礼，从此他的生涯就和俄国的大革命混在一处了。

摘自"俄罗斯革命的
过去及現在"
1921 年 7 月 1 日
"新靑年"第 9 卷第 3 号
署名:李守常

现代的女权运动

二十世紀是被压迫阶级底解放时代，亦是妇女底解放时代；是妇女寻覓伊們自己的时代，亦是男子发现妇女底意义的时代。

凡在"力的法则"支配之下的，都是被压迫的阶級；凡对此"力的法则"的反抗运动，都是被压迫阶级底解放运动。妇女屈服于男子"力的法则"之下，历时已經很久，故凡妇女对于男子的"力的法则"的反抗，都为女权运动。这种运动，历史中包含甚多，名之曰"革命"幷不过分。

妇女要想达到伊們完全解放的目的，非組織一个世界的大联合不可。

就在白人所居的乡土，亦有多处女权运动才見萌芽。在东亚，在非洲，妇女底羈絆依然未全打破。但在此等地方，妇女的时代亦渐发見曙光了。

女权运动底国际的組織如下：妇女国际会議以各"妇女国民会議"底主席职员組成。一国底妇女俱乐部，为施行一定的普通政綱都可以加入一个国民会議。第一个国民会議，一八八八年成立于北美合众国。随后在坎拿大、法国、瑞典、英伦、丹麦、荷兰、澳洲、瑞士、义大利、奥国、諾威、匈牙利等国均有了这类的組織。

这妇女国际会議所代表的妇女数目，尚无統計。彼底会員大約將近千万人，国民会議只許以团体加入，不許以个人加入。构成妇女国际会議的各国民会議的会长，专以伊們的主席职員的資格列席。

妇女国际会議是一个促进有組織的国际的女权运动的永久机关，这是一八八八年在华盛頓成立的。

妇女参政运动是女权运动的另一形态，亦同样地依国际的形式組織起来。但对于女权运动是完全独立的，妇女参政是为有組織的妇女所提出的最急进的要求，后来在各国为急进的女权論者所拥护。伊們認妇女参政是女权运动底入門，由此可以达于更远大的目的。所以国民会議会員底大部分，不能在一切情形之下都把妇女参政加入伊們的政綱。然至一九〇四年六月九日，国际会議在柏林关于此点已有可决了。

国际妇女参政联合会在华盛頓成立后，不久在柏林亦有一个代表八国的妇女参政同盟发生。这个同盟所代表的八国，是北美合众国、威多利亚、英倫、日尔曼、瑞典、諾威、丹麦与荷兰°这个同盟与联合会联絡起来，从此以后妇女参政运动便成了女权运动中最昌盛的部分。这曾声言过要在五年終再召集第二次会議的"国际妇女参政联合会"，在一九〇五年至一九〇九年間已經开了三次会議（一九〇六年在 Copenhagen，一九〇八年在 Amsterdam，一九〇九年在倫敦），会員扩张到二十一国（北美合众国、澳洲、南非洲、坎拿大、大不列顛、日尔曼、瑞典、諾威、丹麦、荷兰、芬兰、俄罗斯、匈牙利、奥大利、比利时、义大利、瑞士、法国、勃加利亚、塞尔維亚、冰島。）第一次的会长是加特夫人 (Mrs. Carrie Chapmae Catt)。

女权运动的主要的要求在各国都是相同，此等要求可大別为四：

一、属于教育者：享受与男子同等的教育的机会；

二、属于劳工者：任何职业选择的自由，与同类工作的同等报酬；

三、属于法律者：民法上，妻在法律前应与以法律的人格的完全地位并民法上的完全权能。刑法上，所有歧视妇女的一切条规完全废止。公法上，妇女参政权；

四、属于社会的生活者：须承认妇女之家庭的、社会的工作的高尚价值与把妇女排出于各种男子活动的范围以外生活的缺陷、粗糙、偏颇与单调。

各国底女权运动，都是发源于中流阶级，劳动妇女底运动比较的后起。但女权运动与劳动妇女底运动，并不含有敌对的意味，而且有互相辅助的必要。在澳洲、在英伦、在北美合众国，这两种运动全无敌对的形迹。但在阶级争斗剧烈的国家，中流阶级的妇女运动与劳动阶级的妇女运动决然分离。这是因为中流阶级的妇女没有彻底的觉悟的原故。中流阶级底妇女应该辅助劳工妇女底运动。这个道理，与美国劳工团体宣言赞助妇女参政运动的道理全是一样。因为多数劳工妇女在资本阶级压制之下，少数中流阶级的妇女断不能圆满达到女权运动的目的。反之劳工妇女运动若能成功，全妇女界的地位都可以提高。此外，劳工妇女的运动亦不该与劳工男子的运动互相敌对，应该有一种阶级的自觉，与男子劳工团体打成一气，取一致的行动。

苏俄劳农政治下妇女享有自由独立的量，比世界各国的妇女都多，就是一个显例。第三国际的执行委员会，于一九二〇年指定 Clara Zetkin 为妇女共产党的国际的书记，计画着开一国际共产党劳工妇女会,示全世界劳工阶級妇女以正当的道路,以矫正大战开始后一九一五年在 Berne 开的第一次国际妇女大会的错誤。这又为女权运动开一新紀元。

一个公正的娛快的两性的关系,全靠男女間的相依、平等与互相輔助的关系,不靠妇女的附属与男子的优越。男女各有各的特性,全为对等的关系,全有相与补足的地方。国际的女权运动和国际的劳工妇女运动的起源就在全世界对于此等原理的漠視。

生活上职业的要求,使妇女有教育的修养的必要。女子教育机会的扩张似乎比承認参政权还要紧。Canon Gare 劝告英国工人道:

"除非你得了知識,一切为正义公道的热情都归烏有。你可以成为强有力与騷乱,你可以获得一时的胜利,你可以实行革命,但若把知識仍遺留于特权階級的手中,你将仍旧被践踏于知識的脚下,因为知識永远战胜愚昧。"

这几句痛言我借以奉告世界上未曾解放而方将努力作解放运动的妇女,特别是中国今日的妇女。

1922 年 1 月 18 日

"民国日报"副刊

"妇女評論"第 25 期

署名:守常

馬克思的經济学說

今天是馬克思学說研究会的第一次公开講演。兄弟得乘这个机会来把馬克思的經济学說大概講講，实在非常荣幸。

馬克思的学說很深奥，我固然不能說了解他，我幷且不敢說对于他有什么研究，不过乘这机会同各位談談。

大家现在对于馬克思的經济学說都很想研究，但是真正能够研究他的很少。不但真正研究他的很少，甚至于关于他的著述仅仅只看过一遍的，这样的人也不能找出。现在已經有个北大馬克思学說研究会，有了这会，想必可以引起大家研究馬克思学說的兴味。倘若各位能于讀書之余去研究馬克思的学說，使中国将来能够产出几位真正能够了解馬克思学說的，真正能够在中国放点光彩的，这实在是我最大的希望。

馬克思的經济学說很深奥。根据我所知的，提出他学說中的两大原理：

第一，在现代資本主义的經济組織之下，資本家把劳动的結果怎么劫去；

第二，现代經济組織之趋势。

在从前，大多数的人根据統計学立論，提出生产的三要素：資本，土地，劳动。既然如此，那么說到分配一定也是三方面。于是資本家利用这样好听的理論，实質上从劳动者的手中劫去所得。我們且看，地主得着"利潤"，劳工得着"工银"，外面看起来好象很公平似的。其实，"资本家得了劳动结果，劳动者仅仅得了他們劳动結果的一部分!"好，从馬克思起揭破了"此中秘密"，他詳詳細細地講这"剩余劳动，剩余价值"。

价值是什么？"价值就是劳动的分量"。譬如两件东西，說他們俩的原素相等，意思就是說他們俩的劳动分量相等。例如八时間的工作便等于八时間的劳动分量。"劳动量与劳动力不同"。例如多少煤的生产等于多少劳动量，而在生产此煤时所需之力，则为劳动力。又如工作十点，須有能够工作十点之力，而此十点工作则为劳动分量。

物品的价值是什么？物品的价值就是劳动分量，被资本家劫去的便是这个。例如工人工作一天十点鐘，十点鐘的工作等于十点鐘的劳动分量，資本家仅仅从这劳动分量中拿出一部分給工人，維持他們的劳动力，其余都归自己所得。我且再拿机器作个比方，可以使我們更明白一点。比方，我們去問一个工程师，一副机器得多少錢維持他的生命，倘若說要十吨煤去維持他的生命，这个意思就是要拿十吨煤去維持他的劳力，除掉拿这十吨煤——煤之价值由于劳动分量——去維持他的劳力外，他所生产的都被資本家得着。这正如劳动者作十点鐘的工，除拿五点的工作維持他們的生命外，其余五点的工作都被資本家劫去一样。这被劫去的五点工作便是剩余劳动，便是剩余价值，便是資本家要想劫夺的东西! 以上所講即为"馬克思剩余价值說"。

在这資本家靠着資本主义的組織情形之下，劳动者仅仅得着一部分，而資本家则劫去剩余价值，这层已經說过。现在且講剩余价值之来源。

372

馬克思把資本分成兩種：可变資本，不变資本。不变資本只能保存其原价，可变資本，除此之外，还可另生价值。Adam Smith 称不变資本为固定資本，可变資本为流动資本。馬克思同 Adam Smith 的分类差不多完全相同。其不同者，馬克思所說的不变，不是資本的形状不变，乃是他的价值不变，Adam Smith 所說的不变，乃是形状不变，如机器。至其所謂流动資本者，包含着两部分。他把他包含进去的这一部分，就是形体虽变，而仅能保持其原有价值者。馬克思把这部分归并在不变資本内，此为馬克思与 Adam Smith 分类不同之点。据馬克思的意見，这不变資本，在生产程序中，或者不如可变資本之重要。可变資本，除維持劳力外，更能发生新的价值。新的价值之发生，完全靠着可变資本。拿什么去維持劳力？資本家这样：从劳动分量内拿出一部分給工人，去維持他們的劳力。于是劳动的結果全被資本家劫夺。資本家又利用这生产須靠資本的理論，可变不变的混状，拿他們的障眼法，暗中把劳动所得的結果完全掠夺。我們知道，資本家总是說生产須靠他們的資本。但是資本又是什么？資本，她是劳动的結果！因为社会上有了私产制度，于是他們也永有資本。他們有了資本，于是也有机会去劫夺劳动的結果。資本这个东西，在馬克思看来，并不如何重要，最可靠的只是劳动者的劳力，因为他能产生新的价值。

有許多人講，劳工既然是神圣，資本也是神圣的。不錯，可以这样說。但是要晓得，資本是劳动的結果，資本神圣是因劳动神圣而来。所以这神圣应該属于劳动者，而不应該属于資本家。——說到这里，資本家的秘密，我們又可从馬克思的学說中把他揭破。

我們不妨再說一說資本家取利的方法。資本家取利的方法有两种：一是增加劳动的时間，一是減少劳动的工銀。增加劳动的时間便是增加剩余劳动，剩余价值。例如劳动者一天作八点鐘的工，只要三点的工作即足維持他的生命，則剩余劳动、剩余价值为五点。倘若要作十二点，則剩余劳动、剩余价值为九点。剩余劳动、剩余价值越多，資本家的利潤就越大。所以資本家极力的增加劳动时間。一方面，資本家想极力的增加时間，可是一方面，劳动者想极力的減少时間。在英国，劳动者有九时运动；在世界，劳动者有八时运动。八时运动现在多已成功，近来又有六时的运动。六时运动为資本家产业家所倡出，因为他們觉得六时工作于他們更有利。在现在机器时代，机器工作可以日夜不息，人去工作总有疲倦的时候，拿精神疲倦的人去作工，結果生产减少，生产减少，这是于資本家大不利的。所以資本家把昼夜分为四段，教劳动者换班工作，每人只作六点鐘的工，自然精神很好，精神好，自然生产多，生产多，自然于資本家有利，于資本家有利的事，他們自然願意作了。

資本家利在增加劳动时間，劳动者利在減少劳动时間，这层已經說过。但是資本家还有一个法子，是于他們有利的。什么法子？減少工銀，減少劳动者生活費。他們利用妇女兒童，雇他們来作工，給他們很低廉的工銀。有許多国家为保护妇女兒童的健康，定了一种工厂法，限制工作。但是資本家依然雇用妇女兒童，騙取他們的剩余劳动。从此，更可証明馬克思的剩余价值說揭破了資本主义下之秘密。

根据馬克思的学說，一方面資本家騙取剩余劳动，一方面却又有一种新趋势。什么新趋势？"資本集中"。資本集中于少数人的手中，于是資本家获利更厚，而小产业因此彫敝倒閉者亦复不少。从前在小产业中可以作事的人，既然受了大資本家的压迫，渐渐不能自存，于是小資本家亦不得不去劳动，而变为"无产阶級者"。大都市发生的大产业一天多一天，失业的"无产阶級者"也一天多一天，于是千千万万的"无产阶級者"齐集資本家之下，而形成社会上的两大阶級：

"有产阶級

无产阶級"。

我們知道，从前的劳动者很少集合的机会。自經資本集中，大产业发生之后，于是劳动者得着集合的机会。他們集合的地点便是資本家的大工厂，他們有了"阶級自觉"，大家联合起来，和資本家作战，和資本家竞争。——这样发达的資本家，他們自己却产生了可以致其死命的敌人——无产阶級——这也是出乎他們的意料之外了。

馬克思唯物史观講，在資本主义发达中，产生了一种新势力。这种新势力就是"社会主义"。"社会主义"之发生，恰如鷄子在卵壳里发生一样。"社会主义"之想打破資本主义的制度，亦恰如鷄子之想打破卵壳一样。卵壳打破，才能产生一个新生命；卵壳打破，才能产生一个新局面。在这卵壳尚未打破的时期，是一种进化现状。到鷄子已經发生成熟的时期，便非打破这壳不可。"社会主义"也是如此。到了已經发生成熟的时期，便非打破这資本主义的制度不可，打破卵壳是革命的现象，打破这資本主义的制度也是革命的现象。有些人願意进化而不願意革命，"但是我們也要知道，革命乃是我們更大的途程"。鷄子在卵壳里，长了眼睛，长了头，长了毛，既然非打破这壳不可，那么，

"社会主义"到了他羽毛丰满的时候，自然也非打破資本主义不可。鷄子打破他的卵壳，"社会主义"去打破资本主义，这都是"革命"。——"革命是不可避免的"。

从馬克思学說理論方面講，虽然有人說，資本、土地、劳力为生产的三要素，但馬克思則以为一切生产都从劳力，都是劳动結果。資本、土地都是从劳力生的，都是劳动結果。如水，如煤，她們都沒有什么价值。水一定要从海里搬到这地，才有价值；煤一定要从矿里搬到这地，才有价值。怎么去搬？靠劳力。所以一切价值都靠劳力，变地变形而生产之。在从前，虽然一切生产都靠劳力，但分配起来，纯由資本家作主——我們簡直可以說，"从前沒有分配"。

再从事实方面講，在資本主义下，才发生"社会主义"，"社会主义"发生，便要去推翻資本主义。这可以說，"資本家自己产生了致其死命的东西"。

与資本家相对的便是劳动阶級。劳动阶級当然是处于不平的地位。到现在他們有了觉悟，有了"阶級自觉"，去集合全世界的劳动阶級，成一"全世界劳动阶級的經济組織"。

有人說，中国劳动阶級沒有經济的組織，不能同世界的劳动阶級联合。但我想这不尽然。因为中国现在已經受了外国資本家的影响，华工又散在全世界，不能說中国的劳动阶級不重要。我們想想，世界各国，劳动者与資本家都有一种对垒了的趋势。一些小产业受資本家压迫而变成无产的，他們都有集合的地点，他們却找得着資本家的門同他們对抗。但是中国的劳动者，情形就不相同，他們旣沒有集合的地点，更找不着資本家的門，同他們对抗！国內的小工业，因受外国資本家經济势力的压迫，漸就影敝，无以为生。他們这种受他国資本家間接压迫的影响，比各国无产阶級者受他們資本家直接压迫的影响还要厉害。以至于流离失所，散而之四方，不晓得什么地方可去工作，可去集合。国內是这种情形，有这么多的无产阶级，我們再从全世界着想，还能說中国劳动者与社会无关嗎？倘若还說与社会无关，恐怕不甚合理吧！

"全世界的无产阶级呵！你們联合起来吧！"在"共产党宣言"中，馬克思已經說过，现在世界各国的无产阶级，他們都有了觉悟，有了"国际組織"。他們为什么要有国际的組織？因为資本家想压制劳工，极力的增加时间，减少工銀，劳工反对这种办法，遂以"同盟罢工"为武器起而与之抗，倘若他們没有"国际組織"，資本家便可利用这点去雇用别国的工人，这样，"同盟罢工"就会失败。譬如日本工人罢工，华工就可过去破坏，这便是因为无产阶級没有"国际組織"。

"无产阶级的国际組織"不是沒有。有"第一国际大会"，"第二国际大会"，"第三国际大会"。"第一国际大会"到普法战后消灭了。"第二国际大会"很有馬克思的精神，但是欧战一起，里头的会員大多数弃其主义而从事于战事，名虽存而实亡。"第三国际大会"曾在莫斯科开会，很能承繼"第一国际大会"，而有世界革命（World Revolution）的精神，比较的还算进步一点。

近几年来，劳动界的势力渐渐地大起来。英国共产党已經受了"第三国际大会"的命令，而加入国內的劳动党。世界的劳动者现在差不多渐渐地都联合起来。他們的势力一天巩固一天，革命的时期也一天逼近一天。这完全是受馬克思經济学說的影响。在中国，有现在的这种情形，也不能不說这是馬克思的影响。

　　馬克思的大著作是"資本論"。第一集在他生时刊行，二、三两集是恩格尔替他刊行。我們要去研究馬克思的經济学說，只仅仅地讀过一遍就不容易。有一个德国人講，"一个人，倘若他不到五十岁，要說他能研究馬克思的学說，这一定是骗子"。而以我要說我对于馬克思学說有了什么研究，当然不能。不过稍微知道一点，乘这第一次講演的机会，来与諸君談談。希望諸君听过这次講演馬克思学說大体之后，能够引起点兴趣，去研究他的学說，将来把研究的結果发表出来，指导社会，这是我最盼望的。

1922 年 2 月 21—23 日
"晨报"
署名: 李大釗

胶济铁路略史

胶州湾被許为德国的租借地，是一八九八年的事。在一八九八年的条約里，又将山东省內重要的鉄路、矿山和一切商业的、工业的优先权，統讓于德国，胶济鉄路亦是在这条約里許給德国經营的。

这条路由青岛至济南府，长約二百四十五英里，至博山矿場有一段支綫，长約三十六英里，均于一九〇四年通行。

当初德人声言建設此路的目的，专在图商业的发展，并无占領山东土地的野心。按条約所規定，經营此路，須組織中、德合办的公司，在这个公司里华商、德商均可以投資，关于任命管理此路的人員，亦均可以参与。

一八九九年六月一日，山东鉄路公司(Shangtung Eisenbahn-Gesellschaft) 得了德政府的特許經营这条鉄路。是公司是德亚銀行团所組織的，資本按照德政府特許的条件定为五千四百万馬克，股东必須为中国人或德国人，須以百分之五的剩利分与胶州德国殖民行政部，并須以設备及組織上尽量用德国的材料。

一九〇〇年三月二十一日，中国官吏与鉄路公司立了一种协定，規定这条鉄路专由德国管理，如华股总额达于十万两时，中国官吏可以参与。該公司如在山东省內設立分机关，中国方面可派官吏一員为代表，駐在該机关以資接洽。鉄路公司購买土地，只限于鉄路企业，并于其将来发展的必要范围內，得于車站設立收稅所，鉄路管理員須予以相当协助。外人在山东境內旅行或做事，必須持有中、德主管官吏签名的护照。鉄路公司雇用的华人，若在租界地外犯了法律，必須服从中国地方官的制裁，在租借地百里的地帶以外的治安，由山东行政首长派兵保护，不許外国軍队經过駐屯。租借地內的治安，由德国駐在青島的行政长官負其責任。

依一八九九年的条約，德国旣已获得了山东的鉄路敷設权，并矿山采掘权，德政府乃将此特权付与德亚銀行团，使之設立山东鉄路及山东矿山两公司。一八九九年六月十四日，山东鉄路公司告成立，十月十日，山东矿山公司相繼成立，以这两大公司为經营山东的大本营。

胶州湾本綫与博山支綫敷設后，收益漸次增加，而矿山公司則因坊子煤矿的計划，大归失败，历年的損失甚巨。至一九一二年三月三十一日損失至一百二十三万七千馬克之多，德人鉴于独立經营終难恢复，一九一三年一月一日乃与鉄路公司合并。

山东鉄路公司自与矿山公司合并后，即于一九一四年改正章程，扩张公司的业务。此后他的业务的范围不止在經营山东的鉄路，并可以做中国別的鉄路的建筑营业，包办在东亚敷設的鉄路的管理，設立保管貨物的仓庫，对于使他保管的貨物发行仓庫証券，并得在为山东鉄路公司所許可的地域以外，經营采取土地生产物及矿物的事业，及其他关于必要的一切設施和增进公司利益的事业。这样子扩张起来的山东鉄路公司的业务，几乎与日本的南滿鉄道会社相同了。該路未落日人手中以前，公司分为鉄路、矿山、制鉄三部分，从事其中的德人，有一百三十二名之多。

　民国三年頃，德人又获得由高密至徐州及济南至道口鎭的鉄路的敷設权，以期与津浦、京汉、隴海等綫相联絡。此二綫告成，則胶济的地位，将又为一变，比以前更見重要。欧战既起，德人的势不暇东顧，日本遂得乘其敝以漁取之。占領以后暂归临时鉄路联队管理。由民国四年三月六日以后，由山东鉄道管理部接管，管理部职員，全系由南滿鉄道調来的。直到今日該路全在日本的掌握中。願国人快快起来，集股贖回，使他脱离了資本主义的帝国主义，复归故主，依平民的組織管理經营，为胶济鉄路开一新紀元。

1922 年 3 月 5 日
"新生活"第 55 期
署名:孤松

黄庞流血記序

黄(爱)、庞(人銓)两位先生的死，不是想作英雄而死，亦不是想作烈士而死；乃是为救助他的劳动界的同胞脱离資本阶級的压制而死，为他所信仰的主义而死。因此，我乃对他們的殉死表无限的敬意！

以前的历史，几乎全是阶級的爭斗史。最后的阶級爭战，在世界在中国均已开始了。黄、庞两先生，便是我們劳动阶級的先驱，先驱遇险，我們后队里的朋友們，仍然要奋勇上前，繼續牺牲者願做而未成的事业。

我們的目的，在废除人类間的阶級，在灭絶人类間的僧擅。但能达到这个目的，流血的事，非所必要，然亦非所敢辞。要知道牺牲永是成功的代价。

中国社会运动史的首頁，已由黄、庞两先生用他們的血为我們大書特書了一个新紀元！以下的空白怎样写法？要看我們的努力了！

1922年3月23日
"晨报"副刊
署名：李守常

五一紀念日于現在
中国劳动界的意义

五一的历史，我曾詳細的作过一篇"五一运动史"，想讀者还能忆起，現在不再詳述了。

五一是工人的日子，是工人为八小时工作运动奋斗而得胜利的日子，是工人站起的日子，是工人扩张团結精进奋战的日子，不是工人欢欣鼓舞点綴升平的日子。在我們中国今日的劳动界，尤其应該令这个日子含有严重的意义，尤其应該不令这个日子毫无意义的粉飾过去。

我很詫异人家有一种含有进步的奋斗的活动的精神的制度、理想、风俗、典礼，一到我們中国人的眼里，便把他看作一个固定的、呆板的、安享的、靜止的东西，譬如"平民主义"、"自由"、"平等"等理想，都是空明灵动的人生的态度，所得到的只是一部分，而此一部分亦只是永无止境、进化不息的全程中的一个起点，或是一段过程，絕不是象面包似的現成的一件死东西，拿到手吃到口便算了事的。五一紀念也是这样，在人家便把他作的轟轟烈烈，活活泼泼，一年过一回，一年有一年的意义，一回有一回的意义。所以各国資本阶级都是战战兢兢的过这一天，人称此日是資本家的厄日。这个原故就是他們能够認明此日是工人表示态度的一日，——表示奋斗的态度的一日，不是他們表示滿足的一日。試想！人家在这一天不知已竟得过几多的胜利，犹且如此，而我們在这样一个壮烈的日子，沒有得过一点的成功，应該怎样的急起直追，仗着国际的同胞联合的声势，作点奋进的工作！依我看来，至少亦应該認清这日子是我們表示站起来的态度的一日。那料他刚到中国人的眼里，又把他看成了一个庆祝的、欢乐的、享福的、歌舞升平的日子了！

五一的标語是工作八小时，修游八小时，休息八小时。除休息八小时不用說明外，我且說說工作八小时、修游八小时的理由。

为什么要工作八小时呢？工作本是一件好事。而且人是动物中的一种，靠活动才能生存的。設使有人把我們关在一个地方，給我們吃，給我們穿，給我們睡覚的床，但不許我們动作，我們试想那是怎样的苦痛，与位置罪人的囚獄有沒有两样的地方？但是动作若没有秩序，亦与人性相反，必是有秩序的动作，才能与人性相安，才能与人生有益。惟有工作的动作是最有秩序的，而且有生产的结果，更能助人工作的兴趣。我們讀那古代的劳动歌，"日出而作，日入而息，耕田而食，凿井而飲，帝力于我何有哉！"工作的人們是何等的快活。那末，我們为什么又作减少工作的运动，又主张工作八小时呢？这有几个理由：（1）生产的工具和生产的組織都改变了。从前工作十六小时乃至其以上，所生产的结果，现在只用八小时便可生产了。这是由生产的分量上論，应该减少工时的理由。（2）从前的生产場所在农村，在山林，在牧場，工作的地方空气鮮明，景色优美，时时与自然相接，可以减少疲劳与煩厌。现在的生产的場所都在大都会的大工場，机声軋軋，人迹纷杂，虽然机械的力量代替了好些人力，而精神上的疲劳与煩厌，则有增加无减少。这是由生产場所的光景

384

上論，应該減少工时的理由。（3）若是集合的生产的結果仍归个人的私有，那么資本家必且貪得无厌，不惜牺牲工人的辛苦，多换取些剩余价值。虽然工时延长的結果，实际上未必較以适宜的时間工作为良，而以資本家欲望的貪婪，可以蔽着他的对于事理之明察，而一意以为增加工時即是增加剩余价值的重要方法。这是由資本主义的产业的性質上論，应該減少工时的理由。（4）人体的健全，全在身体和精神得保平均的調剂的發展。有动作的时候，必須有休息的时候。而休息的方法，并不只是睡眠，有益身心的娛乐亦是調剂倦苦慰安疲劳的最重要的方法。而且智的情的方面的發展，与提高于工人的生活，亦为必要。这又是由工人的身体与精神的健全上論，应該減少工时的理由。根于以上諸理由，工人应該自己起来作八小时工作的运动。

为什么要修游八小时呢？关于游玩这件事，新旧的观念不同。于前的旧观念，以为游玩是小孩子的事，成人不該游玩，而且有許多規規矩矩的成人，并小孩子亦不許游玩，以为小孩子亦应該把有用的时間作有用的事，游玩无用废时，亦不該令小孩子去作。近世紀以来，这个观念才大有变动。有人說游玩是过剩元气的表示，一个小孩子正在發长的时候，他的过剩的精神都以游玩的形式表現出来，而游玩的观念一变。又有人解釋小孩子游玩的进程的次序，恰与人群进化的次序相应，最初的游玩是度那末开人种的生活，其次对于那半开人种的生活很有兴味，再次玩那群兽的或合作的游戏。这可以說是在游玩的發达上到了文明时期的阶段了，游玩的观念又一变。近年来許多学者認游玩为生活的訓練的预备。一个小猫提住一条絲，便龙驤虎跃的玩耍起来，全是为将来捕鼠生活的预备。小猫依此以发展他的爪与眼机，借此可以训练他，使他能够在短促的时间获得食物。小羊的游玩，亦是预备他的觅食的生活。一个男孩子总是喜欢玩些建筑、创造、获得的动作。一个女孩子总是喜欢玩那抱弄小儿的事，作母性的准备。这样解释游玩是自然的训练的表现，是自然的学校的一部，是第一级的课程。游玩一事，于小孩子固是要紧了，就于成年的工人亦是最高无上的再造者。游玩在一种意义是增益的生活的准备，一个人要停止了他的游玩的兴趣，他便要老的快，以至于死。一天作工的疲劳与厌倦，一场的游玩便可以扫荡净尽。游玩的态度可以终生保持。须知游玩不是奢侈的事，乃是必要的事。Frederic C.Howe 说："文明实在全视人们怎样用他们的闲暇。"所以我们要求工作八小时，游玩八小时，休息八小时，就是认游玩占我们生活的三分之一，并且是最重要的三分之一，可以苏慰工作的疲倦，可以免除堕落的恶习，可以回复身体的健康、精神的畅旺，可以补少年时教育的不足，可以与人以机械的生活所缺的变化与迁动，并机器产业所毁坏的训练，增加人们产业的、政治的、社会的效能。游玩应与教育一样重视。关于游玩的机关与设备，有两种：一为商业的设备，如剧院等；一为社会的设备，如公园、运动场、学校、俱乐部等。我们应该要求公家为种种正当娱乐的设备在工人聚集的地方。

我们中国劳动界对于五一节不该庆祝，应该标出许多具体的标语，按程序要求实现。我且把我想得到的写在下面，供大家参考：

（一）关于外交者

（1）反对国际的军阀财阀的压迫；

（2）要求与劳农俄国成立商约并即正式承认其政府。

(二)关于内政者

（1）否認督軍制及巡閱使制，一律改为国军，实行裁兵；

（2）主张开国家大会，容納各階級的代表，制定国宪；

（3）反对以人民为牺牲的內訌的战争。

(三)关于改善工人境遇者

（1）八小时工作，额外工作加薪；

（2）假期停工給薪；

（3）男女同工同酬；

（4）含有危险性的工作应該格外优待，如矿路电等；

（5）取締童工；

（6）要求公家在工人集合的地方多設正当娱乐的場所及設备。

1922 年 5 月 1 日

"晨报"副刊

署名：李守常

馬克思与第一国际

在一千八百三十六年的时候，有一团德国的亡命客在巴黎組織一种秘密会，名为"正义者的联合"(The Federation of the Just) 或云"正义者的同盟"(The League of the Just)。后来移到倫敦。一千八百四十七年他們在倫敦开一次会議，改称"共产党同盟会"(The Communist League)。馬克思和昂格思合作的那"共产党宣言"，就是替这个同盟会作的。这个在名义上虽然亦是一个工人的国际联合，但事实上却是一部分亡命客，会員很少。馬克思和昂格思合作的宣言，他虽接受，但不能了解，所以馬克思和昂格思不久便脱离了这个团体，这不能算作第一国际的先驅。

第一国际的起源，实由于一千八百六十二年的倫敦国际博覽会中英、法工人的接洽，一千八百六十四年九月下旬在 E. Beesly 教授主持之下开了一次国际工人会議，第一国际就在此时誕生。

有一位流寓倫敦的法国亡命客名叫 Le Lubez 的，想出一个中央委員会的办法来，这委員会常驻在倫敦，而在欧洲各首都遍立支部，他的計画既得大家認可，便推定委員給他們以总理一切的权力。驻总会的委員英人最多，意大利人馬志尼的秘書 Major L. Wolff 及馬克思亦均在內。在第一国际的公式报告里，馬克思的名字初見于被选的中央委員会的名单中，并且是在此名单的最下列。关于他加入第一国际的情形只有这个事实可以证明。但馬克思自己曾有陈述如下：

"有位名叫 M. Lubez 的来問我願否以德国工人的名义参与这次会議或推出一位德人为在会中的发言者等等，我令 Ekkarius 自己出席于講坛上作一位替人，我知倫敦和法国的工人們主張实在的势力，以此理由决計变了我的慣行的主义，此次竟辞却了那样的招請。"

一位木工 V. R. Cremer 曾寄給馬氏一書邀他到会的信，信文大略如下：

"馬克思先生：

亲爱的先生！本会組織委員会敬請先生到会，携此通知来，便許入会場。"

即使不能說馬克思是第一国际的創造者，至少亦可說他由第一次会即为临时总会指导的精神。

第一国际这个婴孩自誕生的时候以至后来遭了灾难，都不是因为沒有人照管，乃是因为义父太多的原故。創造这第一国际的人們，几乎都同床异梦。英国的 Howell 和 Odger 两君想用第一国际把英国的工联制推行到欧洲大陆上去。在英倫的法国亡命客想用此以导人去刺杀拿破仑三世。意大利的馬志尼想借他以恢复他們的已經消灭的秘密的共和国民的組織。只有馬克思是想用他作一个伟大的社会主义宣传者，同时亦教育工人，联結工人，結局是馬克思占了胜利。

在是年十月十一日，馬志尼的秘書意大利人 Major Wolff 提議第一国际的中央委員会可采用意大利工人会的规则，馬克思对于这个提議极力反对，以为若是这样无异于把第一国际变成一个秘密結社，此提議乃延擱下去，不到一个月，馬克思把他自己拟出的第一国际的宪法草案提出，Major Wolff 的阴谋遂从此停止了。馬克思这篇演說是他的小品著作中的佳构之一，起首用一个低声調引 Gladstone 的最近的演說，在此演說里他比較过英国的財富与英国工人卑賤的貧乏，从此便用一种强迫的邏輯，把讀者放在阶級爭斗的全学說上，这恐怕是馬克思的特长。

Major Wolff 因为提出的宪法草案未能施行，憤而退出，从此多年，意大利实际上和第一国際断决关系，后来馬志尼虽然屢次声明 Wolff 的行动与他沒有关系，而且他并不仇視第一国際，不幸他的話竟不誠实，他从一八六五那一年便是第一国际的仇敌了。

十一月八日馬克思的草案正式的被采用了，十二日在 Beehive 付印，第一国际逐定名为国际工人会 (The International Workingmen's Association)，正式的宣告成立了。

兹将第一国際会議年表列下，并略叙馬克思与历次会議的关系：

会議次数	地 点	年 代	与 馬 克 思 的 关 系
第 一 次	倫 敦	一八六四	馬克思起草宪法。
第 二 次	倫 敦	一八六五	馬克思指定宗教的影响为下届会議討論的問題。
第 三 次	日內瓦 Geneva	一八六六	朗讀倫敦总会的报告，这报告是馬克思作的。
第 四 次	劳山 Lausanne	一八六七	馬克思因家族的疾病与穷餓未能到会。
第 五 次	不律率 Brussels	一八六八	馬克思与蒲魯东派爭論。
第 六 次	貝苏兒 Basle	一八六九	馬克思与巴枯宁派爭論。
第 七 次	倫 敦	一八七一	两派的爭益烈。
第 八 次	海 牙	一八七二	馬克思动議把总会迁往紐約，巴枯宁派与馬克思派分裂。

两派分裂后的会議年表：

馬　克　思　派	巴　枯　宁　派
日内瓦(一八七三)	日内瓦(一八七三)
	不律率(一八七四)
費拉得尔菲亚(一八七六)	勃恩 Berne（一八七六）
	臥兒威兒 Verviers（一八七七）

　　馬克思將总会迁往紐約的提議，就把第一国際宣告死刑了。
馬克思为什么这样作呢？这有两个說：一說馬克思苦于巴枯宁派
的紛扰，故把他远远的移到美洲去，以避巴枯宁派的势力。可是
第一国際往美洲一移，就丧失了他指导欧洲劳工运动的势力与
便利，这个道理难道馬克思看不到嗎？一說馬克思此时已竟看出
第一国際已竟是过时的东西了，他想不要他而又不願令巴枯宁
利用他，故把他远远的送到美洲去，好令他寿終正寝。两說以后
說近是。到了最終的会議，就是費拉得尔菲亚的会議，只有由德
国来的一位代表到会，其余的都是英国人。这就是馬克思派的
第一国際的末日了。巴枯宁派分裂后，亦开过四次会議，到会者
亦寥寥，馬上亦就消灭了。

1922年5月6日
"晨报"副刊
署名：守常

宗教与自由平等博爱

常听人說，某派宗教，頗含有自由、平等、博爱的精神，这等观察，适与我的观察相反。

先說宗教与自由。

宗教是以信仰的形式示命人类行为的社会运动，宗教的信仰就是神的絕对的体認，故宗教必信仰神。旣信仰神，那么心灵上必受神定的天經地义的束縛，断无思想自由存在的余地。盖人类不容异己的意念，实从根性而发生，至于所重視的事物，其不容异己的意念更甚。所以篤信的敎士，无論他屬何宗派，恶异喜同的咸情，几乎都是一样。欧洲宗敎改革的发端，实因反抗罗馬公敎的压制而起，但其党同伐异的情形，新宗与旧宗相差无几。后来門戶紛爭的結果，只有分立，没有全胜，于是弱小宗派，乃揭崇信自由的旗幟以求自存。这样看來，眞正的思想自由，在宗教影响之下，断乎不能存在。必到人人都从眞实的知識，揭破宗教的迷蔽，看宗敎为无足輕重的时候，才有思想自由之可言。我們的非宗敎运动，就是要申明这个道理，使人們知道宗教实足为思想自由的障蔽。要想依自己心灵的活动，求得眞知而确信，非先从脱离宗教的范围作起不可。那么我們非宗教者，实在是为拥护人人的思想自由，不是为干涉他人的思想自由。

次說宗教与平等。

宗教的本質就是不平等关系的表现。原来宗教的成立，多是由于消极的条件：（一）强力的缺陷。原人的生活，处处受自然力的支配，而不能支配自然，故常感自然力的伟大，而觉自己的力量缺乏，起先看见雷霆、地震、火山、洪水、暴风、天变、地异、日蚀、月蚀、猛兽、毒蛇等自然界的变象而发生恐怖，后来对于自然界的常态，亦生敬畏。这时有能对于这些变象有几分先知预见者，或自称能有几分先知预见者，或能对于这些变象有几分抵抗力者，又或在这变异时境中能泰然自若而有几分应付变异的成功者，便对于一般人民成为有不平等关系的优者强者，而得一般劣者弱者的敬仰。这是原始宗教起源之一。（二）身体的缺陷。人体的健康，常生变动，有时忽罹疾病，原人不知罹病的原由，辄归于神的降灾。这时有能对于病苦之将至为豫告者，或于救济病苦有几分的成功者，便对于一般人民成为不平等关系的优者强者，而得一般劣者弱者的敬畏。古者巫医并称，如今宗教与医尚有密切的关系，便是明证。这是原始宗教起源之二。（三）生命的缺陷。人生的修短无常，病痛之极，乃至于死。原人对死，亦生恐怖，而常忧惧。故有能预告其死者，或对于死与一种慰安者，——如死后生活的保障亦是一种对于死的慰安——便对于一般人民成为不平等关系的优者强者，而得一般劣者弱者所敬畏。故宗教必谈死后，必說来者。这是原始宗教起源之三。（四）品性的缺陷。罪恶的自觉，自原人时代亦既存在，惟关于简单明了的事为然，特别是关于性的关系，尤为原人所重视。此时有能功之为罪恶的改悔者，有称为有能赦免罪恶的全权者，便对于一般人民成为优者强者，而为一般劣者弱者所敬畏。宗教家至今尤重独身生活，即源于此，而忏悔一端，犹为今之宗教所注重，亦以此故。这是原始宗教起源之四。（五）运命的缺陷。人之处世，祸福无端，原人于此，往往疑有主宰，操人运命而能与祸福者。此时有能豫告祸至者，或能为祷告以免祸祈福者，均成为优者，而为一般人所敬畏。故宗教不能离于祸福观，而祈祷至今犹为宗教上的一种仪式，亦以此故。这是原始宗教起源之五。就是祖先崇拜的起源，虽由于"与自由有密切关系"的积极的条件，但其生前，实为家庭的长上，而于教养及其他生活上为优者。由此类推，伟人崇拜，英雄崇拜，国君崇拜，都现出优劣不平等的关系，这样看来，宗教本質全系不平等关系的表现，而欲依此以实现平等的理想，恐怕很难了。

再次說宗教与博爱。

宗教的教义，多有以神为介而闡导博爱的精神的。但我很怀疑，沒有自由平等作基础的博爱，而能达到博爱的目的么？即如基督教义中所含的无抵抗主义，如"人批我左颊，我更以右颊承之"，"人夺我外衣，我更以內衣与之"，"貧賤的人有福了"，"富者之入天国，难于駱驼之度針孔"等語，其结果是不是容許資产阶级在现世享尽他们僭越的掠夺的幸福，而以空幻其妙的天国慰安无产阶级在现世所受的剥削与苦痛？是不是暗示无产阶级以安分守己的命示，使之不必与資产阶级爭抗？是不是以此欺驅无产阶级而正足为資产阶级所利用？資产阶级是不是听到这等福音便抛弃他们现世的幸福而预备入天国？这是大大的疑問。

1922 年 6 月
"非宗教論"文集
署名：李守常

394

平民政治与工人政治

(Democracy and Ergatocracy)

现代有一最伟大最普遍的潮流，普被人类生活的各方面，自政治、社会、产业、教育、文学、美术，乃至风俗、服飾等等，没有不著他的颜色的，这就是今日风靡全世界的"平民主义"。

"平民主义"是一种气質，是一种精神的风习，是一种生活的大观；不仅是一个具体的政治制度，实在是一个抽象的人生哲学；不仅是一个純粹的理解的产物，实在是濡染了很深的感情、冲动、欲求的光澤。若把他的光芒万丈飞翔上騰的羽翮，拘限于狭隘的唯知論者的公式的樊籠中，决不能得到他那眞正的概念。那有詩的趣味的平民主义者，直想向着太阳飞，直想与謝勒(Shelley)惠特曼(Whitmen)辈搏扶搖而上九霄。

我們怕把他的精神的广大弄狭小了，怕把他的精神的生机弄死僵了，姑称他为平民主义，称这种精神表现于政治上的为平民政治。

平民主义原語为 (Democracy)，在古希腊、雅典政治家波里克魯(Pericles)(紀元前四百九十五年生四百二十九年死)时代，亦是一个新造語，当时亦曾遭嫌新者的反对，后来有些人觉得为表示一种新理想有立这个新名詞的必要，故終能行用。至亚里士多德时代，学者使用此語，取义还各不同，例如亚氏用之则当其民主政治(Polity)的变体，含有暴民政治的意味；而鮑萊标士(Polybios)用之，则当亚氏的民主政治(Polity)。

平民主义(Democracy)的語源，系由 Democ 与 Kratia 二語联缀而成。音轉而为 Democracy。Democ 意为"人民"(People)，Cracy 意为"統治"(Rule)，故 Democracy 一語，可直譯为"民治"(People's rule or popular Government)，但演进至于今日，此語的意义已經有了很大的变动，最初"統治"的意义久已不复存了。

馬薩萊客 (T. G. Masaryk) 有几句話詮释现代的平民主义，可謂精当之至。他說："平民主义的政治的和社会的目的，乃在废除屬隶与統治的关系。平民主义本来的意义是'人民的統治'。但现代平民主义的目的已全不在統治，而在屬于人民，为人民，由于人民的执行。这国家組織的新概念，新計划，怎样能被致之实行，这不仅是权力的問題，乃是一个执行的技术的难問題。"含有統治意味的平民主义，仍有治者与被治者的关系；现代的平民主义全无对人的統治，只有对于事物的执行与管理。故欲实现现代的平民主义，不須研究怎样可以得到权力，但須研究怎样可以得到管理事物的技术。

普通詮释平民政治的人，都是說"平民政治是为人民，屬于人民，由于人民的政治"(Democracy is the Government of the People, for the people, by the people)。但是看破此語是虚伪的，不止馬洛克 Mallock 一人。馬洛克在他的 "The Limits of Pure Democracy"里开宗明义即揭破此言的虚伪。

因为他們所用的"人民"这一語，很是曖昧，很是含混。他們正利用这曖昧与含混把半数的妇女排出于人民以外，并把大多数的无产阶级的男子排出于人民以外，而却僭用"人民"的名义以欺人。普通所說的平民政治,不是眞正的平民政治,乃是中产阶级的平民政治。所以列宁 (Lenin) 氏于一九一九年四月在莫斯苦瓦第三国际大会里演說，曾竭力为中产阶级的平民政治与无产阶级的平民政治的区分。后来在他所著的"国家与革命"里,并别的著作里,亦尝屡屡赞揚这无产阶级的平民政治。但列宁氏虽称道平民政治,却极反对議会政治。他以为議会制度純是欺人的方法。此方法的妙处,在以人民代表美名之下,使此机关仅为曉舌的机关,为中产阶级装璜門面,而特权政治则在内幕中施行。列宁氏以为欲救此弊,要在使代表机关不但为言論机关,并須为实行机关。无代表制度固无平民政治,而无議会制度则依然可行平民政治, 而且眞实的平民政治非打破这虚伪的議会制度必不能实现。这样看来, 现在的平民政治正在由中产阶級的平民政治向无产阶级的平民政治发展的途中。在无产阶级的平民政治下,自然亦没有两性的差别了。有人說,只有无产阶級的平民政治才是純化的平民政治,眞实的平民政治,純正的平民政治,就是根据这个道理。

从实質上說, 这无产阶级的平民政治虽亦是平民政治的一种,但共产主义者的政治学者,因为此語在資本主义时代已为中产阶级用烂了, 乃别立一新名詞以代平民政治而开一新紀元。这新名詞就是"工人政治"(Ergatocracy)。此語出世不久,在字典上还沒有他的位置。此語的創立,亦和"Democracy"是一样,借重于希腊語丰富的語源。希腊語"Ergates"是"工人"(Workers)的意思, 故"Ergatocracy"意为"工人的統治"(Worker's rule), 故可譯为"工人政治"。在革命的时期,为鎮压反动者的死灰复燃,为使新制度新理想的基础巩固，不能不經过一个无产者专政(Dictatorship of the Proletariat)的时期。在此时期，以无产阶级的权力代替中产阶级的权力，以劳工阶级的統治代替中产阶级的少数政治 (Bourgeois Oligarchy)。这一期的工人政治，实有"統治" (rule)的意味，并且很严，大权全集于中央政府，以严重的态度实行統治别的阶级。在社会主义制度之下，实行社会主义的精神，使之普及于一般，直到中产阶级的平民政治的特色私有制完全废止，失了复活的可能的时候，随着无产者专政状态的經过，随着阶级制度的消灭，Ergatocracy 的內容将发生一大变化。他的統治的意义，将渐就消泯，以事物的管理代替了人身的統治。此时的工人政治就是为工人，屬于工人，由于工人的事务管理 (Ergatoracy is the administration of the workers. for the workers, by the workers)。因为那时除去老幼废疾者，都是作事的工人，沒有阶级的統治了。这才是真正的工人政治。

鮑洪(Bohun)氏劝告他的同志們說："不要再談平民政治了。你們想你們是平民政治者么？但是你們不是。你們想你們要平民政治么？但是你們不要。你們是工人政治者，你們要工人政治。平民政治是資本主义破烂时期的方法，是一个被卑鄙的使用站污了的名詞。留下平民政治一語給那自由的中产阶级和那社会主义者中的无信仰者用罢。你們的目的是工人政治。"这一段話可以表示他們弃平民政治而用工人政治的理由。

現在再講一講社会主义 (Socialism) 与共产主义 (Communism) 的区别。照現在的情形講来，社会主义与共产主义很有分别。当一八四八年一月时候，昂格思 (Engels) 与馬克思同作的"共产党宣言"发布了。其后一八八八年用英文发刊，昂格思作了一篇序文，郑重声明这是共产党宣言，不是社会党宣言。昂格思說，在一八四七年頃，所謂社会党人乃是那些在劳工阶级运动以外求援于知識阶級的人們。不論多少，只要有一部分自觉的工人漸知只是政治的改革还是不够，从而主张有全社会改革的必要。这一部分工人可自称为共产党人。社会党人的运动是中流阶級的运动，共产党人的运动是劳工阶級的运动。

由"共产党宣言"发表到昂格思序文刊布时候，其間社会主义与共产主义两种名詞用得非常混淆。到了一九一七年十一月俄国起了經济革命，这种革命家是无产阶级，他們自称为共产党人。迨一九一八年十一月，又有半有产阶级在德国起了政治革命，他們却自称为社会党人。其区别愈益明了。一九一九年共产党在莫斯苦瓦开第三国际大会，代表共产党，以示别于代表中产阶级的第二国际大会社会党。旗帜更見鲜明了。

簡明的說，社会党人的运动是半有产阶級的运动，共产党人的运动是无产阶级的运动。社会主义的运动是創造的进化，共产主义的运动是創造的革命。社会党人是中央派与右派，共产党人是极左派。社会党人的国际的結合是第二国际，是黄色的国际；共产党人的国际的結合是第三国际，是赤色的国际。这是现代社会革命运动的两大潮流。

社会主义与共产主义都尚在孕育时期，故在今日尙不能明了的指出他是一种什么制度。但在吾人心理的三方面可以覓出他的根蒂：（一）知的方面，社会主义是对于现存秩序的批評主义。（二）情的方面，社会主义是一种使我們能以較良的新秩序代替现存的秩序的情感，这新秩序便是以对于資本制度的知的批評主义的結果，自显于意象中者。（三）意的方面，社会主义是

399

在客观的事实界創造吾人在知的和情的意象中所巳經認識的东西的努力，就是以工人的行政代替所有权統治的最后形体的資本主义的秩序的努力。社会主义与共产主义，在学說的內容上，没有区别，不过在范圍与方法上有些区别罢了。德謨克拉西与社会主义在精神上亦复相同。真正的德謨克拉西，其目的在废除統治与屈服的关系，在打破擅用他人一如器物的制度。而社会主义的目的亦是这样。无論富者統治貧者，貧者統治富者；男子統治女子，女子統治男子；强者統治弱者，弱者統治强者；老者統治幼者，幼者統治老者；凡此种种擅用与治服的体制均为社会主义的精神所不許。不过德謨克拉西演进的程級甚多，而社会主义在目前则特别置重于反抗經济上的擅用罢了。

这样看来，德謨克拉西（Democracy）、伊尔革图克拉西（Ergatocracy）、社会主义、共产主义，在精神上有同一的淵源，在应用上有分析的必要。

1922 年 7 月 1 日

"新青年"第 9 卷第 6 号

署名：李守常

十月革命与中国人民

在十月革命的火光里，誕生了劳农群众的国家和政府！这是全世界劳农群众的祖国，先驱，大本营。

十月革命所喊出来的口号是顛覆世界的資本主义，顛覆世界的帝国主义。用这种口号唤起全世界的无产阶級，唤起他們在世界革命的陣綫上联合起来。

受資本主义的压迫的，在阶级間是无产阶级，在国际間是弱小民族。中国人民在近百年来，旣被那些欧美把长成的資本主义武装起来的侵略的帝国主义践踏摧凌于他的鉄骑下面，而淪降于弱败的地位，我們劳苦的民众，在二重乃至数重压迫之下，忽然听到十月革命喊出的"顛复世界的資本主义"、"顛覆世界的帝国主义"的呼声，这种声音在我們的耳鼓里，格外沉痛，格外严重，格外有意义。

这个在历史上有重大意义的十月革命，不只是劳苦民众应該紀念他，凡是象中国这样的被压迫的民族国家的全体人民，都应該很深刻的觉悟他們自己的責任，应該赶快的不蹰躇的联合一个"民主的联合陣綫"，建設一个人民的政府，抵抗国际的資本主义，这也算是世界革命的一部分工作。

我們在这严肃的、伟大的、壮烈的、仁慈的紀念日，要提議一件我們全国人民应該注意的事，就是对俄外交問題。

我們有几句重要的話要外交当局仔細听着：

要即日无条件的承認劳农政府！

要即日无条件的开始中俄会議！

不許一味仰承資本主义国家外交团的意旨来办理对俄外交！

不許沿用媚强欺弱的帝国主义式的无耻的外交手段来办理对俄外交！

我們要严重的监視外交当局的对俄外交！

1922 年 11 月 7 日
"晨报"副刊
署名：守常

国际资本主义下的中国

（旧国际共管与新国际共管）

列强共同监督中国的倾向实显于一九〇一年义和团事件。外国管理中国的关税的制度，无异于监督中国重要财政的渊源。此制行之至今，犹未变易。

列强间在中国伸张势力的竞争虽然极烈，而于保持增进列强在中国的势力，则全一致。

英国、日本并战前的德、俄都曾得到可以使他們满意的庚子赔款。四国在中国都保有"势力范围"（Zones of influence），而美国则独向隅。

在本世紀初，美国既未于中国市場占有經济上的利益，所以对于是等現状不能满足，于是提出一种与"势力范围"互相抵抗的政策，曰"开放門戶"（Opened door）。美国以为如欲在中国能与他国享有同等的权利与势力，非将他国的势力范围打破不可。他国的势力范围打破，美国才能从开放的門戶跑进中国来。美国并未想打破列强在中国的特殊势力与权利，不过要想打破英、日、俄、德的势力范围的局面，別开一种"开放門戶"的局面，使美国亦得与他們共享同等的利益。

·欧战既平，德、俄无暇顾及中国，而英、日、法逐承其地位。美国認此为絕好的机会，使他們容纳他提出的开放門戶的政策，建

403

立一种列强共同对待中国的政策，这就是华盛顿会議的由来。

自然，从前已經获得的特殊权利，如英国在揚子江流域，日本在南滿，美国須承認他們仍得保有之，英、日始肯与美国合作。美国外交家知道的很清楚，任各国自行在中国伸张势力，于他們是不利的。故极力主张一个列国一致的对华政策。

由华盛頓会議可以看出，美国輿論实欲把中国置于列强管理之下，而从共管鉄路着手。但此議以惧引起中国排外的风潮，遂暫不提起。因为明目张胆的来管理中国是不可能的。所以要別寻一种避名取实的方法。这个方法就是共管中国的关稅。換句話說，就是共管中国的对外貿易与一重要部份的中国財政。那另外一个管理中国的工具，就是鉄路問題。依四国的新国際共管得了解决。这新国際共管不但要管理中国的財政与鉄路，并且干涉到实业的发展。这就是一个共管中国的国際的組織。

列强对于中国的共管运动可以分为两期。第一期可称为旧国際共管，第二期可称为新国際共管。旧国際共管实成立于一九〇八年英、德、法的银行团，目的在此三国对于中国借款的共同动作，但没有象现在的新国際共管所有的那样显明独占的性質。美国政府和美国银行家馬上晓得了，他們利用旧国際共管的用意，成立后随即加入。一九一一年的六百万鎊湖广鉄路借款，就是这四国银行团办理的。不多时，俄、日亦請加入，遂又变成英、德、法、美、日、俄六国的团体。这个联合直到一九一三年还没有什么变动。是年威尔逊氏当选为美国大总統，便对此团体取消极的态度，美银行团遂亦退出此組織。一九一三年的二五，〇〇〇，〇〇〇鎊善后借款，就是那五国的银行团借与的，其中不包有美国。

大战既起，旧国际共管不能繼續存在了。美国尤不願把中国放任給任何一国或数国去壓榨。所以于一九一六年美政府即与当初曾參加旧銀行团的少数銀行家計划，請他們組織一个国民的銀行团，以为战后投资中国的准备。这是很明了的，假使有个国际的組織成立，美国一定被邀而占主要的地位。因为美国是富于資本的国，这种新国际共管的計划，实于一九一八年十月八日由美政府建議于英、法、日。我們要注意这最有关系的中国并未得与聞其事，直到二年以后，一九二〇年九月二十八日，才由美、英、法、日联名通知中国。

美政府原来提議的要点如下：

（1）四国各組織一国民的銀行团，只有加入此团者得交涉借款于中国，否則无此权利；

（2）非經四国銀行团的联合行动，不得承認借款于中国，或从中国承受何种讓与；

（3）把所有可能的现存的权利和借款合同置于此組織管轄之下；

（4）四国銀行团须注意借款于中国政府与地方行政官的用途，中国的中央政府和地方政府应担保其借款系为发达实业。

美国发出此提議后，經过多次意見的交換，英、法、日都贊成美国的提議，遂于一九一九年五月各国代表在巴黎开第一次会議，議决在各該政府批准的条件之下，他們都贊成美国的原案，在此会議里，亦沒有人想到应该問一問中国的意思。中国又沒有被邀入会議。

美、英、法三国政府对此批准，当然沒有什么异議，只有日本政府很怕他的在满、蒙的权利因此受了拘束，遂不能不費些蹟蹯，經过些交涉之后，其他三国宣告这国际共管不能伸张到南满铁路，他才答应批准。

一九二〇年十月十五日，四国銀行团代表在此合同签字以后，这新国际共管逐告成立。

我們要晓得，这不是一个純粹的商业的問題，这实在是一个政治的問題。

这是中国在列强的国际的資本主义下被压榨的情形，特把他簡单的写出来要大家注意。

1922年12月1日
"晨报"副刊
署名:守常

平民主义

(一)"平民主义"的潮流

现代有一絕大的潮流遍于社会生活的种种方面：政治、社会、产业、教育、美术、文学、风俗，乃至衣服、裝飾等等，沒有不著他的顏色的。这是什么？就是那风靡世界的"平民主义"。

"平民主义"，崛起于欧洲，流被于美洲，近更借机关炮、輪船、新聞、电报的力量，挟着雷霆万鈞的声势，震醒了数千年間沈沈睡梦于专制的深淵里的亚洲。他在现在的世界中，是时代的精神，是唯一的权威者，和中世紀罗馬教在那时的欧洲一样。今人对于"平民主义"的信仰，亦犹中世欧人对于宗教的信仰。无論他是帝王，是敎主，是貴族，是軍閥，是地主，是資本家，只要阻障了他的进路，他必把他們一扫而空之。无論是文学，是戏曲，是詩歌，是标语，若不导以平民主义的旗帜，他們决不能被传播于现在的社会，决不能得群众的謳歌。我們天天眼所见的，都是"平民主义"战胜的旗，耳所聞的，都是"平民主义"奏凯的歌，順他的兴起，逆他的灭亡。一切前进的精神，都自己想象着是向"平民主义"移动着的。现在的平民主义，是一个气質，是一个精神的风习，是一个生活的大观；不仅是一个具体的政治制度，实在是一个抽象的人生哲学；不仅是一个純粹理解的产物，并且是深染了些感情、冲动、念望的色澤。我們如想限其飞翔的羽翮于一个狹隘的唯知論者公式的樊籠以內，我們不能得一正当的"平民主义"的概念。那有詩的心趣的平民主义者，想冲着太阳飞，想与謝勒（Shelley）和惠特曼（Whitman）搏扶搖而上騰九霄。

(二)"平民主义"字义的解释

"平民主义"是 Democracy 的譯語：有譯为"民本主义"的，有譯为"民主主义"的，有譯为"民治主义"的，有譯为"唯民主义"的，亦有音譯为"德謨克拉西"的。民本主义，是日本人的譯語，因为他們的国体还是君主，所以譯为"民本"，以避"民主"这个名詞，免得与他們的国体相牴触。民主主义，用在政治上亦还妥当，因为他可以示别于君主政治与貴族政治，而表明一种民众政治。但要用他表明在經济界、艺术界、文学界及其他种种社会生活的傾向，则嫌他政治的意味过重，所能表示的范围倒把本来的內容弄狭了。民治主义，与 Democracy 的語源实相符合。按希腊語 demos，义与"人民"（People）相当，kratia 义与"統治"（rule or government）相当，demo kratia，即是 Democracy，义与"民治"（People's rule or popular government）相当。此語在古代希腊、雅典的政治家 Pericles（生于紀元前四百九十五年卒于四百二十九年）时代，亦为新造。当时的人觉得有为新理想立一个新名詞的必要，但亦曾遭嫌新者的反对，后来这个名詞，卒以确立。惟至亚里士多德(Aristotle)时代，学者用之，詮义尚各不同，例如亚氏分政体为三种：一、君主政治(Monarchy)，二、貴族政治（Aristocracy），三、民主政治（Polity）。此三种政体，又各有其变体：君主政治的变体，为暴君政治(Tyranny)；貴族政治的变体，为寡头政治(Oligarchy)；民主政治的变体，为暴民政治(Democracy)。是知亚氏詮释，Democracy 不释为民主政治，而释为暴民政治；亚氏表明民主政治，不用 Democracy，而用 Polity。包莱表士氏（Polybius）则又用 Democracy 一语，以当亚氏的 polity。后来行用日久，终以表示"民治"的意义。但此种政制，演进至于今日，已经有了很大的变迁，最初"統治"（Rule）的意思，已不复存，而别生一种新意义了。这与"政治"（Government）一語意义的变迁全然相同。"政治"的意义，今昔相差甚远，古时用这个字，含有强制或迫人为所不願为的意思，如今则没有分人民为治者阶级与服隶阶级的意思了。自治（Self-government）一語，且与政治的古义恰恰相反。现代的民主政治，已不含統治的意思，因为"統治"是以一人或一部分人为治者，以其余的人为被治者；一主治，一被治；一統治，一服从；这样的关系，不是现代平民主义所許的。故"民治主义"的譯语，今已觉得不十分惬当。余如"平民主义"、"唯民主义"及音譯的"德謨克拉西"，损失原义的地方較少。今为便于通俗了解起见，譯为"平民主义"。

（三）"平民主义"与强力

"平民主义"的政治理想，在古代希腊，亚里士多德、柏拉图諸人已曾表现于他們所理想的市府国家。近世自由国家，即本此市府国家蜕化出来的。在此等国家，各个市民均得覓一机会以参与市府国家的生活，个人与国家間絕没有冲突軋轢的现象，因为人是政治的动物，在这种国家已竟能够自显于政治总体。政治总体不完备，断没有完备的人，一說市府的完全，便含有公民資格完全的意思。为使公民各自知道他在市府职务上有他当尽的职分，教育与訓練都很要紧。亚氏尝分政治为二类：一为与市府生活相調和的政治，一为以强力加于市府的政治。前者，官吏

409

与公民无殊，常能自守他的地位为政治体中的自觉的分子，觅种种途径以服事国家，没有一己的意思乖离于市府的利益。在这种国家，政治体由民众的全体构成，不由民众的一部，治者兼为民众的属隶。后者，官吏常自异于平民，利用官职以为自张的资具，一切政务都靠强力处理。把公民横分为治者与属隶二级，而以强力的关系介于其间，以致人民与官吏恶感丛生，俨成敌国。在这等国家，治者发号施令，为所欲为，属隶则迫于强力不得不奉命惟谨罢了。现代的"平民主义"，多与亚、柏诸人的理想相合；而其发展的形势，尚在方兴而未已。宇内各国，没有不因他的国体政体的形质，尽他的可能性，以日趋于"平民主义"的。"平民主义"的政制，本没有一定的形式，可以施行这种制度的，亦不限于某类特定的国家或民族。人民苟有现代公民的自觉，没有不对于"平民主义"为强烈的要求的，没有不能由他的民质所达的程域向"平民主义"的正鹄以进的。民主的国家，不用说了。诺威本是君主政治，亦濡染了平民主义的新色了。瑞士的"康同"，本是寡头政治，少数反对人民的执政与富豪，亦遭平民主义的打击而表示退败了。日本本是元老政治，今日亦栗栗惟惧于平民主义气焰之下而有危在旦夕之势了。欧洲大战中及其以后，独裁帝制下的俄罗斯，一跃而为劳农苏维埃联邦共和国了。德、奥、匈诸国，亦皆变成民主共和国了。余如中欧一带，民主式的新国，亦成立了很多。可见今日各国施行"平民主义"的政治，只有程度高低的问题，没有可不可能不能的问题。这种政治的真精神，不外使政治体中的各个分子，均得觅有机会以自纳他的殊能特操于公共生活中：在国家法令下，自由以守其轨范，自进以尽其职分；以平均发展的机会；趋赴公共福利的目的；官吏与公民，全为治理国家事务的人；人人都是治者，人人都非属隶，其間沒有严若鸿沟的阶级。这里所謂治者，即是治理事务者的意思，不含有治人的意味。国家与人民間，但有意思的关系，沒有强力的关系；但有公約的遵守，沒有强迫的压服，政府不过是公民賴以实现自己于政治事务的工具罢了。馬薩萊客(T.G.Masaryk)說："平民主义"的政治的和社会的目的，乃在廢除属隶与統治的关系。"平民主义"一語的本来的意义，是"人民的統治"(People's rule)，但现代"平民主义"的目的，已全不在統治而在属于人民、为人民、由于人民的执行。这国家組織的新概念新計画怎样能被致之实行，这不仅是权力的問題，乃是一个执行技术的难問題。"这儿句詮释现代平民政治的话，很能說出他的精要。可知强力为物，在今日的政治上已全失了他的效用。除在革命时期內，有用他以压服反对革命派的必要外，平时施用强力，适足为政治頹废的标識。

(四)"平民主义"与"多数政治"

有人說"多数政治"(Government by majority)即是"平民政治"。无論何种政治沒有不是以强力作基础的。在平民政治下，多数对于少数，何尝不是一种强制的关系。威尔逊氏便有这种論調。他說："政府是止于权力与强力上的。无論何种政体，政府的特質不外乎权力。一方有治者，他方有被治者。治者的权力，或直接，或間接，要以强力为归。简单一句话，政府就是組織的强力罢了。但組織的强力，不以組織的武力为必要，实际就是若干人或全社会的意志表现于組織，以实行其固有的目的而处理公共的事务。……强力不必是外形。强力虽为权力的后盾，而不可以捉摸。权力寄托在治者身上，虽属彰明較著，然而权力止在强力上，则非表面的事实。換句話說，就是强力的形式非所必要。所以有一种政府，他的权力，永远不被武力的形式。就是今世各国，政机的运用，大都肃靜，沒有压制人民的事。換句話說，就是不靠强力的形式。然而强力的隐显，固与其分量的輕重无关；近世的良政府，不靠治者的武力，而靠被治者的'自由認可'（Free consent）。这就是政府以宪法与法律为軌范，而宪法与法律又以社会的习慣为渊源。这所包蓄的强力，不是一君专制的强力，不是少数暴恣的强力，乃是多数人合致的强力。国民都知道此强力的伟大，相戒而不敢犯，故其力乃潜伏而无所用。那民选的官吏与专制的君主比較，其权力所憑依的强力，本来沒有什么优劣，而合众国总統的强力，比革命前俄皇的强力，或且过之。二者的根本差別，全在隐显之間。好象腕力一样，甲以他为后援，乙用他作前卫，用的时境不同，其为一种强力，则沒有什么区別。"据此以知威氏所云組織的强力，即指多数人合致的强力。于此我們要問，此种强力的构成是否含有所謂被治者的"自由認可"在內？抑或这所謂被治者的"自由認可"，必待此种强力的迫制，或知道此种强力的伟大，因而相戒不敢犯，始能发生？我想既云"自由認可"，则必无待于迫制；既有强力的迫制，则必不容"自由認可"发生。就使"自由認可"的动机，多少由于自己节制自己牺牲，亦均屬自由范围以內的事，决与自己以外威制的强力无关。孟子說过："以力服人者，非心服也，力不贍也。"非心服者，即不生"自由認可"。凡事可以得人的"自由認可"，且可以称为心服者，必不是外来的强力的效果。服从的关系，若以强力的存否为断，那就是被动，不是自由；可以說是压服，不能說是悅

412

服；压服的事，由于强力；悅服的事，由于意志；被动的事，操之自人；自由的事，主之自我。人为主动以施压服于己的强力一旦消灭，换句話說，就是非心服者的抵抗力一旦充足，服从的关系，将与之俱去。若說这种强力，必待所謂被治者的"自由認可"表示以后，始能发生，那么这种强力，不是多数人合致的强力，乃是多数人与少数人合成的国民公意。这种伟大的强力，实为人民全体的"自由認可"所具的势力，而人民全体的"自由認可"，决不是这种伟大的强力压迫的结果。我尝說过，"多数政治"不一定是圆滿的"平民主义"的政治，而"自由政治"（Free government）乃是眞能与"平民主义"的精神一致的。"自由政治"的神髓，不在以多数强制少数，而在使一問題发生时，人人得以自由公平的态度，为充分的討論，詳确的商榷，求一个公同的認可。商量討論到了詳尽的程度，乃依多数表决的方法，以驗其結果。在商議討論中，多数宜有容納少数方面意見的精神；在依法表决后，少数宜有服从全体决議的道义。"自由政治"的眞諦，不是仗着多数的强力，乃是靠着公同的認可。取决多数不过是表示公同認可的一种方法罢了。由专制向"平民主义"方面进行，多数表决正是屏退依力为治而代之以起的方法。欧美有句諺語："計算头顱胜于打破头顱。"（It is better to count heads than to break heads.）正好說明这个道理。威氏又說："今世常說'興論政治''民声政治'，这些名詞，于描写发达圆滿的平民政治容或有当，然在今日，那作成興論的多数所恃以制胜者，不在少数的理屈，而在少数的数弱。换句話說，就是多数所以排斥少数，不特用他們众多的声音，幷且靠着他們众多的势力。这是很明了的事实，不容諱言的。多数所以能行其統治，不是他們的智慧使他們能够如此，实在是他們的勢力使他們能够如此。多数党苟欲把他們的意見致之施行，他們所需的勢力，与专制君主所以压服其民众的，沒有什么区別。"我們由威氏的說，可以反証出来今日所謂自由国家的平民政治尚未达于发达圓滿境遇的事实，而切不可由此遽以断定眞正平民政治的基礎，亦在多数的强力。若把平民政治，亦放在"力的法則"之下，那所呈出的政象，将如穆勒(John Stuart Mill)所云："虽有民主，而操权力之国民与权力所加之国民，实非同物。其所謂自治者，非曰以己治己也，乃各以一人而受治于余人。所謂民之好恶，非通国之好恶也，乃其中最多数者的好恶。且所謂最多数者，亦不必其最多数，或实寡而受之以为多。由是民与民之間，方相用其切制。及此然后知限制治权之說，其不可不謹于此群者，无异于他群。民以一身受治于群，凡权之所集，即不可以无限，无問其权之出于一人，抑出于其民之泰半也。不然，則泰半之豪暴，且无异于专制之一人。""夫泰半之豪暴，其为可异者，以群之旣合，則固有刼持号召之实权，如君上之詔令然。假所謂詔令者，弃是而从非，抑侵其所不当問者，此其为暴于群，常校专制之武断为尤酷。何則？专制之武断，其过恶显然可指；独泰半之暴，行于无形，所被者周，无所逃雪，而其入于吾之視听言动者最深。其势非束縛心灵，使終为流俗之奴隶不止。"(从严譯)专恃强力的政治，不論其权在于一人，抑在于多数，終不能压服少数怀异者的意思，其結果仍为强力所反抗，展轉相寻，无有已时。"平民主义"的政治，絕不如是。现代的"平民主义"，已經不是"属于人民、为人民、由于人民的政治"，(Government of the people, for the people, by the people) 而为"属于人民、为人民、由于人民的执行"，(Administration of the

414

people, for the people, by the people)不是对人的統治，乃是对事物的管理。我們若欲实现"平民主义"，不必研究怎样可以得着权力，应該研究怎样可以学会管理事物的技术。

(五)"平民主义"与解放及联治

现代政治或社会里边所起的运动，都是解放的运动。人民对于国家要求解放，地方对于中央要求解放，殖民地对于本国要求解放，弱小民族对于强大民族要求解放，农夫对于地主要求解放，工人对于資本家要求解放，妇女对于男子要求解放，子弟对于亲长要求解放。这些解放的运动，都是平民主义化的运动。

有了解放的运动，旧組織遂不能不破坏，新組織遂不能不創造。人情多为习慣所拘，惰性所中，往往只见有旧的破坏，看不见新的創造，所以觉得这些解放的运动，都是分裂的現象。见了国家有人民的地方的解放运动，就說是国权分裂了；见了經济界有农夫、工人的解放运动，就说是經济的組織分裂了；见了社会里家庭里有妇女或子弟的解放运动，就说是社会分裂了，家庭分裂了；见了这些分裂的現象，都凑集在一个时代，凡在这个时代所制的器物，所行的俗尙，都带着分裂的色采，就說現在的时代是分裂的时代。看那国旗由一个黃色变而为五色，不是分裂的現象么？北京正阳門的通路，由一个变而为数个，不是分裂的現象么？再看方在流行的妇人的髻，女孩的辮，多由奇数变而为偶数，不是分裂的現象么？中国有二个国会，二个政府，俄国分成几个国家，德、奥、匈及中欧一带的小民族紛紛的宣告自主，爱尔兰、印度对英的自治运动，朝鲜对日本的独立运动，不都是分裂的現象么？十数年来，国人所最怕的有两个东西：一是"平民主义"，一是联邦主义。国体由君主变为民主了，大家对于"平民主义"才稍稍安心。独这联邦主义，直到如今，提起来还是有些害怕，这因联省自治而起的国内战争，还是随时有一触即发的样子。至于文人政客，不是説联邦须先邦后国，就是説中国早已统一；不是吞吞吐吐的説我是主张自治，避去联邦字样，就是空空洞洞的説我是只談学理，不涉中国事实。推本求源，一般人所以怕他的原故，都是誤認他是分裂的现象，所以避去这个名詞不講，都是怕人誤認这是一个分裂的别名。

其实这些人都是只見半面，未見全体。现在世界进化的轨道，都是沿着一条綫走，这条綫就是达到世界大同的通衢，就是人类共同精神联貫的脉络。"平民主义"，联邦主义，都是这一条綫上的記号。没有联邦的組織，而欲大规模的行平民政治，必不能成功。有了联邦的組織，那时行平民政治，就象有了师导一般。因为平民政治与联邦主义，有一綫相貫的渊源，有不可分的关系。这条綫的渊源，就是个性解放。个性解放，断断不是单为求一个分裂就算了事，乃是为完成一切个性，脱离了旧絆鎖，重新改造一个普通广大的新組織。一方面是个性解放，一方面是大同团結。这个性解放的运动，同时伴着一个大同团結的运动。这两种运动，似乎是相反，实在是相成。譬如中国的国旗，一色分裂为五色，固然可以説他是分裂，但是这五个颜色排列在一面国旗上，很有秩序，代表汉、满、蒙、回、藏五族，成了一个新組織，也可以説是联合。北京正阳門的通路变少为多，妇人的鬌、女孩的辮变奇为偶，一面固可以説是分裂，一面又是联成一种新組織、新形式，适应这新生活，表現时代精神的特質，发揮时代美。中国大局的分裂，南一国会，北一国会，南一政府，北一政府。俄国当此社会根本改造的时候，这里成立一个劳农苏維埃共和国，那里成立一个劳农苏維埃共和国，一时也呈出四分五裂的現象。奥国、匈国、德国都是这样：一方面象是分裂，一方面方在改造一种新組織。这种新組織，就是一个新联合。这新联合的內容，比从前的旧組織更要扩大，更要充实，因为个人的、社会的、国家的、民族的、世界的种种生活，不断的发生新要求，断非旧組織旧形式所能适应的，所能滿足的。今后中国的汉、滿、蒙、回、藏五大族，不能把其他四族作那一族的隶屬；北京正阳門若是照旧只留一条路，那些来往不絕的車馬，紛錯冲突，是断乎不能容納的。方今世界大通，生活关系，一天比一天复杂，个性自由与大同团結，都是新生活上新秩序上所不可少的。联邦主义于这两点都很相宜。因为地方的、国家的、民族的、社会的单位，都和个人一样，有他們的个性，联邦主义能够保持他們的个性自由，不受他方的侵犯。各个地方的、国家的、民族的、社会的单位間，又和各个人間一样，有他們的共性，联邦主义又能够完成他們的共性，結成平等的組織，确合职分的原則，达他們互助的目的。这个性的自由与共性的互助中間的界限，都以适应他們生活的必要为标准。

照此看来，联邦主义不但不是分裂的种子，而且是最适于复合、扩大、殊异、駁杂生活关系的新組織。許多的国家民族間，因为感情、嗜性、語言、宗教不同的原故，起过多年多次的紛爭，一旦行了联邦主义，旧时的仇怨嫌憎，都可涣然冰释。中国自从改造共和以来，南北的冲突总是不止；各省对于中央，亦都不肯服从，依我看来，非行联邦主义不能造成一个新联合。又如俄国那样大的領域，那样杂的民族，想造成一种新联合、新組織，亦非行联邦主义不可。果然这新造的俄罗斯社会联邦苏維埃共和国，亦是一种联邦的組織。象俄国这种联邦共和，就是一个俄国各部及各族的劳动者的自由联合。他与英国的联邦、瑞士的联邦迥乎不同。俄国的联邦苏維埃共和，是由俄国各部劳农組織而成的社会共和，倘为苏維埃所联合的各部分的劳农想互相分离，无人可阻当他們这样做法。但是英国的联邦，还是靠着强力来維持的。英国对于非洲、亚洲、澳洲的人民及勃亚人，多少还是有些压服的关系。就是爱尔兰的自治运动，新芬党亦曾費了多年努力奋斗的工夫，才能脱了英国的一半的羈絆。英国資本家今尚夸言，我們有一联邦，就是万邦联合国。但是不論何时，倘若这联邦的人民，想离不列顛的压迫，那不列顛的中級社会，将用武力征討他們。从前对于美国，最近对于爱尔兰和印度，都是明显的例証。英国的联邦組織，将来必不免有些变动。瑞士的联邦共和，是一个許多的"康同"（Cantons）的联合。但这联合亦是靠兵力造成的。瑞士的"康同"，苟有欲与瑞士脱离关系的，必遭瑞士共和軍的討伐。大战終結后，奥、匈也改成民主联邦了。德国的联邦，原来是几个君主組織的，够不上称为純粹的联邦。經过这一回的革命，把那些君主皇族总共有二百七十八人，一个一个的都驅逐去了。那普魯士的霸权，也根本摧除淨尽，才成了眞正的民主联邦。我們可以断言现在的世界，是联邦化的世界，亦是"平民主义"化的世界；将来的世界組織，亦必为联邦的組織，"平民主义"的組織。联邦主义，不过是"平民主义"的另一形态罢了。

(六)"平民主义"与国际运动

上古时代,人与人争,也同今日国与国争全是一样。以后交通日繁,人人都知道长此相争,不是生活的道路,于是有了人群的组织。到了今日,国际的关系一天比一天多,你争我夺,常常酿成大战,杀人无算,耗财无算,人才渐悟国与国长此相争,也不是生活的道路,种种国际主义的运动于是乎发生。现代国际主义的运动,可大别为二类:一类是中产阶级的国际主义的运动,象那益格鲁日尔曼协会、益格鲁奥特曼协会,是为增进国际上友谊的团体;象那海牙平和会议、海牙仲裁裁判、新世界共和国代表五年会议、平和与自由同盟、妇人同盟、基督教联合同盟、民族联合同盟、威尔逊提议的国际大同盟和这回哈丁氏提议的太平洋会议等国际的组织,不是为反对战争,就是为解决国际间的纠纷问题。有些人对于这种国际主义的运动,抱很大的希望,以为有了增进国际间友谊的、解决国际间纠纷问题的、反对国际战争的国际的团体,那国际间的误解与战祸,自然可以减免很多。特别是对于威尔逊提议的国际同盟,希望更大,以为这种组织,便是世界的联邦的初步。本来邦联与联邦的区别,不过是程度上的差异,邦联就是各独立国为谋公共的防卫、公共的利益所结的联合,加入联合的各国,仍然保留他自己的主权。这联合的机关,全仰承各国共同商决的政策去做。古代希腊的各邦,后来瑞士的"康同"、德国的各邦,美国的各州,都曾行过。联邦就是一国有一个联合政府,具有最高的主权,统治涉及联邦境内各邦共同的利益;至于那各邦自治领域以内的事,仍归各邦自决,联合政府不去干涉。那采行一七八九年宪法以后的美国,采行一八四八年宪法以后的瑞士，都是此类。美国的联邦，是由一七八九年以前各州的邦联蜕化而成的。这邦联是由一六四三年四个新英兰殖民地的同盟蜕化而成的。将来世界的联邦，如能成立，必以这次国际同盟为基础。由现在的情势看，恐怕这只是一种奢望。资本主义存在一天，帝国主义即存在一天。在帝国主义冲突轧轹之间，一切反对战争的企图，都成泡影，一切国际的会議，都不过是几个强国处分弱小民族权利分配的机关罢了。帝国主义之下，断没有"平民主义"存在的余地。不是"平民主义"的联合，决不是真正的联合。一类是劳动阶级的国际主义的运动。这种运动，与中产阶级的国际主义的运动大异其趣。他們主张阶级的争斗。他們不信并且不說"全人类都是兄弟"。必欲講这一类的話，只可說"全世界的工人都是兄弟。"劳动阶级的国际主义，不是为平和，乃是为战争。他們全体有一个国际的公敌，就是中产阶級。这一阶級，遇有必要，都联合起来，和劳动阶级宣战。象那华士麦助捷尔士（Thiers）反对巴黎的康妙恩（Commune of Paris），象那德国和协约国联合反对俄国的布尔札維克（Bolshevik），都是显例。劳动阶級为对抗中产阶級的联合，必須有一个劳动阶級的国际联合。不但于日常发生的产业的爭議，和防止国外破坏罢工同盟的人，这种联合很是有用，就是在革命的时候，資本主义的国家的工人，亦能阻止他們的执政者予革命成功的地方以打击。劳动阶级的国际主义，其目的不在終止战争，而在变更战争的范围，而在使战爭不为国家的，而为阶级的。他們認战爭不是恶性的结果，不是国际間誤解的结果，乃是现代帝国主义的结果。这帝国主义，在他的基础上，是經济的，和资本主义有不可分的关系。战争必到資本家阶級停止存在的时候，才能絕迹。劳动阶级的国际团体,有一八六四年成立的"第一国际"(The First International),巴黎康妙恩失败后,渐归澌灭;有一八八九年成立的"第二国际"(The Second International),至一九一四年,停止了他的存在;有一九一九年成立的"第三国际"(The Third International),現方蓬蓬勃勃势力日大,組織亦比从前的国际团結愈益巩固,愈益完備,有常設的执行委員会。这两种国际主义的运动,——即是中产阶級的国际联盟与劳动阶级的第三国际,——必有一种为将来国际大联合的基础的。看現在的形势,后者比前者有望的多。

本于专制主义帝国主义的精神,常体現而为"大某某主义"(Pan……ism)。持这个主义的,但求遂自己的欲求,以强压的势力迫制他人,使他屈伏于自己肘腋之下。这样的情形,在国家与国家間有,在民族与民族間有,在地方与地方間有,在閥閱与閥閱間有,在党派与党派間亦有。于是世界之中,有所謂"大欧罗巴主义",有所謂"大美利堅主义",有所謂"大亚細亚主义";欧洲之內,有所謂"大日尔曼主义",有所謂"大斯拉夫主义";亚洲之內,亦有所謂"大日本主义";近几年来,中国之內,亦有所謂"大北方主义"、"大西南主义";同在北方主义之下,亦有两种以上的大某某主义在那里暗斗;同在西南主义之下,亦有两种以上的大某某主义在那里对峙。以欧战的结果,和中国的政情来看,凡是持大某某主义的,不論他是一个民族,一个国家,一个地方,一个军阀,一个党派,一个个人,沒有不归于失败的。反乎大某某主义的就是"平民主义"。故大某某主义的失败,就是"平民主义"的胜利。一个是专制主义,一个是自由主义;一个尙力,一个尙理;一个任一种势力的独行,一个容各个个体的幷立。凡是一个个体，都有他的自由的領域。倘有悍然自大，不顧他人的自由，而横加侵害的，那么他的扩大，即是别人的削小，他的伸张，即是别人的屈辱，他的雄强，即是别人的衰弱，他的增长，即是别人的消亡。一方的幸运，即是他方的灾殃；一方的福利，即是他方的祸患。那扩大、伸张、雄强、增长、获幸运、蒙福利的一方，固然得了，然而在那削小、屈辱、衰弱、消亡、罹灾殃、受祸患的一方，其无限的煩冤，无限的痛苦，遏郁日久，亦必迸发而谋所以报复与抵抗。且人之欲大，誰不如我，苟有第二个持大某某主义的来与他争大，按之物莫能两大的道理，争而失败的，二者中間必有一个。故持大某某主义的，不败亡于众弱的反抗，即粉碎于两大的俱伤，其結果必失败于"平民主义"之前而无疑。

（七）"平民主义"的开端

在妇女沒有解放的国家絶沒有真正的"平民主义"。现代欧美号称自由的国家，依然沒有达到真正的"平民主义"的地步，因为他們一切的运动、立法、言論、思想，都还是以男子为本位，那一半的妇女的利害关系，他們都漠不关心。即使有人对于妇女的利害关系稍加注意，那人代为謀的事，究竟不是真能切中妇女們本身利害的，决不象妇女自己为謀的悬切。"人民"（People）这个名詞，决不是男子所得独占的，那半数的妇女，一定亦包含在內。这"人民"（People）里，当然包有妇女在內。那么人民应享的权利，妇女当然和男子一样享有。費烈士（Brougham Villiers）說："純正的'平民主义'不是由男子所行的民主民权的政治，是由人民全体所行的民主民权的政治。"（The formula of democracy is not government of the people for the people by the men but by the people)費氏郑重的申明"不是由男子所行的","乃是由人民全体所行的",就是主张男女两性在政治上当有平均发展的机会。社会若經适当的改造,这等阶級都可归于消泯,惟独男女两性,是个永久的界限,不能改变。所以两性間的"平民主义",比什么都要紧。况且."平民主义",本是母权时代的产物,故平民主义为女性的。后来經济上生了变动,母权制渐就崩坏,"平民主义"即随之消亡。父权制——男性中心的家族制——繼之而起,专制主义于是乎产生,故专制主义为男性的。在一个社会里,如果只有男子活动的机会,把那一半的妇女关閉起来,不許伊們在社会上活动,几乎排出于社会的生活以外,那个社会,一定是个专制、剛愎、横暴、冷酷、干燥的社会,断沒有"平民主义"的精神,因为男子的气質,有易流于专制的倾向,全賴那半数妇女的平和、优美、慈爱的气質相与調剂,才能保住人类气質的自然均等,才能显出眞正"平民主义"的精神。中国人的一切社会生活,都是妇女除外,男女的界限,异常的严,致成男子专制的社会。不独男子对于女子专制,就是男子对于男子,亦是互为专制。社会生活的內容,冷酷、无情、干燥、无味,那些平和、优美、博爱、仁慈的精神,沒有机会可以表现出来。若想眞正的"平民主义"在中国能够实现,必須先作妇女解放的运动,使妇女的平和、美、爱的精神,在一切生活里有可以感化男子专暴的机会,积久成习,必能变化于无形,必能变专制的社会为平民的社会。沒有"平民主义"化的社会,断沒有"平民主义"的政治。

世界各国的女权运动,本有很长的历史。但女权运动的成功,则以北欧諸国为最早。一九○一年諾威的纳税妇女,已取得市政机关选举权。至一九○五年,諾威离瑞典而独立,妇女运动，益見进步。一九〇七年，諾威的納税妇女，取得了中央議会选举权。芬兰的妇女，自一八六七年，妇女即取得地方机关选举权，至一九〇六年，地方与中央各項議会，均与男女以同等的普及的选举权。一九一〇年，中央議会选举时，男女投票的人数几乎相等，妇女当选者十七人，約当男議員十分之一。丹麦的妇女，于一九〇八年，取得地方机关选举权。一九一五年，丹麦新宪法又与妇女以中央选举权及被选举权。該宪法規定凡品行端正的女子及男子年滿二十五岁者俱有参政权。一九一八年，丹麦举行議会选举时，妇女参加选举者为数很多，当选者共有九人。瑞典的妇女，未婚而納税至若干額以上者，于一八六二年，即取得地方选举权。至一九〇九年，一切品行端正的妇女，对于地方机关俱享有选举权及被选举。一九一八年英国的新选举法，以中央議会选举权授与妇女。按照这新选举法，凡年滿二十一岁的男子，殆皆享有选举权，妇女则須年滿三十且有独立住所者，始有选举权。一九一八年，英国議院又通过一个"妇女資格賦与案"(Qualification of Women Act)，承認妇女与男子对于中央議会有同等的被选資格。是年十二月，中央議会选举时，妇女投票，甚形踊跃，有些选区妇女投票者竟多于男子。但通国当选的妇女，只有一位爱尔兰女子，且因伊是新芬党人，有政治革命的罪案，虽当选而无效。英領紐吉兰(New Zealand)自一八八三年，凡成年的妇女，俱得本邦中央議会的选举权。澳洲亦自一八九五年以来，各邦陆續授妇女以选举权。至一九〇八年，各邦妇女对于中央議会，与男子享有同等的选举权。但紐澳各邦的妇女被选举权，大都尚未取得，故該处的妇女参政运动，尚在激烈进行中。美国自一八六九年至一九一七年，共有十九州妇女得有选举权，至一九一八年正月，美国联邦众議院通过一种宪法修正案，明定："联邦及各州选举权不得因男女的差别而有歧异"。这修正案于一九一九年通过联邦参議院，于一九二〇年得联邦各州全体的四分之三以上的批准，美国各州的妇女，遂与男子有同等的选举权。一九一八年，苏維埃俄罗斯社会联邦共和国的新宪法，承認男女有同等的选举权及被选举权。一九一九年的德意志联邦共和国新宪法，承認男女完全平权。那一年的联邦議会的选举，妇女当选者有三十六人，有二十一人屬于社会党。一九一九年奥国国民制宪团体中，已有女代表参加。瑞士的各"康同"中，亦有以参政权授与妇女者。一九一九年五月，法国众議院亦曾通过一案，承認妇女与男子享有同等的选举权，但未得上院通过。中国广东、湖南、浙江等省制定省宪，亦规定了男女平权。这种运动，都与普通选举运动同是向"平民主义"进展的运动。

自劳农俄国成立后，政治学者乃为这种新式的政治，立了一个新名詞。这新名詞，就是"工人政治"（Ergatocracy）。这个名詞，創立未久，在字典上还没有他的地位。創造此新語，亦须借重于丰富的希腊語源。希腊語 Ergates，意即"工人"（Worker）；与 cracy（Rule）相联綴，訓为"工人的統治"（Worker's rule）。在无产阶級专政的时期，这种政治，的确含有統治（Rule）的意味，而且很严，大权集于中央政府，实行统治别的阶級，这就是以一阶級的权力，替代他一阶級的权力，以劳工阶級的統治，替代中产阶級的少数政治（Bourgeois oligarchy）。这是在革命期間必經的阶級。随着无产阶級专政的經过，那 Ergatocracy 一語中的要素（cracy）的意义，将生一广大的变动。原来社会主义的目的，即在破除統治与服屬的关系。故当中产阶級平民政治的特色私有的規制完全废除至全失其复活的可能，社会主义的精神在实行社会主义制度之下普及于一般的时候，眞正的"工人政治"，便自然的实现。那时事物的管理，代替了人身的統治，因为除去老幼废疾者外，人人都是作事的工人。这种政治，就是为工人屬于工人而由工人执行的事物管理。这里所謂工人，当然沒有男女的差別。随着阶級的消灭，統治与服屬的关系亦全然归于消灭。

　　"工人政治"，亦是本于"平民主义"的精神而体现出来的。故有人說这"工人政治"，才是純化的"平民主义"、純正的"平民主义"、眞实的"平民主义"。而列宁氏（Nikolai Lenin）于一九一九年四月十五日，在莫斯科（Moscow）"第三国际"大会里演說，亦曾极力辨明中产阶級的"平民主义"（Bourgeois democracy）与无产阶級的"平民主义"（Proletarian democracy）的区別。后来又在他的"国家与革命"幷別的著作里，屢屢贊美这无产阶級的"平民主义"。可見"工人政治"，在本質上亦是"平民主义"的一种。共产主义的政治学者，所以必須另立新名的原故，乃是因为"平民主义"的名詞，已为资本主义的时代用烂了，已为卑鄙的使用玷污了。是"新沐者必弹冠，新浴者必振衣"的意思。鮑洪氏（Bohun）劝告他的同志們說："不要再說'平民主义'了。你們想你們是平民主义者么？但是你們不是的。你們想你們要'平民主义'么？但是你們不要的。你們是工人政治派，你們要工人政治。'平民主义'是资本主义的破烂时期的方法，是一个被卑鄙的使用玷污了的名詞。留下'平民主义'这个名詞給自由派的中产阶級和社会主义者中的无信仰者用罢。你們的目的，是工人政治。"这几句話，可以表明他們的态度。可以表明他們避用"平民主义"一語的理由。

（八）总結

总結几句話，純正的"平民主义"，就是把政治上、經济上、社会上一切特权阶級，完全打破，使人民全体，都是为社会国家作有益的工作的人，不須用政治机关以統治人身，政治机关只是为全体人民屬于全体人民而由全体人民执行的事务管理的工具。凡具有个性的，不論他是一个团体，是一个地域，是一个民族，是一个个人，都有他的自由的領域，不受外来的侵犯与干涉，其間全沒有統治与服屬的关系，只有自由联合的关系。这样的社会，才是平民的社会；在这样的平民的社会里，才有自由平等的个人。

1923 年 1 月"百科小丛書"
第 15 种，商务印書館出版
署名：李守常

社会主义下的經济組織

（在北大經济学会講演）

社会主义的派別很多，大別为理想派与科学派。无論为理想派为科学派，均相信有一个新时代存于将来。这个新时代，就是社会主义实现的时代。欧文說："过去的历史，都只以示人間的非合理性，我們今才向理性的曙光进展。"是欧文理想中的新时代，乃为合于理性的时代。馬克斯說："人类的前史，都是阶級爭斗的历史。資本主义发展的結果，演成最后的阶級战爭。人类的前史，就随着阶級告終。"是馬克斯理想中的新时代，乃为阶級消泯的时代。馬克斯一派的經济的历史观，尤能与人以社会主义必然的实现的确信。

欧洲大战酿成荒乱的現象。这种荒乱的教訓，及荒乱复兴的预防，使人发不可不急謀改造的深省。改造的新局面，必为带着社会主义的傾向的局面，是确切无疑的。改造的机运，虽然日形迫切，而改造的方案，则于一般人的意想中尙欠明了。一般人对于社会主义的組織既不明了，而社会主义者亦因制度的复杂，又把实现此主义的障碍看得过大，致使社会主义的运动遭过困难。免除这些困难，是社会主义者的責任。

社会主义的实现，必須經过三阶段：一、政权的夺取；二、生产及交換机关的社会化；三、生产分配及一般执行事务的組織。

政权的夺取，有两种手段：一是平和的，一是革命的。采取平和的手段的，大抵由宪法上、議会上着手。但是因为战争的影响，农民渐富，他們都不願牺牲他們偶得的富裕，其他商人反动派及政府，均能与此运动以莫大的障碍，任你社会主义者如何宣传，終不能使选民及代議士都变成社会主义者，故此种运动常归于失败。有許多社会主义者鉴于平和的手段的失败，乃悟改造的事业非取革命的手段不可。革命的方法，就是无产阶级独揽政权。这种革命的运动，有失败的，有成功的。失败的如德奥是，成功的如苏俄是。无产阶级专政，幷不是布尔扎維派的新发明，一八七五年馬克斯論 Gotha Programme 的信里説过：“在資本主义者的社会与共产主义者的社会間，有一个由此入彼的革命的过渡时代。适应乎此，亦有一个政治的过渡时期。当此时期的国家，就是无产阶級专政。”

在无产阶級专政的国家，經济組織是怎样呢？

（一）生产交换机关的社会化

除去一部分的有土农夫，凡大資本的企业：鉄路、矿山、輪船公司、承办运輸事业、大规模的制造工业、大商店，收归国有，在人民会議代表人支配之下，照常办理。

自国家银行以下，所有的銀行，均收归公有，而停止其从前的业务，有限的归于消灭。因为信用机关，在社会主义制度下，久已不必要了。

中間的中介人、代理人一类的职业均被抑止。

小工商业及运輸机关，亦渐次收归国有。

生产行于大工厂。分配集中于大中心。市场运輸归于国营。

在被抑止的企业里的雇工轉业于国营的生产事业及分配事业。

　除去有土农夫所有的土地以外，土地亦收归国有。但在新組織之下，他种职业未覓得以前，此項农民仍准續理前业。

　住房由地方会議遵照中央会議的条例执行，将来設专門机关管理之。

（二）生产的組織

　私营的生产机关既經废止，一切生产事业都归国营，则小工厂都合并于大规模的工厂，俾收事半功倍的效果。从前私营的經济組織之下，有許多很重要的生产事业，或因利益不多，或因效果难期，而置之不理者，今则国家都一律举办，依极經济的組織与方法，把資本、劳力与天然均成經济化，利用自然力开发富源，俾利国用。有需国际的共营的事业，在社会主义的国家間亦可共同举办，但此实有利无害，断非现在什么中日合办、中英合办的种种事业可比。在这种經济組織之下，无論工农生产事业均渐扩大，生产自然增加。此时最經济的运輸法日渐扩张，既便于材料的供給，又便于成品的分配，于生产事业、分配事业均有利益。

　社会主义的精神，固极主张民族自决。倘使經济情形已能自立，如印度、朝鮮等，自应任其自主。而若經济进化过于低浅，苟非于經济上助其开发则永不能达于自决的境界，社会主义的国家当然有提携掖进的义务。近来有人大惊小怪的說有主义的侵略，这話大錯，因为社会主义的本质，不能有侵略的意味。社会主义的国家間，苟有旷土，不許闭戶自封，依社会主义的民族平和的解决。

　社会主义之所成，就在資本主义的組織下，尽資本主义的强度，亦断不可能。其原因有四：（一）小企业报酬少；（二）經过多次中介人代理人的消靡；（三）資本主义的本質是无政府的，不能齐一努力；（四）資本主义的目的在得利潤，有許多公用的大事业，利潤相离太远，不确定而不充分。

此时除去用于必要的生产的工作以外的剩余工作，可用以美化人們的生活。过劳的工时可以縮减，使得复苏娱养的机会。此时科学上有所发明普及的工人，才能得到他的惠利，以代少数人享福，使多数人失业或受伤的结果。

（三）劳动的組織

工人执政后，工联沒有存在的必要，可以合作替代之。此时阶級既废，好意的前資产阶級自当許与合作。

社会主义的制度，是以事物的管理代人的統治的制度。此时所欲解决的，不是政治問題，乃是經济問題。农部委員必集合农业专門家，組織高等会議，分部实行指导农民，以图农业生产的改进。工部委員及其他委員亦然。

（四）分配的組織

生产品不就是为消費的，有直接分配于消費者，有分配于他业者。后者不过記一記賬，前者則须代价。金銀纸币流行，可以換取所需的物品。

国家将生产品經过一回中心市場，使有貨币者得以換取所需的物件，售价适应于此期流行的貨币。

生产为消費者的需要所軌制，計算应綽裕一点。国家用科学的方法，制定工作日的期間，使生产恰合于公众的需要。

每月支用貨币的項目：一、薪俸，二、恤金，（鳏、寡、孤、独、废疾者）三、前資产阶級的年金赔金，四、农产物的代价。

假定甲，付直接生产消費品者，及乙，付生产农作品者，共計三十亿。a 付生产交給他业的物品者，b 社会恤助金，c 付前所有者，共計二十亿。（一个月）那么，那些生产品的总售价应定五十亿。国家銀行每月应筹五十亿貨币，国家物品所每月应备价值五十亿的物品。定物价的标准，应以生产費并加生产費的三分之二；譬如一百二十元的生产費，应加入八十元为二百元；五十四元的，应加入三十六元为九十元。

以上所述，是社会主义下經济組織的要点。其余关于經济的問題尚在多有，如外国貿易及租税信用等問題，俟后有机会时再与諸君共同研討之。

1923 年 1 月 16 日
"北大經济学会半月刊"
署名：李守常

"今"与"古"

　　宇宙的运命，人間的历史，都可以看作无始无終的大实在的瀑流，不断的奔驰，不断的流轉，过去的一往不还，未来的万劫不已。于是时有今古，人有今古，乃至文学、詩歌、科学、艺术、礼、俗、政、敎，都有今古。今古的質态既殊，今古的爭論遂起。

　　有一派人，对于现在的一切现象都不滿足，觉得现今的境象，都是黑暗、堕落、恶浊、卑污，一切今的，都是恶的，一切古的，都是好的，政治、法律、道德、風俗、詩歌、文学等等，全是今不如古。他們往往发伤时的慨叹，动怀古的幽情，說些"世道日衰"、"人心不古"的話，遐想无怀、葛天、黄、农、虞、夏的黄金时代的景象，把終生的情感心神，都用在过去的怀思。这一派人可以叫作怀古派。

　　又有一派人，对于现在及将来抱乐观的希望，以为过去的成功，都流注于现在，古人的劳績，都遺赠于后人。无限的古代，都以现今为归宿，无限的将来，都以现今为胚胎。人类的知識，随着时代的发展，不断的扩大，不断的增加，一切今的，都胜于古的，优于古的，即如詩歌艺术，今人所作，亦并不劣于古人，所謂无怀、葛天、黄、农、虞、夏不过是些浅化初开的时代，并不那样值得我們的怀思与景仰，我們惟有謳歌现代，頌祷今人，以今世为未来新时代的基础，而以乐天的精神，尽其承受古人、启发来者的責任。这一派人可以叫作崇今派。

崇今派与怀古派間，往往发生激烈的論战。欧洲当十七世紀頃，关于今古优劣的比較，亦曾引起文学上的战爭，此爭綿亘約百年間，在法如是，在英亦如是。

今古的激战，于文学（特別是詩歌）为最烈，又最易引起公众热烈的兴趣。长于此等論战的人，又将其范围推广至于知識。許多人以今古的爭論，为文学史上的枝节問題。首先以此等論爭，为有更广的关系而喚起人們的注意者，厥为孔德（August Comte）。

今古的爭論，在思想上实有相当的意义，这是对于文艺复兴的衡軛一部分的反抗。崇今派立于攻击者的地位，想令批評主义由死人的权威解放出来。他們爭論到一个很重要的問題，这个問題就是：現今的人犹能与显烈的古人抗衡否，抑或在智力上实劣于古人？这还包含着更大的問題，就是：自然已否竭尽其力？他是否久已不能再生脑力与元气等于他曾經产生的人們了？人性是否已經疲竭，抑或他的势力是否永存而不尽？

崇今派的战士，主张自然的势力永远存在，直接反对人类退落說，此說所以不能見信于人。崇今派的貢献独多，知識上的进步說获有一个最初的明确論证，实为今古的爭論所喚起的結果。

今古的激战，虽自十七世紀初叶开幕，而在十六世紀末叶，已有一位崇今派的战士，首先跃起作崇今派的先驅。其人为誰？即鮑丹（Jean Bodin）是。

鮑丹学說的重要，不在他的君政論，而在他企图立一普遍历史的新学說，以代中世时史学界流行的黄金时代說（Theory of Golden Age）。主张黄金时代說者，大抵以为古代有一个黄金时代，化美俗良，德福并茂，真是人間的天国；后来日渐堕落，由金时代，降而为銀时代，而銅，而鉄；这就是說"世道人心江河日下"了。此說盛行于欧土中世神学者流，鮑丹独起而否認之。鮑丹認自然永是均一，拟想自然能在一时代产出黄金时代設所指的那个人那个境遇，在别一时代便不能产生他們，是不合理的。换句話說，鮑丹确認自然动力永在与不灭的原则，以为在一时代所能产生的人或境遇，在别一时代亦能产生。从人类的原始时代以后，人間的光景有很大的变动，設使他們之所謂黄金时代可以召唤回来，而与现今为比較，现今反倒是金，他反倒是鉄，亦未可知。历史是由人的意思造成的，人的意思是永在变动中的，无論俗界教界，时时刻刻有新法律，新装束，新制度，随着亦有些新錯誤涌现出来，但在这变动不居的光景中，亦可以看出一个规律来，就是震动的法则 (Law of Oscilation)；一起一仆，一仆一起，拟想人类永是退落的，是一个錯誤；倘真如此，人类早已达于灾害罪患的劣途，而无噍类了！人类不但不是永远退落的，而且在震动不已的循环中，渐渐的升高，这就是螺旋状的进步；他們昧然指为金为銀的时代的人，全去禽兽未远，由那个状态慢慢的演进，才有今日的人类生活、社会秩序。古人的发明，固然值得我們的贊誉，但今人亦有今人的新发明，其功績与古人的一样伟大而重要。有了航海南針的发明，才能成就周航地球，世界通商的事业，由是而世界一家了。他如地理学天文学上的进步、火藥的发明、毛織业并其他实业的发展，都在在与全世界以极大的影响；即单就造紙术印刷术的发明而論，已足以抗顔古人而无愧。

　　繼鮑丹而起者則有倍根 (Francis Bacon)，倍根对于古人表相当的尊敬，并且熟于古人的著作；但他認古人的权威，于科学进步上是一致命的障碍，故亦努力于解除古人权威的衡轭。他以为眞理不是于任何时会的好机会中可以寻得的，眞理的达到，全視經驗与他們的經驗所受限制之如何；在他們的时代，时間与世界的知識均极有限而貧乏，他們沒有千年的历史足当那个名称，不过是些传說与口碑罢了。除去世界一小部分的境界与国家，他們全不熟悉。在所有他們的系統与科学的想象中，难有一个单純的經驗有助益人类的傾向的。他們的理论是立在意見上的，从而科学在最近两千年間靜止的停留；而立在自然与經驗上的机械的艺术，则漸长而增高。

倍根指出 Antiquity 一語迷誤的义解，他說我們称为古代而那样常与以崇敬者，乃为世界的少年时期，眞值得称为古代的是世界的老年与增加的年代，就是我們现在生于其中的年代。論世界的年龄，我們实是古人，那些希腊人、罗馬人比我們年少的多，如同我們看重一个老年人，因为他的关于世界的知識，比一个青年人的大。所以我們有很好的理由，盼望由我們自己的时代得到比由古代所得者更多的东西；因为在我們自己的时代，知識的储藏为无量数的考察与經驗所增积，时間是伟大的发明者，眞理是时間的产兒，不是权威的产兒。

印刷术、火藥、罗盘針三大发明，是古人所不知道的。这些发明变更了全世界的情形，先文学，次战争，最后航海，引起了无数的变迁，影响及于人事，沒有比这些机械的发明再大的。或者航海及未知地的发现，与倍根以感印者，比与鮑丹者多。

倍根認地球通路的开辟与知識的增长，为同时代的产物。此等事业，在今世大部分业已成就，輓近的学术，并不劣于从前两个学术上的时代——希腊人的时代、罗馬人的时代。希腊、罗

436

馬及現在是历史上三大时代,希腊、罗馬为世界上文教法度最昌明的国家,但在那些时代,自然哲学亦未有何进步。在希腊是道德的、政治的空想吸收了人們的精神; 在罗馬是沉思与努力都耗用在道德的哲学上,最大的智力,都貢献于市民的事务。在第三期,西欧民族的精力,又都为神学的研究占去了。古初实在有些最有用的发明,到了冥想与理論的科学的开始,这等有用的事业就停止了。在过去的人类史上,許多事物的进步是迟緩的,不定的,偶然的,人如能觉察过去的发明的錯誤而求所以免除之,現在很有确固的进步的希望。

倍根認循环說为知識发展上最大的障碍,每致人們失所信賴与希望。进步之不确定与不繼續,全因偏见与錯誤妨人致力于正軌。进步的艰难,不是起于人力所不逮的事物,而基于人类的誤解,此誤解耗費时間于不当的目的。妨阻过去的过失,即是創闢將来的希望。

但他的新时代將来的进展是否无限,他于此未加研考。

今古論战的舞台虽在法兰西,而此問題实为一个义大利人所提起。此人为誰? 就是那首著名的描繪当时叙事詩人諷刺詩(La Secchia rapita)的作者塔桑尼(Alessandro Tassoni)。他喜于暴露他的时代的偏见,而倡言新学說,他因为攻击Petrarch, Homer, Aristotle 諸人,在义大利招了很大的誹謗。最早的古今人功績的比較发見于 "Miscellaneous Thoughts",这是他在一六二〇年刊行的。他說此問題是当时流行的爭論事件。他对此爭論,于理論的、空想的、实用的各方面,立一透彻的比較,与以公平的裁断。

有一派人主张艺术依經驗与长久的工夫能致完善, 所以現代必有此利益。塔桑尼对于此說首先加以批評, 他說此理由不甚坚固，因为同一的艺术与学問，不永是不間断的为最高智慧所追求，而有时传人劣者手中，所以渐趋退落，甚且至于消灭。例如罗馬帝国衰亡时的义大利，当时有很多世紀，觉艺术降在平凡以下了。换句話說，只有假定沒有联續的斷裂，此說当可承認。

他作出一种比較，以明他不是任何一方的拥护者；他許古人以星星点点的优越，同时今人在全体上远胜于古人；他所考察的范围，比那些自限于文学、艺术的爭論者广，文化的物質方面，甚至于服装，均在他所考察的范围內。

他所著的 "Thoughts" 一書被譯成法文，此書恐已为白衣士罗伯（Boisrobert）所及知。白氏是一位剧学家，以曾参与創立法兰西学院（Academie Francaise）为人所知。忆一六三五年二月二十六日此学院旣成，他即刻当着那些集众講出一段議論，猛烈的恶口的攻击 Homer，这一段議論在法兰西熾起了爭論，并且引起特别的注意。Homer 自經塔桑尼攻击以后，成了崇今派集矢的特别鵠的。他們以为，假如他們不信任 Homer 的主张能够貫彻，他們便可以得到胜利。

当文艺复兴的时期，希腊人、罗馬人的权威在思想界极其优越。为便于促进自由的发展，此权威非大加削弱不可。倍根及其他諸人，已竟开始了此种伟大的运动，以期廓清摧陷此等虐力。但是笛卡兒（Descartes）的影响愈益严重，愈益坚决，他的态度愈趋于不易調和的程度，他沒有一点像倍根的对于古典文学的尊敬，他頗以忘却幼年时曾經学过的希腊文自夸，他的著作的感化力，乃在对于过去严格的完全的打断，并一个完全不借重于古人的組織观念的系統。他在自己的方法、自己的发明的基础上，期望将来知識上的进展，从而他認知这个智力的进展，将有很远的效果及于人类的境遇。他最初名他的"方法論"(Discourse on Method) 以"一个可以提高人性到完全最高度的普遍科学的設計"。他視道德的物質的改进为对于哲学与科学的倚賴。

根据世界现今是較为高齡、較为成熟的見地,是認对古人独立的态度,已竟成了很流行的观念。倍根、笛卡兒并許多受笛派影响的人們都是这样。

巴士庫兒 (Pascal) 是一位科学家而改信笛派的理想者,表示的尤其明显。他說,当那么多的世紀間,人类的全联續,应看作一个单独的人而不断的生存,不断的学問;在他的生活的每一阶段,此普遍的人,为他在从前的阶段曾經获得的知識所惠利,而他现在是在老年时期了。

对于責笛氏以对古代思想家不敬的人們,他曾为答辩,說他拒否他們的权威,便是还他們以模仿的敬礼,便是按照他們的精神,做比那些一味奴隶的随从他們的人們好得多。巴氏又說:待遇我們的古人,比他們所示以待其先輩者益加隆敬,待遇他們以一种他們值得受自我們的不可信的隆敬上,因他們未曾对那些在他們上享有同样利益的人們与以那样的看待。天下宁有比此还不公平的事么?

巴氏亦承認我們应该感念古人,因为我們在知識的增长上能优于他們。他們已达于一定的点,使我們能以最少的努力躋于最高的程位。所以我們自知我們立在較高的平面上,少艱难亦少荣誉。

最优越的崇今派便是那些同化于笛派理想的人們。白衣士罗伯的議論出世后好些年,圣騷林 (Desmaretsde Saint Sorlin) 又起来作崇今派的战士。那时他已成了一个梦想派的基督敎徒，这也是他痛恨古人的一个理由。他和白衣士罗伯同是劣下的詩人。他說基督敎的历史貢給些文辞，比那些曾为 Homer 及 Sophocles（希腊悲剧詩人）所論的，很可以感动一个詩人。他有几首詩是战胜 Homer 的示威运动。約在同时，在英兰亦有一首叙事詩响应圣骚林的爭論。

圣骚林已略知此問題含有更广的范围。他說：古代不是那样的快乐，那样的有学間，那样的富裕，那样的堂皇，如同现代一样；现代实是成熟的老年，正如他是世界的秋，得有所有过去世紀的果实与战利品，并有力以判断先輩的发明經驗与錯誤而利用之；古代的世界，是个只有少許的花的春。固然，"自然"在一切时代都产生完全的事业，但他（自然）关于人的創造却不是这样，这必須要改正；那些生于最近时的人們，在幸福与知識上，必超过以前的人。他的話里含有两个要点。一为自然力永在的断言，一为现代比古代有益，正如老年之于幼稚一样的观念。这是倍根諸人所曾經論过的。

圣骚林拥护今人的挑战引起了白衣卢（Boileau）拥护古人的迎敌。圣骚林瀕死之前，很郑重的以为今人战的責任托之于一位青年，此位青年名叫帕劳耳（Charles Perrault），即此可以看出今古的爭論如何激烈了。

路易十四王朝时的法兰西，一般的气压很于崇今派有利。人們覚着那是一个伟大的时代，可与罗馬帝国最初的皇帝奥加士大（Augustas）的时代比美的，沒有什么人发出"我生不辰"的叹声。他們的文学的艺术家，若 Corneille、若 Racine、若 Moliére 合于他們的嗜性那样的强烈，所以除了第一位，他們不願給他們以別的等位，他們不耐听那希腊人、罗馬人进到不能达到的优越的断言。Moliére 說："古人毕竟是古人，我們是現今的人。"这可以表示当时一般的感情了。

一六八七年帕劳耳以"路易大王的时代"的名称印行他的詩歌。现代的启蒙优于古代是他的論旨。

帕氏对于古人取比圣骚林更为有礼的态度，而其批評論尤巧。他說，希腊罗马的天才在他們自己的时代都很好，或者可以使我們祖先崇为神圣，但在现今，柏拉图宁觉可厌了；而那不能模仿的 Homer，設若生于路易大王的朝代，当能作更好的叙事詩。在帕氏詩中，有确認自然的永远势力在每一时代产生同等才能的人的語句。

"路易大王的时代"是一个簡短的信仰宣言。帕氏接續着又发表一篇彻底的著作，就是"古人与今人的比較"，是在一六八八——一六九六年間以四部分出現的，艺术、雄辩、詩歌、科学及他們的实际的应用，都詳加討論了。他以二人对話的形式发表这个討論，这对話的人們，一为热心拥护现代的战士，他作崇今的論战；一为拥护古代的献身者，他是一个明知难以否認他的反对者的議論，犹且顽强的固执他自己的見解。

帕氏認知識与时間經驗以俱展，完全不是必須伴随古代的；最近的来者承袭了他們先輩的基业，而加上他們自己的新获得。

这后人較善、来者胜今的前提，似与一个明显的历史事实不相容：在知識上、艺术上，我們优于黑暗时代的人們，这固当承認，但你能說第十世紀的人們是优于希腊人与罗馬人們么？塔桑尼已經涉及此問題，帕氏答此問題曰："一定不能"，因为联續中常有断裂的原故；科学与艺术同于河流，他的进路的一部潜流于地下，忽而开发奔流，向前跳跃，其丰沃与在地下跳跃一样。譬如长期的战争，可以迫制人民們蔑視学問，把所有他們的元气都擲于自保的益觉迫切的必要，一个无知的时期可以延續，但随着平和与福祚，知識与发展，將重行开始为进一步的发展。

他不主张今人在才能上或脑力上有何优越，在"路易大王的时代"中，他确認自然不朽的原則，自然犹且产生象他曾生过的人們一样伟大的人，但他不能产生更伟大的人，非洲沙漠的獅子，他的獰猛，在我們今日并与在亚历山大大王时代沒有什么区別。一切时代，最善的人在气力上是平等的，但他們的功业与作品是不平等的，若与以同等的势便的情形，最近的是最好的，因为科学与艺术，都靠知識的积聚，知識必然的与时俱增。

但此論能用之于詩歌与文学的艺术么？詩歌与文学的艺术界，是交战者（帕氏亦包在內）最有兴味的范域。此可証明现代能产生些詩家文学家，其优越不亚于古昔先师，但此能証他們的事业一定超于古人么？此駁論逼得帕氏不得脱逃，而帕氏答复則颇巧妙：娛人心情是詩歌与雄辯的职分，而欲有以娛之，必先有以知之，是否洞察人心的奧秘比洞察自然的奧秘較为容易么？或者洞察人心的奧秘費时較少么？关于人心的情感与念望常作出些新发见，只以 Corneille 的悲剧而論，你在那里可以寻得比古代書籍的更微妙更細致的关于野心仇怨与嫉妒的映繪。在他的"比較論"的結尾，他宣言今人的普通的优越的时候，他为維持平和起見，論到詩歌与雄辯，暫作一个保留。

帕氏的討論，陷于缺乏体现完全的进步的观念，他不止专注意知識上的进步，但他不注意将来，对于将来，沒有什么兴味，他受最近的过去知識上的发展感印甚深，故他儿不能悬想再有更益向前的进步。他說："試讀英法的报章而一察那些王国的学院的出版，将使你信最近二十年或三十年内在自然科学界作出的发明，比遍有学问的古代的全期都多，我自己想很幸的知道我们所享的幸福，考查所有过去的时代，在那里我们可以看见一切事物的生长与进步，在我们的时代，没有一种事物没有受过一个新的增加与光荣的；我们的时代，在些种类上曾达到完全的绝顶，从有些年间以后，进步率很迟，想到差不多没有很多的事物可以使我们妬羡将来的时代是很可喜的。"

对于将来的冷淡，即是关于将来的怀疑，是上述语句的注释，而与世界已达于他的衰老时期的观念相合，故吾言帕氏的知识进步的观念，尚不完全。

于法兰西以外，英国亦忽然起了今古的论战。

一个神学家名叫黑克威尔（George Hakewill）刊行了一本六百页的书，以诘责当时普通的错误——宇宙衰朽的错误。他并他那呼吸在十六世纪气压下的书，全为人所忘却，他虽刊行了三版，而除些神学家外，难能引起多人的注意。著者的目的，在证明在世界的政府里，上帝的权威与天命。这与当时流行的见解不相容，当时流行的见解，就是物质的宇宙、天体、原子，均渐趋于衰朽，并那人于物质的、精神的、道德的各方面，正在退落的见解。他的议论多获益于读鲍丹、倍根诸人的书，可见他们的思想已经激动神学家的精神了。

一个今古间的比较起于衰朽说的拒斥，与自然力确固的问题起于今古间的比较，一样是自然的结果。黑氏反对过分的推奖古代，正为此说可以助世界衰朽说张目。他所讨论的范围，比法国争论者的较广，他所争论的范围，不止含有科学、艺术与文学，并及物质与道德。他求所以证明精神上物质上没有衰朽，并那現代基督教国的道德，大优于异教时代的那些国家，基于基督教有社会的进步，在艺术上知識上亦有发展。

黑氏亦如塔桑尼研考一切艺术与科学，断定今人在詩歌上与古人相等，其他諸事，亦都能超越古人。

他認退落說可以腐痺人的元气，世界普遍衰朽論，銷沉了人的希望，鈍滯了人的努力的銳利。他的言外的意思，是改良世界的努力，为我們对于后人所該尽的义务。

他說："于是我們不要为世界定命的衰朽的虛影所阻拦，以使我們既不后顧那些可敬的先輩的楷模，又不向前預为后人謀。如我們先輩有价值的預为我們謀者，使我們的子若孙，亦以預为之謀者頌祝吾輩。如何的世代将以延續于我們，尚未确定，亦如未来的世代之在前世之于那些先輩一样。"

黑氏想他生在世界的末年，但他不能延长多久，是一未决的問題，但他有一个考慮可以慰安他自己幷讀者，就是世界的終結，尚未临近。

自然不衰朽，人类不退落，固可确認了，但那世界的終結，不依自然法，幷那人类文化的发长，任在何項均可为神的命令所斬断的学說，其足以銷沉人的希望，鈍滯人的努力的銳利的影响，亦幷不小。

黑氏持論的意义，在把阻碍进步学說的退落說，弄成一个特别研究的問題。他的書揭明此說与关于今古爭論間的密切关系，不能說他与鮑丹、倍根諸子关于文明进步的理論有所增益。他所企图的历史的普通綜合法，全与他們的相等。他說明知識艺术的历史与此外一切事务，如同縱覽一种循环的进步，他說他們都有一个发生、滋长、繁荣、废落与萎謝，于是經过一个时期后，又有一个复苏与再兴，以此进步的方法，学问的光明，由一民族传到别一民族，由东洋而希腊，由希腊而罗马，既已为蛮人所不见者千有余岁，而又为 Petrarch 及其当代人所复活。黑氏所陈循环进步的观念，颇与倍根所指摘的循环说相近。

倍根及十七世纪的思想家，自限其过去进步的观察于知的范围内，而黑氏对于古代的仪容道德，不惮与以攻击，能预见这社会的进步较大的问题。这个问题，是必要来到十八世纪阵头的。这是黑说值得我们注意的点。

黑氏的书出世以后，我们又得到格兰威尔(Glanvill)所著的"加的过度"(Plus ultra)，又称"亚里士多德时代后知识的发展"。此书于一六六八年出版，宗旨在拥护成立未久的"皇家学会"(Royal Society)。该会在当时颇受攻击，谓为有害于宗教及真实学问的兴趣。格氏愤古典派对于皇家学会的压迫，乃起而树拥护的旗帜。他说他对于无名的罗盘针的发明者的感佩，比对于一千个亚历山大与恺撒、一万个亚里士多德的感佩还深且多。在这几句话里，可以看见他的精神了。

他说皇家学会的职分，就是企图人类的设计，置在自然的最深底蕴那样低，达到宇宙最上层那样高，扩张到广大世界的一切变化，目的在普遍人类的惠利。那样一种事业，只能以不能知觉的度数，慢慢的进行。这是一个累代的人均与有关的事业，我们自己的时代，只能希望作一点点，以移去些无用的片屑，预备些材料，安排些东西，以备建筑。我们定须寻求与蒐集，观察与考验，为将来的时代预储一个积聚。

神学的考虑，曾经重压过黑氏的思想，而格氏则显然未为所困惑。看了二人的不同，便可以看出这四十年间世界进行的经路了。

斯普拉特 (Sprat) 是一个牧师，他于格氏的书出世以前不久，出版一本"皇家学会史"。他认科学可以扩张于世界，此事全靠西方文化扩张其地域，基督教国的文化亦可扩到其他文化国及半开化国，他希望将来的改宗者，可以有青出于蓝的优越，希腊人胜过他们东方的先师，现代欧人从罗马人承受了光明，而幸福繁昌，倍于古人所遗留于他们的。

皇家学会建立于一六六〇年，科学院建立于一六六六年，使物质的科学，在伦敦与巴黎很流行。各阶级，都为此流行的情感所激起，若骑士，若圆颅党，若牧师，若清教徒，都联合起来，若神学家，若法律家，若政治家，若贵族，若世爵，都夸扬倍根哲学的胜利，倍根播的种子，终竟成熟了。那些建立与赞美皇家学会的人们，对倍根有完全的信用。考雷 (Cowley) 上皇家学会的赞歌，可以名为赞扬倍根的赞歌，亦可以说是人类的精神，由权威的束制解放的圣歌。

我们很高兴的写这一篇崇今派荣誉的战史，我们很感谢崇今派暗示给我们的乐天努力的历史观人生观，我们不要学着唱那怀古派"前不见古人，后不见来者，念天地之悠悠，独怆然而涕下"的诗歌，应该朗诵着耶马孙的名言："你若爱千古，你当爱现在，昨日不能唤回，明日还不确实，你能确有把握的，就是今日，今日一天，当明日两天"，为今人奋力，为来者前驱。

1923 年 2 月
"社会科学季刊"第 1 卷第 2 号
署名：李大钊

一八七一年的巴黎"康妙恩"

（五十年的回顧　社会革命的先声）

距今恰恰五十年，就是一八七一年的三月十八日，巴黎人民起来反抗一个卖国的政府，并且宣告了市府的独立、自由、自主。

这回中央政府的推翻，并没有經过普通革命的阶段，沒有动炮火，沒有流血。当人民武装起来、出现于街衢間的时候，那一班統治者早已逃走，政府的軍队早已退出巴黎城，那民政官吏們早已携着他們所能携的东西急忙退到臥塞兒（Versailles）城去了。这样演成的变动，巴黎的人民 在"巴黎康妙恩"（The Commune of Paris）名义之下开始了一个自由的新时代。

这个事变是起在普法战爭将要終結的时候。普法战爭的发生，固然不是由于一个簡单的原因，而由經济上去解释，这次的战爭实是两个資本主义国的斗殴战。法国对普宣战是在一八七〇年七月十五日，普国得德意志联邦各州的援助，軍势非常的浩大，以数計之，約有八十五万人，一举而侵入法境，連战連捷，围拿破仑于塞埗，由开战之日起不过六星期間，使拿破仑不能不树降旗。

九月四日此消息传到巴黎，政府惊愕万状，巴黎的群众则在卜郎魁派（Blanquists）导率之下，占領了下院，宣布共和，于是中产阶级共和党和温和的共和党出而組織政府，但普軍乘胜仍长驅而围攻巴黎。

当时法国正在产业发达的过渡期，各阶級間的利害关系极其复杂，农民軍队和大資本家結为王党，都会的小工業者和工人則結为共和党。共和党中又分为紳士閥、急進的議会派共和党、工人半革命的共和党和极左派的共产主义共和党。（卜郎魁派）当帝政废止的时候，率領群众执行直接行动的是极左派，而政权則落于右翼的共和党手中。

法国国民自卫的政府方在游戏的时候，巴黎已被围困，繼續着到了冬天，政府的防备极其綏慢，似乎他怕劳工階級的实力比怕德軍的侵入还甚。劳动阶級才悟新政府与旧政府沒有什么区別，于是屡謀顛复之，而"康妙恩"逐漸接近。

在巴黎"康妙恩"的大悲剧以前，巴枯宁預备了一个喜剧的揭幕者。无政府主义并不奇怪，这里昂（Lyons）的无政府主义者的"康妙恩"才是奇怪。一八七〇年，巴枯宁（Bakunin）、李嘉德（Albert Richard）同着布瀾（Gaspard Blanc）带了很多的徒党，侵入了里昂，占据了里昂市政府（Lyons Hotel de Ville），宣告国家已被废止，地方工厂的工錢提到一日三佛郎，然而还未出这一天，这国家已以中产的国民軍的形式回来了，巴枯宁派遂从那里逃走了。这一幕喜剧就是这样的告終。

次年（一八七一）一月二十八日，政府私与普軍結休战条約。正在爱国的憤怒中的巴黎，以是被激怒了巴黎国民軍（民主的組織成的市民軍），認为卖国而大起反对。二月八日，一个締結平和的議会被召集了，介尔士（Thiers）实执其牛耳。这个会議議定的临时和約，于二月二十六日在队塞兒签字，普法战爭算是告結束了。

新选的国民議会，只巴黎及其他二、三都会，共和党占优势，此外各地方則到处都是王党占了胜利，七百議員中王党占四百五十人。新就政府首位的介尔士得国民議会的承認，采取巴黎与地方間的分离政策。他先任命复辟派的将军为巴黎国民军司令官，国民軍則表示反对，而自选中央委員会以指揮权畀之，拒受将軍的命令。議会方面則拒絕共和国的承認，把首都由巴黎迁到臥塞兒，制定种种法律，在經济上予以重大的打击，劳工阶級的生計全失，巴黎破产革命的机运迫在眉睫了。

　　三月十七日介尔士密令他的部将夜袭国民军，而謀取他們的大炮，并占領城中各要地。按照与普軍訂立的休战条約，大炮应交普軍，而国民军不肯。只把这大炮夺去，介尔士便可以把国民军打得粉碎，以后便可以高枕无忧了。鲁昆德将軍受了密令，三月十八日拂晓率步兵一联队并补充军队攀登坂道，夺取大炮，午前六时果然沒有什么抵抗，便把那有名的大炮捕获了。是三月的早晨，寒光凛冽，街上沒有人影，所以沒有什么人知晓，这大炮便眼看着要被他們搬去了，但是大炮很重，沒有馬，亦沒有炮車，由高坡往下运很是費事。此时紅日东升，街上漸有人影，其中亦有在袭击的时候仅免于难的国民军兵士。到了七点半鐘的时候，教会的鐘丁丁的乱打，沉默忽然破了，在丘陵的麓际召集国民军的大鼓亦冬冬的响了，喇叭的声音亦起来了，一刹那間国民军出現了，馳馬身着武装，整队而行，鲁军的周围看热鬧的人們多是妇女与小孩，象黑山一般的来相集合。

　　声势汹湧的群众两次为鲁军所威吓而退，那中間队伍有为群众遮断者。鲁昆德将军大惊，随即发令向群众开炮。兵士方在踌躇，群众中的妇女此时喊着，向兵士說，"諸君，向我們、向我們的丈夫和小孩开炮吗？"士官威吓伊們，忽有一軍曹喊着說，"弃了武器吧！"鲁军皆弃武器，群众喊声大震，而突进鲁军与国民軍握手了，这是午前九时的事。

魯将軍被捕了。午后在解往他处的途次为震怒的群众所杀。攻击巴黎的总司令威諾阿見势不佳，狠狠而退，逃向塞奴河对岸去了。政府当局者惊愕不知所措，仓皇向臥塞兒逃走。

巴黎政府的官吏逃走后，經了二、三日的混乱，国民軍的中央委員会以外沒有权威了。但他們未能理解这新事实的意义，中央委員会下給总司令刘立耶（Lullier）的命令极其普通，不顾那命令怎样能够实行，所以刘司令不能閉塞城門，不能解散反革命团体，不能占領扼巴黎西部的洼雷里昂要塞（Mont Valérien）。委員会到二十一、二日頃，尚不自觉他自己是唯一的巴黎的支配者，看他为那替政府謀画的市长等所操縱，便可以知道他是怎样的旁观，怎样的沒有組織的权力了。委員和市长等商量举行巴黎市会的选举，极力置重和他們一致，至任他們把那选举延期到二十六日。当这委員会忙着去图保持法律形式的时候，失了正好占領巴黎各要塞的机会，那臥塞兒的政府常是比他們的反对党——劳工階級——覚悟的快的多。介尔士很喜欢巴黎的委員会以种种交涉自为消遣，他好可以有功夫去預备軍队，使与外界隔离，以适宜的政策用心訓練。当他这些准备将要完成的时候，他靜以待时。但他似已早有决心去行一回大杀戮，即使他弄弱了，他以杀戮还答巴黎"康妙恩"自治体宣言的决心，那个議会在那里亦必使他为此，在那个时候那个議会几乎以一动物园自居了。

一八七一年三月二十六日巴黎市会选举办完了，结果革命党占絕对的多数。其中有十一位是第一国际党員，取名为Commune 掌握政权。Commune 者，法国市町村等自治体的通称，唯在巴黎，他是可以令人想起有一七九二年的光荣的历史的"康妙恩"，于多数民众，是有"对于君主政治的民主政治、对于专制的自治"的意味的。

然在少数共产党的心中藏了新观念，只此新观念才是"康妙恩"的真髓。"康妙恩"就是劳动者的共和国。巴黎的全劳动阶级小商人，和当时尚在无产阶级位置的手工业者，都有把政权握于自己手中的觉悟。"康妙恩"尚未成立前的三月二十日的官报有云：

"巴黎的无产阶级确认在支配阶级的失政与背信中，自己等当取公务的指挥以救济时局的时机来了。……无产阶级知道正逢对于他们的权利的永久的威胁，正当的热望的绝对的拒绝，并祖国及其一切的颓废，执权力而自握其运命于掌中，且确操其胜算，是其无上的义务绝对的权利。"

劳动者握权力的事情——这就是"康妙恩"。因此"康妙恩"才是伟大，于支配阶级才是危险，因此他还有生机而为历史所记忆。

"康妙恩"被宣告的三月二十六日，幸福与再生的洪涛吞没了巴黎，欢喜的热情扩张及于资产阶级，劳动者、资本家都是欢天喜地的，见过一八四八年的革命的老人喜极而悲，至于咽泪。是青年，是妇女，是小孩都高兴的了不得，花也撒开了，赤旗也翻开了，歌声震天，似乎自由平等的新生活马上就要开始了。卧塞儿的侦探看见这种情形，报称巴黎以"康妙恩"发狂了。

巴黎"康妙恩"的宣言影响于法国各处，引起革命的运动有好些地方，都一样的为"康妙恩"的宣告，但都因受不住政府的压迫，次第解散了，就有一二处竭力抵抗，到了四月五日亦都不能支持了。

当时介尔士身居卧塞儿，亲自指挥一切，努力于反革命的宣传与训练。温和的共和党等的有志者，奔走于巴黎与卧塞儿间以为調停，斡旋于其間，但結果归于徒劳，"康妙恩"方面尚以比較的好意迎納他們，而介尔士方面則全然拒絕調停。介尔士由是更把巴黎与地方間的一切通信交通遮断了，发布些造謠的告示，說巴黎已全陷于无政府的状态，杀人与掠夺的事情肆行无忌，更使議会里的多数党压迫左翼的言論，通过剝夺巴黎自治权的法令。至四月二日介尔士就命令开始巴黎总攻击，巴黎西部激战亘二月之久，合全国軍队都来攻巴黎，那观望形势的卑士麦更答应了介尔士的要求，送还法国的捕房，援助攻击軍。

"康妙恩"内部亦有多数党与少数党，就中以卜郎魁派与一八四八年的急进派合为多数党。第一国际党員与屬于他派的九人合而为少数党。这并不是对于中产阶級急进派社会党人占少数的意思。第一国际党員与別的少数党一样在社会主义的理論上，并不反对多数党，他們只是反对多数党的政策，或是无政策。卜郎魁派因其首領卜郎魁（Blanqui）为政府所捕，就象航海的孤舟失了罗盘針的一样。卜氏的政策是以集权主义主张无产阶級独裁与对于紳士閥彻底的挑战者。他非难一般社会主义者的政策論，他不問主义理論的善恶，专选傲慢而忠实的服从者集于自己的周围，故他能集合些勇敢的革命战士，组成一个强固的团体。不幸他一旦为介尔士政府所拘捕，他的信徒頓失指导的明星，便茫茫然无所适从，至此始悟这种組織之不良，魁領一失，无人能繼其后，全党即为之动搖，然而晚了！現在的希望惟有設法取回卜郎魁氏，大有"如可贖兮人百其身"的样子，他們向介尔士提出以在"康妙恩"手下的一切的人質換回卜郎魁氏，但介尔士不許。

不只是卜郎魁派有这无定見的短处，"康妙恩"的多数人都

452

有这种短处。因为这回的选举是仓卒之間举行的，所以被选的人很混杂。多数派既因卜郎魁氏的被捕，失了他們的指导者，少数派亦全没有一定的政綱，只是主张些共产的自治和分权的空浮理論。少数党中屬于"第一国际"的人們，比别人总算实在些。这"第一国际"即是馬克思氏指导的"万国工人协会"，在法国以强有力的劳动組合联合会表现出来，普法战前即認为与国家有危险而遭解散，解散前的会員殆有四十万人。照"第一国际"的政綱，資本主义的产业应该移归由劳动組合发达而成的工人自治团体管理，一方面政治的国家应该是地方分权。当此危急存亡之秋，第一国际党人过于拘泥其理想的国家，不能善应时势。

多数党自限于一七九三年的迟滞的模仿，他两次讓权于无能而且愚蠢的公安委員会的手中。他容忍了各种公务机关的无秩序与无能力，即軍务机关亦包括在内。他以弱者佯作倔强的拙笨的憤怒，替代了訓練并一个有統系的政策。他命令了国民軍以应行的职务，而不問他实行了没有。他压迫了些反对"康妙恩"的报紙，而允許他們用别的名义复活。他捕了些不重要的不足为患的反动派，而对于臥塞兒的侦探反倒置之不理。他的命令一律是象征的，他們不过是摆大作派罢了。这样子所以"康妙恩"的成績可記者甚少，计算起来不过是废止議会的破坏經济秩序的法律，对于工人免除一切地租为生活的保障，支給国民軍的俸給，发还贫民当入当鋪的财物，推倒为拿破仑一世紀功的宛达母柱（Vendome Column），减少"康妙恩"的官吏的俸給到一年六千佛郎，使教会与国家分离，沒收教会的财产，由教育削去宗教科目，寥寥数端而已。这是因为时势所迫，不能不以全力防御外敌，所以没有功夫致力于新社会的建設。

"康妙恩"的财政、粮食、司法、教育、外务、公安、劳动、军事等委员功績卓著的也有，全无能为的也有，其中以劳动委员的成績最值得記录。

劳动委員是奥国的工人佛兰克兒 (Leo Frankel)，他是一个第一国际党员，他能于最短的时間实行第一国际的政綱。第一国际的政綱就是减少私营的生产，拥护在国家监督管理之下的自治的行会与产业组合，最終的所有权为国家所保有。但是劳动组合的废灭使他的这种事业进行很困难。四月十六日他对于各职工会（其数有三十四）发表一种宣告，令他們組織一个委员会，好安排着去管領那些鎖閉的工厂。在"康妙恩"淪沒以前，在五月十日及五月十八日这委员会集合了两次，但他們的决議的記录全然无从查考了。那时有三十四个组合，四十三个生产組合，和十一个各种劳动者团体。他的对抗雇主的計划，是使雇主若雇屬于"康妙恩"者时，必須支給正当的工銀，拜禁止面包房的夜工，禁止雇主对于工人的减薪与罰俸等，八时間工作制亦被提議，但未实行。总之劳动组合现在又开始复兴了，把产业移归劳动团体管理，算是开了端緒。他又使"康妙恩"发布一切契約应与劳动团体交涉的法令，结果国民军的补充亦要經劳动组合办理了。

但在"康妙恩"以雍容的态度慢慢的施行他那象征的法令的时候，死亡已以长足的大步向他接近了。"康妙恩"方面因为醉酒的司令刘立耶 (Lullier) 将军的失策，当四月二日还答介尔士袭击的时候，沒有占据住 Mont Valérien 要塞，这是一个大大的失算。臥塞兒方面正在起首枪决那些被他拘囚的人們，"康妙恩"方面亦捕获了許多的人質，其中包含着些巴黎的大僧正，声称如枪决革命党一人，即枪决大僧正三人，以为恫吓。臥塞兒方面的杀戮果然停止了，"康妙恩"方面以罗塞兒 (Rossel) 替代了刘立耶，这又是一个无能的領袖。国民军亦称为联合军，虽出全力以为抵抗，但介尔士军人多炮利，众寡不敌，終有螳臂当車的势子。臥塞兒方面知道硝烟弹雨之后有平安，所以从容进行。联合軍方面的 Issy 和 Vanves 两要塞，在他們舍弃之前已經粉碎了。Maillot 要塞在 Mont Valérien 的炮力支配之下，亦已淪为灰烬。"康妙恩"失败的悲剧中最惨伤的事是那炮手的死尸，不死于敌兵之手，而死于自己方面久已沒用的大炮和那与径口不合的子弹。"康妙恩"的败亡日迫一日，而介尔士的势力亦日增一日，到了五月念二日臥塞兒军逐长骗侵入了巴黎，此后便是一星期間可恐怖的巷战了。入夜因为双方的縱火焚烧很多的屋宇，火光烛天，人声鼎沸，枪声炮声夜夜都成恐怖。臥塞兒在前进中，杀了他們所拘囚的人們，"康妙恩"方面眼看沒有法子可以止住他們的屠戮，亦把那些为救那些被捕的而捕的人質都枪毙了，許多大僧正亦在其內。到了念六日，大势全然去了，远隔的 Vincennes 要塞亦降服了。

但是战爭虽然完了，杀戮却尙未完，大杀戮却方在开始。政府軍侵入巴黎的时候施行了近世史上絕无仅有的大虐杀，所杀的人不只是捕虏，凡在巴黎的男女老幼无論何人，只要你是参加防御的人，侍候过受伤者的人，喂养过受餓者的人，都不能幸免，甚至醉酒的兵士，眼中看出的嫌疑者，問答稍有差池，亦都逃不了无情的弹刃。Lobau Barracks 和 Rue des Rosiers 等处流血成河，兵士在那里站着，都沒了他們的脛骨以上，塞奴 (Seine) 河水呈出暗褐色，尸骸暴露，悲声惨切，不忍聞睹，有人描写当时政府軍残酷的情形，說：

"你該死，不論你作什么！倘你在你手中被搜出武器来——死！倘你用武器——死！倘你求情——死！不論你向何方面，左、右、前、后、上、下——死！你不但在法律以外，幷且在人道以外，年龄和性都不能救你与你們。你該死，但須先尝一尝你的妻、你的姊妹、你的母亲、你的兒女就是方在搖床的兒女的死亡的苦痛。在你的眼前，那受伤的应該由野战病院被曳出来，受枪弹的打击。他应該活着被曳着他的受伤带血的手足象呻吟痛苦的废物包一般委之于沟壑。死亡！死亡！死亡！"

在这悲剧中有多少人横罹惨戮呢？两万人呢？三万五千人呢？没有人能够說出一个确数来。

　　"康妙恩"以后巴黎有十万余的工人不见了，这是政府軍的大虐杀，这是国民軍的大牺牲，这是阶级战爭的初幕。

　　政府軍胜利以后，"康妙恩"算是消灭了。法兰西的社会主义，随着社会主义者的被杀，一时受了重伤。第一国际受了这次的打击，不久亦遂灭亡了。国民議員决議赠介尔士以感谢状，臥塞兒軍的总司令被选为大总統。誰知五十年巴黎"康妙恩"的种子，又在 Volga 河流域放了灿烂的鲜花，得了光荣的胜利！

　　附言　"申报"五十周年紀念，屬我作一篇"五十年来世界的劳工运动"的論文，我觉得此题太大，便自己縮小了些范围，改作"五十年来世界工人的国际运动"，不料瑣事牵累，竟未得暇，乃紀述与"申报"殆同时誕生的巴黎"康妙恩"的一段历史，以塞此責。

1923 年 2 月
"申报之最近五十年"
署名：李大釗

工人国际运动略史

（一）工人的特色

工人的国际运动和一切别的国际运动不同。从前和现在，都有些增进国际上友誼或反对战争的国际团体，象那“平和与自由同盟”、“妇女同盟”、“仲裁协会”、“遏战同盟”、“基督教同盟”、“民族联合同盟”及其他这一类的团体，多少都曾为暫时的存在。他們的目的都是一类，都是消极的，他們要反对战争，要消除战争的特定的原因。不論何时，国际間发生危机，他們便忙迫起来，用祝福的話，調和的話，斡旋于其間。他們想增进“四海皆兄弟”的感情，扫除人种間的差别。他們看各民族間的爭杀和一家兄弟自相残害的愚昧一样。他們企图用种种說法指出平和的福利和战争的禍厉。工人的国际团体是个全与他們的概念相异的观念。阶级的基础的采用，就是和中产阶级的平和主义最大而最終的分裂。旧时的标語“全人类都是兄弟”已經停止了，他的真实工人的国际党不說并且不信“全人类都是兄弟”。必欲講这一类的話，只可說“全世界的工人都是兄弟”，他們有他們全体必须推倒的国际的公敌。就是中产阶级，到了必要的时候都联合起来和工人們——就是无产阶級——宣战，象华士麦助Thiers（普法战爭終結时法国的政府当局）反对巴黎“康妙恩”，德国和协約国联合起来，公同反对"苏維埃俄罗斯"，都是明显的例证。工人們——就是无产阶級——为对付中产阶級的联合，必須組織一个工人的国际联合。这种联合不但于日常发生的产业界的爭議和防止国外破坏罢工同盟的人很有效用，就在革命的时候，資本主义的国家的工人亦能阻止他們的执政者对于革命成功的地方加以打击。别的国际运动的目的在减少或終止战爭，工人的国际运动的目的不在終止战爭而在变更战爭的范围，而在使战爭不是国家的而是阶級的。他們以为战爭不是恶癖性或国际間的誤解的結果，乃是现代帝国主义的結果。这帝国主义在他的基础上是經济的，和資本主义有不可分的关系。战爭必經由資本主义才遭打击。一切战爭到資本家阶級停止存在的时候才能絕迹。所以工人的国际运动只能出现于现代資本主义者情境之下。一个小所有主的国际团体，不能有怎样的活动力。且在实际上，工人的国际运动的起源恰恰与现代无产者实力的表现相合。工人的国际运动可以分作三个时期：(一)第一国际，(二)第二国际，(三)第三国际。第一国际和第二国际在历史上都曾尽过他們所负的使命而依次归于消灭。只有第三国际是现在工人国际运动的正统而为其势力的中心。此外第二个半国际及第四国际不过是些枝节罢了。

兹将此等国际的团体成立的年代列举如下：

第一国际……………………1864—1870
第二国际……………………1889—1914
第三国际……………………1919 年 3 月在莫斯科成立
第二个半国际………………1921 年 2 月在維因納成立
第四国际……………………1921 年 10 月在柏林成立

(二)工人国际运动的起源

工人国际运动的起源实肇始于一八三六年住在巴里的德国亡命客所組織的秘密結社,此結社的名稱为"公正同盟",奉共产主义的原理。因为参加一八三九年的巴里暴动,他們乃被追放移居倫敦,北欧諸国的劳动者多来集于此处。"公正同盟"乃因以成立而含有国际的性質。他們知道光是靠着零碎的秘密結社或是革命的暴动不能够达到他們的目的,要想达到他們的目的,非以国际的运动逼全世界行資本主义的經济社会的变革不可。他們很感觉着有宣传这个道理的必要。馬克思实为此运动的指导者。一八四七年的倫敦会議馬克思和他的朋友恩格尔躬亲出席,为該同盟起草学理的实际的綱領。"公正同盟"改称"共产同盟"就在那个时候。馬、恩二氏合草的綱領实于一八四八年一月公布,距法兰西革命才儿周耳。"共产党宣言"的末句就是那"万国无产阶級啊,团結起来啊!"的口号。这正是工人的国际团結的最初的宣言,在历史上有特殊的意义。但此宣言該同盟虽然接受了他,但是不能了解他。結果馬、恩二氏不能不弃而之他。

一八四八年的二月革命以法兰西为中心而波及全欧,結局至为反动政治所压。一般的无产运动頓形彫落。此种国际运动亦不能不随着受一頓挫。

到了一八六二年倫敦开国际博覽会,給了第一国际成立的一个好机会。此时法国劳动者代表得了拿破仑三世的許可,渡英参观展覽会,因得与英国劳动者交欢握手,努力于国际的联合。至一八六四年九月二十八日,倫敦圣馬丁館(St. Martins Hall)开万国劳动者大会,馬克思亦出席于此会,第一国际于是乎誕生。

（三）第一国际

一八六四年九月二十八日圣馬丁館的会議是第一国际的第一次会議，司会者为 Beesly 敎授。馬克思氏亦出席是会，以新协会規約的起草的事付临时委員会去办。此委員会由五十名各国代表組織而成，多半数为英国人。起草此規約的任务初由意人馬志尼当之，因他缺乏経济的知識，不能胜任，卒由馬克思代之。

第一国际的事务所設于倫敦，各国派委員駐在該处，在該处的指导者和努力者当然为馬克思和恩格尔。

第一国际由成立的日起至一八七二年的海牙会議馬克思派与巴枯宁派分裂止，实为工人国际运动的中枢。兹将第一国际会議年表列下：

会次	地点	年代	記　　要
第一次会議	倫敦	1864	开成立会。
第二次会議	倫敦	1865	馬克思提出宗敎問題，預备下屆討論。

（原定在 Brussels 开会，因比国政府干涉，不果，乃在倫敦开一非正式会議。）

会次	地点	年代	記　　要
第三次会議	Geneva	1866	采用馬克思起草的規約，一致贊成劳动时間渐次减至八小时。
第四次会議	Lausanne	1867	議决主张交通运輸机关，概归国有，排斥大公司的独占，奖励产业組合。

第五次会議	Brussels	1868	議決矿山、森林、土地当与交通运輸机关同为社会全体即民主的国家的共同所有。惟共同团体为一般福利，得使用生产机关。全世界的劳动阶級反对帝国主义的战争。
第六次会議	Basle	1869	討論土地所有权問題，提議废止遺产权，但未得多数贊成。
第七次会議	倫敦	1871	1870 年預备在巴黎开会，因为普法战爭的影响，遂尔中止。是年巴黎康妙恩运动起，法国会員有参加此运动者。
第八次会議	海牙	1872	馬克思派与巴枯宁派分裂。

自海牙会議后，第一国际遂分裂为二派，一为馬克思派，一为巴枯宁派，两派残存数年，遂都消灭了。

馬克思派

分裂后的第一次会議	Geneva	1873
分裂后的第二次会議	Philadelphia	1876

巴枯宁派

分裂后的第一次会議	Geneva	1873
分裂后的第二次会議	Brussels	1874
分裂后的第三次会議	Berne	1876
分裂后的第四次会議	Verviers	1877

（四）第二国际

第二国际始于一八八九年的巴里会議，到一九一四年大战勃发的时候，实質上归于消灭。兹将其会議次数及年代列表如下：

第一次会議	巴里	1889
第二次会議	Brussels	1891
第三次会議	Zurich	1893
第四次会議	倫敦	1896
第五次会議	巴里	1900
第六次会議	Amsterdam	1904
第七次会議	Stuttgart	1907
第八次会議	Copenhagen	1910
第九次会議	Basle	1912
第十次会議	維因納（因大战勃发未果）	1914

（五）第三国际

第二国际旣与大战勃发同时归于消灭，第三国际乃与苏俄的革命同时崛起，执世界工人运动的牛耳。兹将其会議的次数及年代列表如下：

第一次会議	Zimmerwald	1915
第二次会議	Kienthal	1916
第三次会議	Stockholm	1917
第四次会議（第一次正式会議） 莫斯科		1919
第五次会議（第二次正式会議） 莫斯科		1920
第六次会議（第三次正式会議） 莫斯科		1921

1923 年 5 月 1 日
"晨报"副刊
署名：T.C.L.

紀念五月四日

（在北京学生联合会講演）

今天是"五四"紀念日，是学生加入政治运动之紀念日，也是学生整頓政风的纪念日。因为政治不澄清，使我們不能不牺牲求学之精神而来干涉政治。民国到现在十有余年，革命事业还未成功，这些繼續革命事业的人，就是我們。但是我們做这种事业，必須抱定目的和宗旨。以现在学生应該做的事有二种：（一）組織民众，以为达到大革命之工具；（二）对现政府立于弹劾的地位。因为我們光組織民众是不行的，他們是可以破坏我們組織民众的事业。望学生对于以上二事努力去做，则将来自有极大之效果。

1923 年 5 月 4 日
"晨报"

桑西門的历史观

(一)桑西門(Saint Simon)在社会主义 思想史上的地位

近世的社会主义，以馬克思及恩格尔的社会主义划一新时代。他們以前的社会主义，为空想的社会主义；他們以后的社会主义，为科学的社会主义。这种名称，純是为分类的便宜而加的，幷沒有褒貶的意味存于其間。有些人驟見"空想的"一名，便誤認这是含有譏嘲的意思，其实"空想的"社会主义和科学的社会主义，不但在社会主义思想史上有一样重要的价值，而且科学的社会主义可以說是空想的社会主义的产兒。

空想的社会主义与科学的社会主义的不同的点，就在两派对于历史的認識的相異，——就是历史观的相異。

空想的社会主义者流的社会哲学，为十八世紀启蒙派的社会哲学。他們以为宇宙間有超越时間与空間的絶对的眞理在。只靠着訴于人間的理性，就是只要人間能理解此眞理，把握此眞理，无論何时何所，此眞理都能实现。此眞理实现之时，即是理想社会实现之时。据他們的見解，为实现理想社会所必要的事，只在发見眞理，而以此眞理訴于人人的理性；为实现此眞理的历史的条件，他們絶不看重。欧文曾說："过去的世界历史只以表示人間的非合理性，吾人今始向理性的曙光，向人間的魂再生的时代，开始进行。"这話便含有人間的魂、人間的理性能改变历史的进行的意味。結局他們主张依人間理性的力量能以实现社会主义的社会。这是空想派社会主义者的理想的历史观。

科学的社会主义把他的根据置在唯物史观的上面，依人类历史上发展的过程的研究，于其中发見历史的必然的法則；于此法則之上，主张社会主义的社会必然的到来。由此說来，社会主义的社会，无論人願要他不願要他，他是运命的必然的出現，这是历史的命令。

社会主义的思想，由馬克思及恩格尔依科学的法則組成系統。以其被認为历史的必然的結果，其主张乃有强固的根据。社会主义的主张，若只以人的理性为根据，力量实极薄弱，正如砂上建筑楼閣一样。今社会主义旣立在人类历史的必然行程上，有具有絕大势力的历史为其支撑者。那么社会主义之来临，乃如夜之繼日，地球环繞太阳的事实一样确实了。

立在这由空想的社会主义向科学的社会主义进化的程途而为开拓唯物史观的道路者，实为桑西門。

（二）桑西門与孔道西（Condorcet）

桑西門是一位浸染于福祿特尔时代的理想而同情于革命精神的自由人道主义者。他的主要师友为孔道西和些生理学者。他由他們得到两个主要的观念：（一）倫理和政治全以物理学为依据，（二）历史是进步的。

孔道西以知識进步的运动解释历史，桑西門亦認此为眞理；但他以为孔道西用此原理，嫌狹隘了一点。于是犯了两个错誤：（一）不解宗教的社会的意义，（二）說中世是前进运动中无用的中歇。

桑西門則看出宗教有一自然而合理的社会的任务，不能被認为单純的害恶。他說明一切現象都有相互联絡的道理：一个宗敎的系統，适合于那种科学所出現的社会所达的科学阶段；实际上宗敎只是科学，飾以合于他所滿足的感情的需要的一种形式就是了。一个宗敎的組織基于当世科学发展的体态，所以一时代的政治組織适应于那个时代的宗敎的組織。中世的欧洲，不是表示一个无用而且可为太息的蒙昧主义（Obscurantism）的暫时胜利，乃是人类进步上一个有价值的必要阶段。这是一个很重要的时期，一个社会的組織的重要原理，就是敎权与俗权間的正当关系，实現于此期間。

限于中世时期，显出是一个陋劣的枝节，于前进运动没有貢献，宁有迟之阻之的中間；"进步"乃暴露于一种批評論之前，說"进步"是一个任意的綜合，只是部分的为历史事实所产生，并不供給保証于将来。限于百科全書派（Encyclopaedic School）的唯理主义者，視宗教为一愚昧而詐欺的麻煩的产物的中間；那"进步論"背后的社会哲学，乃以非科学的而見咎。因为反乎社会現象的密結，他（社会哲学）不承認宗教为这些現象中主要之一，须于"进步"中自行参与而合作。这些見解把孔道西的理論变成更可承認的样子。

孔道西提議历史的价值，乃在供給可以预見将来的材料。桑西門崇奉此提議为敎义，但在孔道西的非科学的方法上，预見将于不可能。为了预告，这运动的法則必须被发見。而孔道西則不但未曾立下这法則，抑且未曾寻求这法則。那些十八世紀的思想家，把"进步"当作一个立在一个敂不充分的推論上的单純假設遺留下来；他們的承繼者乃依发見一个和引力的物理法則一样确实的社会法則，以求把他提到科学的假設之列，这是桑西門的目的，亦是孔德的目的。我們可以說桑西門是孔道西的承繼者，孔德是桑西門的承繼者。

(三)桑西門的历史法則

依桑西門的見解，宇宙一切的现象形成一个有統一的全体。各种科学的任务，在各于其特有的范围内，发見其統一，即在探究现象間的因果关系。今于人类的历史，从来称为历史家的人們，把那些駁杂万状驟然一見似无何等联絡統一的諸事实，照原样看作个个独立的事实，于此等諸事实中，以特記述說明君主战争等所謂显著的政治现象，就算毕了历史学的能事；此等态度，非全行改正不可。历史的现象，如以之为一个全体而观察之，則以个个独立象而表现的諸现象間，必有何等統一，必有何等因果关系。关于此点，历史现象与自然现象无何所择。恰如自然科学以发見现象間的因果关系为任务，历史学不能不脱于单純事实記述的范域，而进到因果关系統一之点。換言之，即是不可不以历史为一科学。这样子历史现象間的因果关系弄得明白的时候，历史的法則便能建立。依此法則，凡历史的过程均能明快以为說明。不宁惟是，被确立的历史法則不但說明过去及现在，并且說明将来。即依此亦能預測将来的社会如何，将来的历史阶段如何。这样一来，历史的范围实亘过去、现在及未来，而为一个一貫的法則所支配。

桑西門由历史抽繹出来的法則，为組織的时代与批評的时代的递嬗，亦可以說是建設的时代与革命的时代的递嬗。中世是一个組織的时代。繼續此时期的，乃是一个批評的、革命的时代；这个时代，到了现在才渐次终結。繼續这个时代的，必是另外一个組織的时代。桑西門既于历史的行程中发見一条导綫，他于是能为預告。因为吾人关于宇宙的知識，曾已达到或且現方达到一个在各局部久已不是推測的而是实証的阶段，社会将应之以为变迁；一个新物理学家的宗教将胜过基督教和自然教（Deism）；科学家們将扮演中世僧侶所曾扮演的組織者的脚色。

能为桑西門的进步論与以完滿的說明的，只有他的弟子巴札尔（Bazard）。他說：按桑西門的說，人类是被認作一个集合的生物，这个集合的生物，在累代的經过間按一种法则——进步的法则——显露其本性。这个法则可称为人种的物理学的法則。这是桑西門所发見的。这是为組織的时代与批評的时代代嬗而成的。他宣传一种对于进步的信仰，認进步为解釋历史的关键，为集合的生活的法則。

依桑西門的解释，在一个組織的时代，人类認出一个运命，而协調其一切的能力以达此运命；在一个批評的时代，人类不知有一个标的为共同协赴的鵠的，人們的努力将以消澳与不調。在苏格拉的（Socrates）时代以前，希腊有一个組織的时代，繼此时代，乃是一个批評的时代，至于蛮人侵入而止。繼此而起的，又是一个組織的时代，此时代由 Charlemagne 至十五世紀末止。复次又来一个新批評时代，此时代由路德时以迄于今日。現在是預备一个必須繼起的組織的时代开始的时候了。

（四）知識的历史观与經济的历史观

桑西門有两个历史观：一为知識的历史观，一为經济的历史观。他的知識的历史观,很强烈的表現于他的初期的著作;嗣后他的思想发生变化,經济的历史观乃以取而代之。

从桑西門的知識的历史观, 則橫于历史过程的根底而决定其行程的, 惟有知識; 依人类知識的程度如何, 而附与其特性于历史上的各时期。由一时期向一时期的推移, 可求于知識程度的变化中。然人类的知識本身, 虽亦能直接成为社会力以决定历史的进行; 而在很多的时会,知識常經由宗教云者的伟大社会力以于历史上发生作用。这就是說知識决定宗教, 宗教决定历史。本此思想以解释历史,便是知識的历史观,后来承繼他的知識的历史观而发揚光大之者厥为孔德。

桑西門曾本此思想以說明現实的历史,先从希腊說起,希腊以有筑在多神教上的社会,故希腊各邦間缺政治的統一;有許多互相歧异的道德系統, 而社会的調和乃不能維持。然自苏格拉的出, 遂开由多神教向一神教的道路。每当历史內一阶段向一阶段推移的时候, 随着必有一次显著的社会混乱。由多神教向一神教的推移, 遂以演成罗馬晚年的社会的混乱,此混乱終依基督教的成立告終, 基督教遂以造成中世紀的社会的組織。厥后亚拉伯人科学的知識輸入,基督教內部又发生混乱,中世末期的黑暗时代, 又复出現; 迨經路德的宗教改革, 得与当时的知識調和,基督教又被改造,新教时代于是乎誕生。

厥后桑西門观于法兰西大革命及革命后的法兰西的經济情形, 他的历史观乃一变而重視經济的因子; 但其方法論, 即根本原理,固未尝有所变动。

法兰西大革命时, 几多政治的激变使桑西門确信国家与社会間有本質上的不同。革命时的法兰西,约二十五年間,遭十度政治的激变。虽曾变革其政治的构造，而于社会生活的根底，未有何等可認的变化。桑西門躬逢这种事实，乃以看出政治形式的如何实于人类生活无何等本質的意义，于社会不过是第二义的。构成社会生活的根底者，又从而附与其特質于各历史阶級者，不是知識，不是宗敎，亦不是建筑于知識宗敎之上的政治，实是那致人类物質生活于可能的产业組織。他于是确立一种历史的法則，認历史过程，惟有經由产业組織的变化，才能理解；将来的社会，亦惟依产业发达的倾向，才能测度；这就是他的經济的历史观。后来承此緒余而建立唯物史观的学說者，厥为馬克思。

　　桑西門主张为社会生活的根底而又为历史发展的原动力者，实为产业。他的历史观，就是建筑在这个主张上的。他的社会观，曾于他作的一篇小論文"寓言"（Parable）里，巧妙的表示出来。他的大意，是說假定法兰西突然丧失第一流的学者、艺术家、劳动者，其损失真不在小。因为那些人是法兰西人中最活动的人們，是掌重要的生产供給有益的劳动于科学、艺术工业方面，致法兰西愈益丰富的人們。他們是社会的精华，于是邦也貢献独多，齎伟大的声誉，促进其文化的发达而致其繁荣。今骤失之，则法兰西直成为"无魂之体"（Corps sans ame），将不能与其他国民竞争，而沈淪于卑劣的状态。法兰西在此等损失恢复、新人物产生以前，不能不屈忍于此种状态之下。由如此的不幸而謀元气的回复，至少亦要一时代的长时间；而且真能供应有用的劳动的人們，实在是例外的人們，自然不是滥行多多产出例外尤其是这种例外的。又設此等科学、艺术、工业方面的天才的人物，全部保有而无恙，而于一日之中，丧失了皇室宫廷、王公世爵、达官显位、国务大臣、国会議員、元帅、大僧正、大地主等等；

荣华世界之中，突遭意外之厄，仁慈的法兰西人，固必有所不忍而頓兴悲憫，然由法兰西国民的生活上言之，此等享有高爵厚祿的人們，縱一时耗丧至于三万人之多，亦只能与国民以感伤的悲痛而已，国民絲毫不因是而陷于不幸。此果何故？其理极明。填此空位的人，实在易得，彼能承繼而又想承繼此优游闊綽的生活者，固不知其凡几也。

由他这一段話，可以看出他怎样的推崇科学、艺术、产业等，怎样的輕視政治或政治家、僧侣、貴族等了。但在此时，他的社会观，尚不能說是經济的；这里他尚認科学家、艺术家与产业者有同等的价值，以于社会生活有用的分子相待遇。后来著"产业者問答"，他的思想乃益趋于經济的，他才認只有直接从事产业的阶級，是社会的基本阶級；科学家、艺术家等，只有齊健全的社会生活的副次的因子的价值。

什么是产业者阶级呢？在桑西門的意思，以为产业者阶級，是由为生产貨財而劳动的农民幷手工业者，以及立于此等生产者与消費者間从其需要而掌配給貨財的商人，三大部分而成的。

桑西門認进步的标的，在社会的幸福。因为劳动阶級在社会上占多数而且极其重要，所以向此标的进行的第一步，应是劳动阶級运命的改善。这是改造社会中的政治的主要問題，他主張以社会主义解决此問題。

桑西門認产业者阶級为社会的基本阶級，为历史的原动力。他以此阶級的发达及其社会的地位变动，說明法兰西的历史。据他看来，法兰西大革命，是中間阶級的懶惰的所有者阶級利用产业者阶級的实力，以之为台阶以反抗在社会上无何等实力的貴族阶級的支配势力，而图自立于支配者地位的变动。然其結果，被建設的社会組織未能正当；所以革命以后，社会的混乱与不安，紛至迭起，此等混乱与不安，直到产业者阶級击破所有者阶級握政治的权力立在社会的最上层的时候，才一扫而清。因为产业者阶級实为社会的富与幸福的創造者，所以他于实質上于形式上都有支配社会的必然性，此为历史过程所証明的。曠观过去的社会历史，別的阶级都丧失其意义；惟独产业者阶級，其意义反以逐漸增加，吾人不能不由这种事实，断言产业者阶級毕竟是最大重要的阶级。

（五）桑西門的"黄金时代"观及
其世界的国家思想

拿破仑没落后，桑西門和他的秘書 Augustin Thierry 合刊一本小册子。在这小册子里，表示他的"黄金时代"观幷他的世界的国家思想。他說："詩人的梦想，以为只于太古蒙昧人类原始的时代，才有'黄金时代'。抑知那却不是黄金时代，宁認他为鉄时代尚为得当。黄金时代，不在我們背后，乃在我們面前；不在过去，乃在将来。这是社会秩序的完全。我們的祖若父，未曾看見过他；我們的子若孙，将有达到此境的一日；为他們开辟路径，是我們的責任。"他又在此小册子中重新提起 Abbe de Saint-pierre 废止战争的理想，幷且提議一种比 Pierre 的各国同盟更奢望更理想的欧洲新組織。当此时頃，他于那复位的布尔乔朝（Bourbons）在法兰西所建立的議会政治里，看出一个对于政治紊乱的統治权的救济。他想設若将此种政治組織引用到全欧各国，于維持平和的永續上将有长足的进步；設使敌国的英法，成立一个密切的联合，将比较的容易造成一全欧国家，如同英国的平民政治各州政府共戴一議会的政府一样。这就是"人类的巴力門"(Parliament of man)的理想新萌芽。

历史的发展，是由孤立向联合进动，由战爭向平和进动，由反抗向协合进动，将来的計划，是依科学的原理組織成的协合。中世时代的加特利教教会給吾人以立在一个普遍的教义上的大社会組織的例証，现代的世界亦須是一个社会的組織，但那普遍的主义，将是科学的，不是宗教的。精神的权威，将不存于僧侶，而存于指导科学及公共教育的进步的学者。每一公共生活中的会員，都有应給他的地位与本分。社会由工业劳动者、学者和美术家三級劳动者构成，各阶級优越劳动者的委任，将依其人的能力以为决定。謂各人的地位完全平等，是无稽之說；基于劳績的不平等，是合理而必要的。不信任国家的权力，是现代的錯誤。为提出伟大的理想，图維进步上所必要的革新，一个指导民族势力的权威，是必須的。那样一个組織，将以增进各方面的进步；在科学则以协力，在产业则以望誉，在艺术亦然，因为艺术家将求所以表现他們自己时代的理想与情感。现在已有趋向几分屬于此类者的象兆，他的实现，必不是由革命而得，乃是由渐进的改革而得。

历史上显著而最可注意的事实，乃为协合精神繼續的扩张。由家族而都市，而国家，而超国家的教会，更进一步，而包括全人类的广大的联合。前面說过，桑西門派的历史哲学，謂历史实由批評的、破坏的和組織的、建設的二种时代递演代嬗。前期则支配的势力的原理，以战爭主义无政府为特征；后期则为宗教所支配，而以服从、献身、协合的精神为特征。此种反拨与結合的精神，乃社会的二大原理。二者的盛衰，依时代的性質。协合（Association）的精神，渐次超越其反对的势力。在原始社会，强者对于弱者施以压迫，是当时主要的情形，这是联合的不完全的結果。但是他的繼起的形式，显出一个渐次的和緩。食人风息，繼之以奴隶制；奴隶制废，繼之以农奴制；农奴制絕，最后又发生資本家工业上的搾取。强者对于弱者的压迫，最后的形式，全靠財产权。对此压迫的救济，在把个人的襲有財产权，由家族移轉到国家。将来的社会，必須是社会主义的。协合的原理，是将来社会发展的键。社会的主眼，在生产生活必要品；社会生活的終局目的，"在地球的共同利用"。这是桑西門的世界的国家思想。

(六)桑西門的宗教观及其門徒

桑西門于其晚年，发表一篇大著"新基督教"。他作此論文的目的，乃在欲把基督教醇化于单純而又实質的要素。他于此書，揭明加特利教及普罗鉄士坦特教所添附的独断无用的形式和誤謬，加以銳利而警透的批評。他認新信仰当以道德为最重要的东西。他說："新基督教不可不把凡人皆宜为互为兄弟的行为的原理推而及于現世的組織。"桑西門更以近世的語言，詳細的說明新基督教。他說："全社会不可不努力于改革最貧阶級的道德的及物質的状态，社会当以能达此目的的最善的法則被組織。"

最使他的門徒感激的，就是此"新基督教"。当他临終之际，他的友生孔德（August Comte）和罗德丽格（Rodrigues）围繞他的床头，他殷殷以此書的希望屬托于他們。他說："所有的宗教形式不可不消灭，因为加特利教的弱点与缺点既为人所証明，人民全

474

为此教所骗了。宗教不能有自此世界灭亡的事，只是变化罢了。"

桑西門以为新社会的学说，必須不只是由教育与立法所传播的，必須为新宗教所裁决。从前的基督教，不能为此，因为旧基督教是基于物質与精神間的二元論(Dualism)而成者，而且加訊咒于物質。新宗教必須是一元論(Monistic)的。新宗教的原则，简举如下：神是一，神是全体，就是全体是神。他是普遍的爱，自显而为精神与物質。宗教、科学、产业的三界，适合于这个三体一致論(triad)。

桑西門死后，他的門徒巴札尔(Bazard)和恩范亭(Enfantin)辈，自結一社，成一家族的組織，在 Rue Monsigny 营共产的生活。厥后巴札尔派与恩范亭派分裂，至一八三二年，此宗遂归于消灭。但在当时，其影响所被，亦不为不广了。

1923 年 8 月

"社会科学季刊"第 1 卷第 4 号

署名：李大钊

社会主义释疑

（在上海大学社会問題研究会講）

今天是苏維埃俄罗斯革命成功的六周紀念日，又是本校的"社会問題研究会"的成立日，所以我在此要与諸位作几句談話。

现在社会上有許多人，对于社会主义不明白，有許多怀疑地方。这种怀疑，实在是社会主义进行上之极大障碍。现在所要說的，就是要解释这几种怀疑。

一、社会上有些人，以为在社会主义制度之下，是穷苦的，不是享福的，因此他起来反对社会主义。不知道在資本制度之下，我們永远不会享福，不会安逸；能够安逸享福的，惟独那少数的資本家。資本主义制度能使社会破产，使經济恐慌和貧乏，能使大多数的人民变为劳动无产阶級，而供奉那少数的資本家。社会上到了大多数是穷的，而那少数的富人也就不能永久保有他的富了。

社会主义就是应运而生的起来改造这样社会，而实现一个社会主义的社会。社会主义是使生产品为有計划的增殖，为极公平的分配，要整理生产的方法。这样一来，能够使我們人人都能安逸享福，过那一种很好的精神和物質的生活。

照这样看来，社会主义是要富的，不是要穷的，是整理生产的，不是破坏生产的。

二、有些人以为社会主义制度成立之后，人民就要发生怠工的现象，因此他說社会主义制度是不能施行。他不知道在社会主义制度底下做工，是很愉快的，很舒服的，并不象现在资本主义制度下的工作，非常劳苦，同那牛馬一样，得不到一点人生的乐趣。从前烏托邦派托莫斯·莫阿，他描写了一种理想的社会，他認为劳动是最苦而可怕的，所以主张强迫工作。因他目睹资本主义制度下的劳动者的生活状况，是那样黑暗，所以发生这种观念。一般人以为工作是苦事，亦是拿现在生活下的眼光，去观察那将来的社会，其实社会主义实行后的社会的劳动，已和现在的社会的劳动不同了。

如莫理斯所主张的社会主义，是一种美感的社会主义。他常說：工作能使精神感觉愉快，这就是"工作的喜悦"。即我們日常生活上的喜悦，也多从工作中来。比如烹調，自己弄的东西，总比别人弄的好吃，倍觉津津有味。这都是因为自己經过一番工作，含有一分愉快之故。但是在资本主义社会的人，是永享不到工作的愉快的。

莫理斯最贊美的，是欧洲十四世紀的艺术品，而最鄙視的是现代的艺术品。因为十四世紀的艺术品，都是那时代能感觉着"工作的喜悦"的工匠作出来的。艺术家最希望发表的是特殊的个性的艺术美，而最忌的是平凡。所以现在有一班艺术家很怀疑社会主义实行后，社会必然愈趋平凡化，在平凡化的社会里必不能望艺术的发达，其实在资本主义下，那种恶俗的气氛，商賈的傾向，亦何能容艺术的发展呢？又何能表现純正的美呢？那么我們想发表艺术的美，更不能不去推翻现代的资本制度，去建設那社会主义制度的了。不过实行社会主义的时候，要注意保存艺术的个性发展的机会就是了。

由以上所說的看来,我們的工作是要免除工作的苦痛,发揚工作的喜悦的,那里有象现在劳动的劳苦,有怠工的現象发生!

三、又有一般人,以为在社会主义制度底下是不自由的。他不晓得經济上的自由,才是眞正的自由。现在资本主义制度的底下,那里有劳动的自由,只有少数的资本家的自由,髙楼、大厦、汽車、馬車全为他們所占据,我們如牛馬的劳动終身,而衣食住反得不着适当的供养,所以我們想得到眞的自由,极平等的自由,更該实现那"社会主义的制度",而打倒现在的"资本主义的制度"。

我們要改造这样的社会,是寻快乐的,不是向那穷苦不自由的地方去,前边已經說明白了。

但是社会上的人有一种惰性, 这也是我們講社会主义的人不可不先注意的。

1923 年 9 月 7 日下午于上大

1923 年 11 月 3 日

"民国日报"副刊"覚悟"

署名:李守常

研究历史的任务

我們研究史学，第一先要研究的就是：什么是史？

在中国能找出許多关于史的材料来，什么"史記"咧、"汉書"咧、"三国志"、"資治通鉴"、"念四史"……在西洋也可以找出什么"罗馬史"咧、"希腊史"咧……等等的書。这类的書就是史嗎？

这类的書，固然浩如烟海，但这不是史，而是供給吾人研究历史的材料。从前許多的旧历史学家，都認这是历史。其实这是研究历史的材料，而不是历史。历史是有生命的、活动的、进步的；不是死的、固定的。

吾人研究有生命的历史，有时須靠記录中的材料。但要知道这些陈編故紙以外，有有生命的历史，比如研究列宁，列宁是个活人，是有生命的。研究他，必須参考关于列宁的書籍。但不能說关于列宁的書籍便是列宁。

明白了这点，那历史和历史材料的异点，便可以知其大概了。

我們再講历史学的发展。历史学是起源于記录。英文的史字 (History) 是問而知道的意思；德文的史字 (Geschichte) 是事体的意思。发生事件而記录起来，这是史学的起源。

从前历史的內容，主要部分是政治、外交，而活动的事蹟完全拿貴族当中心。所以福理曼 (Freeman) 說：过去的政治就是

479

历史，历史就是政治。他把政治和历史認成一个，不会分离。

这样解释历史，未免失之狹隘。历史是有生命的，是全人类的生活，人类生活的全体，不单是政治，此外还有經济的、倫理的、宗教的、美术的种种生活。他說历史就是政治，其余如經济、宗教、倫理、美术的种种生活能說不算是人类的生活嗎？可以把它們放在历史以外嗎？

及后到了馬克思，才把历史眞正意义发明出来，我們可以从他的唯物史观的学說里看出。

他把人类生活作成一个整个的解释，这生活的整个便是文化。

生物学当然是研究生物的，植物学当然是研究植物的，人类历史也当然是研究人类的生活，生活的全体——文化的了。但文化是整个的，不可分离。譬如这座楼，可以分出楼頂、楼身和基础来。假使基础搖动，楼身、楼頂全得搖动。基础变更，楼身、楼頂也得跟着变更。文化是以經济作基础，他說有了这样的經济关系，才会产生这样的政治、宗教、倫理、美术等等的生活。假如經济一有变动，那些政治、宗教等等生活也随着变动了。假使有新的經济关系发生，那政治、宗教等等生活也跟着从新建筑了。

他不但发明文化是整个的，他并且把历史和社会的疆域分开。他說：人类的社会，按时間的，縱起来看是历史；按平面的、空間的，横起来看是社会。他又說历史是"社会的变革"。不但过去的历史是社会的变革，即是现在、将来，社会无一时不在变革中。因为历史是有生命的、活动的、进步的，而不是一成不变的。历史的范围不但包括过去，并且包有现在和将来。

至于什么是历史学家的任务，希腊的历史学家后世称为

"历史之父"的希罗陀德(Herodotus)已經告訴过我們：

一、应当整理記录，寻出眞确的事实；

二、应当解释記录，寻出那些事实間的理法。

据此，历史家的任务，是在故書籤中，于整理上，要找出眞确的事实；于理解上要找出眞理。但同是一个事实，人人的解释各异。比如实在的孔子过去了，而历史的孔子，甲与乙的解释不同，乙与丙的解释又不同，昔人与今人的解释又不同。人人解释旣然不同，他整理以后，找出来自以为眞确的事实，当然又不同了。

須知历史是有新鲜的生命的，是活动的、进步的，不但不怕改作和重作，幷且还要吾人去改作重作。信手在我們中国历史里边找出几个例来看：

一、在中国历史神話期中，說我們的衣服器具有許多是半神的圣人，給我們在一个相距不远的时代一齐造出来的。这样記录，我和在座諸君在十年或二十年前或者都以为是眞实的。現在我們若拿新的历史眼光来看，知道那些記录完全是荒謬的。現在借着科学的知識，发明一种新机器，也得費若干年月，在那蒙昧时代怎能这样迅速！

据人类学家，考察人类的起源，是因人从前有四条腿，和别的动物一样。女性的人，怕他的孩子被他兽残杀，乃习用其前足抱子而奔。人是这样漸漸的进化，才成了用手用胸用两足走路的动物。人类漸漸的站起来用足走路以后，腹部因蔽体的毛稀薄，感畏风寒，乃漸取树叶遮盖；后来旁的地方怕受风寒，也会想法去遮盖了。这就是衣服的起源，由树叶到衣服的进步更不知道經过了多少年月！

由茹毛飲血的生活而渐进于游牧的生活，由游牧的生活而进于畜牧生活，而进于农业生活，手工业的生活，机器工业的生活，这里边有很悠久的历史，并不会一时得到的。我們現在根据进化論去解释这些記录，比在数十年前的观念已大不同了。

二、中国古代的姓，如嫄、娥、娅、姜等字，都从女旁，这些字何以都从女？前人的解释，多謂人因地而得姓。例如某某的母居姜水，故姓姜；某某的母居于嫄水，故姓嫄。但由我来解释，不是这样。我以为嫄水、姜水的地方，是因人而得名的。因为有姓姜的在那里居住，所以名为姜水；有姓嫄的在那里居住，所以名为嫄水。姜、嫄的姓都从女旁，是因为那个时候，是母权时期，所以子从母姓。我們再就社会的現状观察，姓张的村子，叫张家村，姓李的庄子，叫李家庄，都因所在的姓氏而得名，决不是因为住在张家村才姓张，住在李家庄才姓李的。那些嫄水、娥水、娅水、姜水的名称，也因为古代的人好临水而居，那水也就各因其姓氏而得名了。

我們拿着新的历史眼光去观察数千年前的故书陈籍，的确可以得着新的見解，找出真确的事实。

三、就近二十年来河南所发现的古物，更可以断定旧日史書的虚伪。中国經济学上的名詞多从貝，如貨字、買字、賈字等都从貝。按历史学家考察，最古的时期中經过一种靠貝为生活的时期。中国旧史的記录的：中国在太昊、神农时，已有金屬鑄造货币。但现在按河南发现的龟版文字，一为考察，那些上面所刻的字，并无从金边的字，而只有从貝的字。果然当时已是用金器时代，何以不能发现一个金字？

中国古書固然伪的很多，然在較为可靠的"書經"的"商書"

篇亦是說:"具乃貝玉",当时貝玉幷称,而不說具乃金玉。果然当时已有金屬制造品,何以在殷代以前不发现一个"金"字?

到了后来"詩經"上才发现許多"金"字,往往"金"、"玉"幷称,便有"金玉其相"一类的話了。

就此可断定,旧史所紀是虛偽的。在殷代以前,还是靠貝的生活,还是石器时代;殷代以后到了周朝,才入了銅器时代,才有金屬的制造品了。

这样的例举不胜举,我們按这許多例,可以断定往日記录有許多錯誤,是可以改作重作的,是必須改作重作的。但是我們所改作的重作的,就敢断定是眞实的、一成不变的嗎? 历史是有生命的,僵死陳腐的記录不能表現那活泼泼的生命,全靠我們后人有新的历史观念, 去整理他, 認識他。果然后人又有了新的理解、发明,我們现在所認为新的又成了錯誤的,也未可知。我們所認为眞实的事实,和眞理的見解幷不是固定的,乃是比較的。

希腊历史学家格罗忒(Crote)出,又有人說,他的希腊史比希罗陀德的好,第一因为希氏缺乏批評精神;第二因为希氏喜欢什么,便注意什么眞实。但我們要說公平,他所注意的未必是对,在希罗陀德时代,能够得到那样结果,已經很难的了。我們不能因見了格罗忒, 便来菲薄希罗陀德。格罗忒的"希腊史"果然就是最完全的嗎? 这也不过是比較的眞实的罢了。

所以历史是不怕重作改作的,不但不怕重作改作,而且要改作重作,推翻古人的前案,幷不算什么事,故吾人应本新的眼光去改作旧历史。很希望有許多人起来, 去干这种很有趣味的事,把那些旧材料旧記录, 統通召集在新的知識面前, 作一个判决書。

从前的孔子观念，是从前人的孔子观，不是我們的孔子观。他們的释迦观、耶穌观，亦是他們自己的释迦观、耶穌观，不是我們的释迦观、耶穌观。他們本着迷信为孔子、释迦、耶穌作传，輝皇孔子、释迦、耶穌为亘古仅有天縱的圣人，天生的兒子，說出許多怪誕不經的話。我們今日要为他們作传，必把这些神話一概删除。特別注重考察他們当时社会的背景与他們的哲学思想有若何关系等問題。历史原是有生命的，不是僵死的；原是进步的，不是固定的。我們本着新的眼光去不断的改作重作，的确是我們应取的途径了。

以上的話归結起来：記录是研究历史的材料。历史是整个的、有生命的、进步的东西；不是固定的、死的东西。历史学虽是发源于記录，而記录决不是历史。发明历史的眞义的是馬克思，指出吾人研究历史的任务的是希罗陀德。我們研究历史的任务是：

一、整理事实，寻找它的眞确的証据；

二、理解事实，寻出它的进步的眞理。

1923 年 11 月 29 日
"民国日报"副刊"觉悟"
署名：李守常

时

今逢"晨报"第五周年紀念日，吾乃就"时"的观念发生种种感想。"晨"为日之始，新鲜的朝气，清明的曙光，都随"晨"的时光以俱至。"晨"出吾人于长夜漫漫的暗域，"晨"导吾人于生活迈进的前途。一生最好是少年，一年最好是青春，一朝最好是清晨。周为岁之满，天运人生周行不息，盈虚消长，相反相成。逝者未逝，都已流入现今的中間，盈者未盈，正是生长未来的开始。时是无始无終的大自然，时是无疆无垠的大实在，为"晨"为"周"都是这大自然大实在流露出来的一体。

时是伟大的創造者，时亦是伟大的破坏者。历史的楼台是他的創造的工程，历史的废墟是他的破坏的遺迹。世界的生灭成毁，人间的成败兴衰，都是时的幻身游戏。

时是什么东西？吾曾以之問于玄学，問于認識論，問于心理学，問于数学，問于物理学，問于天文学，都只能与吾以一部分的解答，不能說出他的眞实的全体。有的物理学者說，他与"以太"有关。但是"以太"云者究为何物？仙乎神乎，百般捉摸，不能得其正体。近来物理学者努力的结果，已知"以太"云者本无是物。欧洲有一种学問，名为 Chronology，譯成国語曰編年学，曰紀年学，曰年代学，亦曰时学。我欲以时为何物，問之 Chronology。但这不过是研究时的計算，并未涉及时的根本問題。心理学家又来告我，时是心造，因境而异。同一时間，欢娱則每恨其短，痛苦則每厌其长；怀人則一日三秋，乐生則百年旦夕。地質学家从旁窃笑，謂史学者把几千几万年間的經过，分成上古、中古、近古諸期，其間盛衰兴亡，紛紜热鬧，杳乎久矣，而在地質学者看去，这不抵一朝暮間的事。"朝菌不知晦朔，蟪蛄不知春秋"。"吾生也有涯，而知也无涯"。吾儕尽自懵着头过这朝菌蟪蛄的生活罢了。时的問題不能研究，且亦不必研究。說来說去，言人人殊，时的問題眞是不可思議。

哲家者流，究时之义，竭虑殫思，不能得其象迹，乃有拟于空間以为說法者。謂时如一綫，引而弥长，既被引者，平列諸点，有去来今。但以此喻說明时的递嬗，亦不合理。因此一綫，既已引者，悉屬过去，未曾引者，当在未来，現今之点，列于何所？我們知道，三世代迁，惟今为重，凡諸过去，悉納于今，有今为基，无限未来乃胎于此。如兹說法，消泯了現今，亦即无异丧失了人生的奥秘。凡諸过去，将于何托？凡諸未来，于何承接？此种說法不能使人滿足。我乃沉思，更得一义：既引的綫，确屬过去，未引的綫，确在未来。然此綫之行，实由过去，趋向未来，必有力焉，引之始現。此力之动，即为引的行为，引的行为，即为今点所在。过去未来，皆賴乎今，以为延引。今是生活，今是动力，今是行为，今是創作。苟一刹那不有行为，不为动作，此一刹那的今即归于烏有，此一刹那的生即等于丧失。本乎此理，以观历史，以观人生，有二要义，务須記取：时的引綫，与空間异。引綫于空間，可以直往，亦可以逆返，我們可从北京来到上海，又可由上海返于北京。至于时間，則今日之日不可延留，昨日之日不能呼返。我們能从昨日来到今日，不能再由今日返于昨日。我們在此，只能前进，不能回还的时的途程中。只有行动，只有作为，只有迈往，只有努进，沒有一瞬徘徊的工夫，沒有半点躊躇的余地。你不能旁观，你不可回顧，因为你便是引綫前进的主动。你一旁观，你一回顧，便誤了你在那一刹那在此不准退只准进、不准停只准行的大自然大实在中的行程，便遺在后面作了时代的落伍者，于是另有一义，随之而起。凡历史的事件，历史的人物，都是一趟过的。无論是悲剧，是壮剧，是喜剧，是惨剧，是英雄末路，是兒女长情，都是只演一次的。无論是英雄，是圣賢，是暴君，是流寇，是絕代的佳人，是盖世的才子，在历史的旅途上亦只是过一回的。垓下的歌声，只能听得一次，馬嵬坡前的眼泪，只是流过一回，乃至屈子的騷怨，少陵的悲憤，或寄于文辞，或寓于詩賦，百千万世的后人，只能传誦他們，吟咏他們，不能照原样再作他們。就是我們糊里糊塗一天一天的过去的生活，亦都为一往而不可复返。看到此处，真令人惊心动魄了。人生既是这样可以珍重的东西，那么，朝朝都有晨光，年年都有周岁，光阴似箭，一去不还，我們应该如何郑重的欢天喜地的行动着，創造着过去。凡是遇在这一进不退一往不返的、只能见一面的、只能遇一遭的时的旅途上的人們，都是我們的好朋友，好弟兄，我們应该如何郑重的握着手，欢天喜地的亲爱着、互助着，共赴人生的大路！我們不要迟疑审顧的誤了好时光，更不要此猜彼忌的留下恶痕迹。机会不可复得，因緣永难再遇。我們在这万劫长流中，大家珍重，向前迈进，走此一遭，必能达到黄金世界的境域。

在空間論前后，前在我們的面前，后在我們的背后。在时間論前后，却恰与此相反：一說前日，便是指那过去的一日；一說后日，便是指那未来的一日。这样說来，后日却在我們的面前，前日反在我們的背后。日常云用，毫不覚异，此果何故？我尝細思，这等言語很可以表示我們时的观念的錯誤，历史观的錯誤，人生观的錯誤。寻常設想，总以为时的首脑在于古初，时的进行的方向是向广漠无涯的过去奔馳，吾人只是立在一旁，屹然不动。回过身来，向着过去方面看，这太古的机关車带着这些未来連續不断的时的列車，滔滔滾滾的，似水东流，直向荒古方面奔去，所以誤認过去的一日轉在吾前，未来的一日反在吾后了。这种时的观念所产生的历史观、人生观，是逆退的，是静止的，是背乎大自然大实在进展的方面的，是回顧过去的，是丧失未来的。要知时的首脑，不在古初，乃在现在，不是向广漠无涯的过去奔馳，乃是向广漠无涯的未来奔馳。吾人是开辟道路的，是乘在这时的列車的机关車上，作他的主动力，向前迈进他的行程，增辟他的径路的，不是籠着手，背着身，立在旁观的地位，自处于时的动轉以外的。我們要改变这誤謬的时的观念，改变这随着他产生的誤謬的历史观人生观，要回过头来顺着向未来发展的大自然大实在的方面昂头迈进，变逆退的为顺进的，变静止的为行动的。这样子，我們才能得到一个奋兴鼓舞的历史观，乐天努力的人生观。

在中国的思想界，退落的或循环的历史观，本来很盛，根深蒂固，不可拔除。至于今日，又有反动复活的趋势。虽以論坛权威如章行严、梁任公两先生者，亦有退反于退落的或循环的历史观的傾向。章先生则一面說，从前衣服既由宽大而趋于瘦小，今则复由瘦小而返于宽大，以証史相的反复循环；一面又說唐碑不如魏碑，魏碑不如汉碑，以証人文的愈趋愈下，似为一种循环的而又退落的历史观。梁先生则虽犹回顧其新民丛报时代的进步的历史观而不忍遽弃，但細味其为文，行間字里，几全为悲观的論調所掩蔽，全为退落的历史观张目，而于进步的历史观深致其怀疑。我本崇今論者，深惧此等論坛权威将为怀古論者推波而助瀾，用特揭出时的問題以与賢者相商榷，冀其翻然思反，复归于进步論者之林，与我們携手提撕，共到进步的大路上去。这是区区此文的微意。总之，我認时是有进无退的，时是一往不返的，循环云者，退落云者，絕非时的本相。即讓一步，承認时的进路是循环的，这个循环亦是順进的，不是逆退的，只是螺旋的进步，不是反复的停滞。历史的事件与人物是只过一趟的，是只演一回的。我們今人設若郑重的过这一趟，演这一回，安見不及古人？安見不能超越古人？即讓一步，承認古人有非今人所能及的，有非今人所能胜的，他也只是在历史上过一趟的，演一回的，不能因为今人的崇拜与怀思再来一次。我們只有随着这有进无退的时的流轉，郑重的过这一趟，演这一回。"要知此一趟的經过，此一回的演行，乃永久存在，永久传流，貫注于人类生活中，經万劫而不朽！"

1923 年 12 月 1 日
"晨报"五周年紀念增刊
署名：李守常

劳动問題的祸源

劳动者为什么发生問題呢？凡是发生問題的，一定是知道不对了，須要設法改良的。譬如說火車发生問題了，那一定是出軌了，或是两輛相撞了，否則，火車好好的在軌道上駛行着，說它有問題了，那不是笑話嗎？所以劳动者倘使生活安宁，那就沒有問題了。現在为了有意外的事，有病了，但旣有病，他的病源在哪里呢？現在且把劳动問題的祸源詳細地說一說：

（一）**工銀制度** 工銀制度就是卖买劳力，資本家是买主，劳动者是卖主；工銀是价格，劳力是商品。固然，卖买劳力，要是双方平等的，那也沒有什么反对的，因为互相平等的，可以卖，可以不卖，可以买，也可以不买的。譬如到商店里去买东西，他們的商品和价格相等，那我是可以买，可以不买的。这些平等的卖买，我們原是不反对的。但是为什么要反对卖买劳力的工銀制度呢？因为在他制度下面有（一）經济自由（二）个人訂約两个要素的。因为在工銀制度下有經济自由的，所以倘使有了一百万的資产，他就要不得的。那政治、法律又是帮助有产者，保护資本家的。因此，无产的劳动者受到莫大的毒害。因为在工銀制度下有个人訂約的，不承認团体的，所以一个无財无力的劳动者和一个拥有百万財产的資本家訂起合同，哪能够平衡？劳动者哪能不吃亏？一个劳动者不过是一个資本家的千分之一，万分之一，和那資本

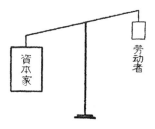

家相比較,不相等勢力的訂約,結果,都是把劳动者劳力的报酬减削下去,由几千元减至几角錢也有,还有减到不能維持生活的! 譬如一个二十岁的工人,他在二十年內至少也要用去二千元吧,倘使每年以一分利率計算,那他也要有每月二十元的工資,可是现在只有二元! 这是何等的苛虐呵! 劳动者其实只要做六小时工作就可生活了,但資本家要他作十二小时十四小时的工作,才給他生活費,勉强的能够生活! 幷且資本家有时竟可使劳动者不能生活,因为資本家可以不买劳动者劳力, 而劳动者却不能不卖劳力的。 所以在工銀制度下的劳动者,簡直不如牛馬! 牛馬有了疾病,主人还要設法去医治的,因为牛馬是主人財产的一部分,失去了牛馬就是失去了他財产的一部分。但是对于劳动者呢,一些没有什么顧惜的,合则留,不合则去,随你有什么病,什么患难,和他是沒有关系的。 劳动者的价值真是牛馬都不如呀! 在工銀制度之下。

社会主义者,不論最激烈的到最和平的,都反对工銀制度,但是有些实际的改革家,好象霍勃孙(J. A. Hobson)这些人,以为工銀制度可以奖励人类向上和进取的精神,倘使没有了奖励,人們就不做工了。要增加人們的工作, 不能不实行奖励的工銀制度。工銀制度虽是有許多坏处,但有一个最有益的好处,就是行奖励作工,使社会上的文明,也一天一天的进步。霍勃孙又主张由工錢制度变成合作的性質,这个不是社会主义的主张。社会主义者主张統统合而为一,由国家管理的,那主张合作的不过把工厂內合而为一罢了。但是这个仍是不能算彻底的办法。

补救工銀制度的祸害，只有二个方法：（一）輿論的鼓吹；（二)劳动者的团結。这是无論对付什么問題所必需的方法。美国工人不但和資本家发生卖买关系，并且还要被迫信仰他們所信仰的宗教，贊成他們所贊成的党派。在入一工厂做事的时候，他們有一张表格，內中开列許多問題，强迫你要答出来的，倘使你和他們的信仰不同，意見不同，簡直不能工作的。这种不正当的干涉，也惟有靠輿論来改革！

现在那些資本家对于劳动者有些畏惧心，完全是为了劳动者还有一些团結力罢了。劳动者合了几千个或是几万个去和一个資本家爭，那也可得到好的結果。譬如右面的天平似的，百个劳动者不及一个資本家，

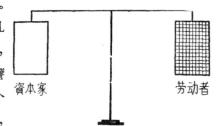

資本家　　　　　　　劳动者

那可加到千个，倘使能够再加到万个，終有平衡的可能了。"合則存，散則灭"，眞是宝貴的格言呀！倘使許多团結的劳动者和一个資本家爭，那社会必能同情于劳动者的，因为社会是以多数为是的，一个和許多，許多的終容易得到社会的同情心的，为了得到社会的同情心，更容易和資本家相爭得胜了。倘使一个工人和一个資本家爭，那資本家在社会上势力当然比劳动者要大的多，社会当然容易同情于資本家了。所以劳动者的团結，实是不可忽略的。

輿論的鼓吹是社会的外力的补救法，劳动者的团結是內力的补救法。这两个方法，都是非常重要的。

(二)資本制度　二十世紀的文明，是从資本制度产生出来

的,它的有益于社会,固是很大,可是照现在看来,它的罪过于功了,我們再也用不着它。資本制度是科学家和劳动者所造成的。它的資本是什么地方来的?簡单地說,就是"生之者众,用之者寡"罢了。自从产业革命后,資本主义勃兴,到现在,在这三百年内,大部分的劳动者生产很多,在用去的却很少。自然,少数的資本家常常浪費浪用,但終比不过劳动者生产之多。好象一个劳动者,他有十分的生产,他自己只用去〇·五分,余的九·五分被資本家拿去,但是資本家也不过用去了一·五分,还有八分余下的。这个余下的,就是資本,造成資本制度的原素。科学家利用劳动者造成的資本,尽力地去研究、发明,造成现代的文明。但是資本制度越发达,在資本制度下的文明越进步,劳动者越受痛苦呢。資本制度发达了,各种大规模的組織日渐增加,各种机械也是一天一天的新发明,于是从前要十百人在长时間内做成的,现在只要一二人在短时間内做好了,无数的劳动者都因此失业了;就是不失业的,也不能不迁就資本家的意志了。不但劳动者受害,就是小資本为了无力購买机器,也不能不附和大資本家了。这样,資本只是集中于少数的大資本家手里了,其余的人,都是生活漂摇不定呢。从前在独立工作的时候,劳动者非常利便,好象一个皮匠,他挑了一付担子,在人家門口来往,倘使有人要他补双皮鞋,他就停下来,講了价錢,倘使价錢講不对,他就挑了担子到别处去了,这是何等自由。但是后来渐渐扩大了,开皮匠店了,……設立了工厂了,那时候就不能随皮匠的便了。資本家說,你要来作工,每天二角五分,你不愿意就不必来。但是他不能不到工厂里作工了,否则便可餓死! 就是开学校,现在也不容易。从前蒙館的时候,一个先生随便弄間房子,教教書,可是现

493

在不能了，小学教員要检定，教員要有資格，学校要有設备，而且还要有基金。倘使不能合式，就要勒令封閉呢！現在再說，劳动者生产的資本，被資本家收括去，那我們果然要反对的。但又有些人說，劳动者的生产不是属于資本家，是属于社会的，我們人类是社会中的一分子，那何必去反对自己的社会有資本呢？但是这也不对的。社会，横的方面有許多阶級，縱的方面有許多职业。現在的資本，不是在全社会手里，而在少數的高阶級的某种职业的資本家手里罢了，所以我們也不能不反对的。为了資本集中于少數人手里，就成了利害截然的劳資两阶級的仇疾，酿成现在很难解决的劳动問題。

（三）**工厂制度**　工厂制度是資本制度下的产物。既然知道資本制度的罪恶，那又何必再說工厂制度呢？不过工厂制度实有特别的罪恶的，不能不詳細地說一說：

一、**兒童和妇女的工作問題**　兒童不去工作，也是要在学校里讀書的，現在不过不去讀書到工厂工作。妇人在从前的时候，在家庭里也有許許多多的事情要做，忙得一天到晚的，現在有了工厂制度，不过舍了家庭里的工作，去到工厂工作。佢們的工作仍是一样，那有什么問題呢？可是兒童們为了要工作，失去讀書的机会，失去預备将来的大事业的机会了，而且他們身体沒有发育完全，劳力过度，妨碍了身体的康健。妇女們为了要工作，失去家庭的快乐，在家庭里虽是也工作的，但都是互相帮助，快意的，而且为了生活所迫，在孕育期内也不能不去工作，因此有流产的，甚至伤及性命，那不是悲惨的景象吗？兒童們、妇女們，自从工厂制度勃兴了，劳动者失去了討价的能力，收入驟然减少，为維持家庭經濟起見，不能不也到工厂里去作工，但是他們的体力那能及得男子和成年人呢？那些男子和成年人无論什么粗力的、污秽的事都能够做的，但那些微小而瘦弱的兒童和妇女們要去和他們比較，那能及得？在学校里讀書，同学們是和善的、愉快的、相愛的，在家庭里作工，家人是互相帮助的，可是一到了工厂，和善愉快的空气散去了，相愛相助的精神淹沒了，只是满布着刻薄、相竞、……的厉气，洁白的兒童、柔弱的妇女，那能够接受呢？于是佢們精神上都受到不可言状的痛苦了。

二、工业上之危险　工厂里作工比从前家庭工业危险得多，意外的生命危险，在工厂中常常听得的。机器是无情的，一个不留心，就可送命。开矿的也常常有死了許多許多的。化学工厂中的許多藥品，都可使人們的生命危险的。不但这样，那些兒童和妇女，常常为了空气的不流通，食物的不卫生，……使他們生命发生危险。大概自然的工作是很好的，而那超过人力的工作是容易使人生病的。工人的寿命比农夫要短三分之一呢。在工厂里，四十岁的或是五十岁的工人，很少很少的。田家的白发老农夫，是常在每一村子里能找到的。——中国人常称农夫叫老农的，那可見农夫的寿命的不短了。在工厂里的工人，固然为了机器的、空气的各方面，以致危及生命，但工厂設备不完善，也是一个原因。

三、失业問題　資本家只以賺錢为目的，所以有不能賺錢的工厂，不講这工厂需要不需要，就关起門来，去做别种事了。这样，工人們忽然失业了。上海紗厂工人近来有十几万失业。日本大灾后，中国要想运华工去做工，可是他們却不要我們去，他們說，食粮也好，衣服也好，却不必运工人来。可見日本虽受了大灾，死了許多人，但还没有缺少工人之患，这全因原来失业者太多，工人过剩的緣故。工人过剩了，失业者多了，社会秩序因之愈为紊乱。欧洲有人以为劳动者失业問題，应由政府去負責的。

四、工厂規則的严苛　工厂規則完全是保护資本家的利益的，对于工人們底幸福方面，剝削殆尽！工人的独立人格，工人的自由权，在工厂規則里，完全淹沒了！不願意做的，也要做，有些完全无关于他的工作的事，也要叫工人做，甚至在工厂亏了本的时候，也要在工人身上想法。所以工人在工厂不感覺什么乐处，只是覺得不自由。行动不能自由，衣食也不能自由。吃水是不准的，于是有些人渴得不开交；吃烟也不准的，于是有些人带了烟草来吞下，結果成了肺痨。工厂規則，眞严苛呵！

（四）社会上少数人的統治权　商业漸漸地发达了，資本家操縱社会經济权，同时，一切的政权也被他們少数人握住了。因为政治是跟从經济状況而变更的，政权只是有經济权者所执的。經济阶級是直接的或間接的也可以控制我們政权的。中国所以十二年还沒有革命成功，因为經济阶級沒有受到痛苦，不想去革命。他們——握有經济权的商人——只是唱着平和，所以革命終不能成功。好象辛亥革命时，全国經济阶級都相助了，便能成功。經济阶級可以左右国家最高会議的。一切的政治，都是經济阶級造成的。大家想，美国鋼鉄大王，在什么选举，他手下常有一百多万的票子，所以选举大总統的时候，只要几个实业大王不願选那人，那人就不能当选大总統了。在实业大王下面的人，政治能力都失去了，只是唯大王之命是听的。在資本制度下面的劳动問題所以成为世界上难解决的問題，就是为了資本家有政治上的势力的緣故。

1923 年 12 月 4 日
“民国日报”副刊“覚悟”

署名：李守常

艰难的国运与
雄健的国民

　　历史的道路，不全是坦平的，有时走到艰难险阻的境界。这是全靠雄健的精神才能够冲过去的。

　　一条浩浩荡荡的长江大河，有时流到很宽阔的境界，平原无际，一泻万里。有时流到很逼狭的境界，两岸丛山叠岭，绝壁断崖，江河流于其间，曲折迴环，极其险峻。民族生命的进展，其经历亦复如是。

　　人类在历史上的生活正如旅行一样。旅途上的征人所经过的地方，有时是坦荡平原，有时是崎岖险路。老于旅途的人，走到平坦的地方，固是高高兴兴的向前走，走到崎岖的境界，愈是奇趣横生，觉得在此奇绝壮绝的境界，愈能感得一种冒险的美趣。

　　中华民族现在所逢的史路，是一段崎岖险阻的道路。在这一段道路上，实在亦有一种奇绝壮绝的景致，使我们经过此段道路的人，感得一种壮美的趣味。但这种壮美的趣味，是非有雄健的精神的，不能够感觉到的。

　　我们的扬子江、黄河，可以代表我们的民族精神，扬子江及黄河遇见沙漠、遇见山峡都是浩浩荡荡的往前流过去，以成其浊流滚滚，一泻万里的魄势。目前的艰难境界，那能阻抑我们民族生命的前进。我們应該拿出雄健的精神，高唱着进行的曲調，在这悲壮歌声中，走过这崎岖险阻的道路。要知在艰难的国运中建造国家，亦是人生最有趣味的事……。

1923 年 12 月 20 日

"新民国"第 1 卷第 2 号

署名：李守常

追悼列宁并紀念"二七"

今天是追悼列宁同志及"二七"工友。列宁同志是世界上被压迫民族的解放者，他的死是全世界被压迫階級与民族，尤其是东方被压迫民族若中国，一件莫大的损失。

列宁同志一生的事业，大家大概都晓得。现在只拿出一点来說：俄国自革命后，非常困苦，常人只有一餐过日，列宁同志也一样。据我由俄回国的朋友說，列宁同志自被人枪击后，病中須多些調养費，但薪水甚薄，不得已增加——但还没有两百元，其刻苦儉朴精神，眞可为吾儕国民革命者的模范！关于其他事略，鮑先生已經說得很明白了。

但是今日何日？就是中国劳动界为人民爭自由、为无产階級向軍閥爭自由流血的紀念日。去年"二七"前几天，兄弟适因演講事情到汉口，亲看同志为集会结社自由做很大的运动，又見如狼似虎的軍人残杀工人，及在船上又知道流血的事情，今天回想起来，实在难过。軍閥压迫工人何等残酷，为自由而战的劳动同志何等壮烈！现在还有許多工友們在那里流离失所，保定监狱里还有工人同志，长辛店还有許多同志家屬非常可怜，这些都是我們后死者的責任！至于他們为什么要死，他們不是为自己利益而死，实为全国工人爭回集会结社的自由，为爭自由而死，与在軍閥底下爭自由都是很壮烈的。现在中国是在資本帝国主义压迫之下，試看全国的資產階級、小資產階級、知識階級誰能反抗？只有无产阶级。在国民革命中当先鋒的亦只有无产阶级。今日紀念会当中，有一位林祥謙同志，当时被軍閥拿去，迫他开工，但他不肯，說"非有工会命令，头可断而车不可开"，軍閥逐将他的头砍下。又有一位施洋律师，他为保障工人的正当利益，也被軍閥杀了。施洋同志的死，在我尤为伤心，当我在汉口时，曾見他一次。这一次会面是第一次见面，也是最后一次的见面。

国民革命中，黄花岡七十二烈士与"二七"死难工友有同一的价值，京汉路流血与黄花岡七十二烈士流血同埋下第二次革命的种子，将来不久是要爆发的。"二七"被难同志虽然死了，然"二七"同志們仿佛常常在我們面前，他們的精神，还是象车轮——京汉火车的車輪不息的在工友方面轉，好象指导我們后死者要不断的前进。

列宁同志与"二七"工友皆已死去，然他們精神尚引导吾人向前革命，以打倒軍閥并国际帝国主义！

1924 年 2 月 7 日
在广州工会联合会等联合举行的追悼列宁并紀念"二七"大会上的演辞
1924 年 2 月 16 日
"新学生"第 14 期
"紀念'二七'并追悼列宁号"
署名：李大釗

列宁不死

列宁逝世，全人类的损失，真不在小，尤其是我們中华民族损失了一个这样重要的朋友，更使我們感伤无已！

列宁的功业，在人已如日月炳天，江河行地。他的主义，亦經体現于全人类。革命的組織，日在发揚滋长中，以完成人类在历史上重大的使命，故列宁的躯干虽死，列宁的精神不死。

列宁是弱小民族的良朋，是被压迫者的忠僕，是献身于世界革命的一个仁勇的战士。他曾說过："苟能成就世界革命，即使俄罗斯民族蒙莫大的牺牲，所不敢辞！"从这句話，可以看出列宁的精神气魄，何等仁勇！何等悲壮！

这样一位仁慈忠勇献身于全人类的人，在他的生前不知蒙了多少怨謗，被了多少恶名；直到死后，大家才漸漸的認淸了他的为人。可見，說出真理者之遭世僇辱，自古已然，而真理之終能昭著于人間，必恒在說出真理者之为举世所謗毁以后，亦儿为人类历史上的常例。

列宁为主义而遭狙击，連年臥病，其薪酬之薄，至不足以維持他的病中的生活。国家虽屡为增加，而迄死之日，每月薪俸終不过二百元左右。就此一点，已足使我們慚愧无地。

1924 年 3 月 30 日

中华民国国民追悼列宁大会刊行的"列宁紀念册"

署名：李守常

这 一 周

这一周有好几个紀念日。

（一）是"五一"紀念日。这是世界劳动者为减少过度的工作时間向资本阶級进攻的紀念日，亦即是被压迫阶級向压迫阶級抗爭自由的紀念日。这是个国际的工人的日子。全世界的劳动者，在这一天都要举行一个壮烈的示威运动。我們中国的劳工阶級，在今天应該深深感知这个紀念日的国际的意义，我們中国的全民众，应該在这个紀念日加添些民族的意义。

（二）是"五四"紀念日。这是中国全国学生膺惩中国卖国賊的紀念日，是中国全国学生对于帝国主义行总攻击的紀念日，亦即是被压迫的民众向压迫的国家抗爭自由的紀念日，这是国民的学生的日子。我們在今天应該把国际帝国主义侵略我們的痛史，細数从头，把"五四"运动的精神，牢牢記住，誓要恢复国家的主权，洗涤民族的耻辱。

（三）"五五"紀念日。这是社会主义經济学碩宿、亦是社会革命的先驅馬克斯的誕生紀念。我們在这一天，应該細細的研考馬克斯的唯物史观怎样应用于中国今日的政治經济情形。詳細一点說，就是依馬克斯的唯物史观以研究怎样成了中国今日政治經济的情状，我們应該怎样去作民族独立的运动，把中国从列强压迫之下救济出来。

这种研究的答案，自然是"中国今日政治经济的情形，完全是国际帝国主义侵入的结果，中国全民族应该并力反抗那侵入中国的国际帝国主义，作民族独立的运动，从列强压迫之下，把中国救济出来。"倘能循此途辙，以达于民族独立的境界，那么马克斯的学说眞是拯救中国的导星，他的诞生日必更值得我们纪念了。

（四）"五七"纪念日。这是日本帝国主义压迫中国，提出致我死命的二十一条款，威迫袁世凯政府，使之屈服于日本"哀的美敦"之下的国耻纪念日。亦即是帝国主义压迫我民族的纪念日，这是个国民的耻辱的纪念日。我们在这一天，应该回思过去一切的痛史，以作国民的薪胆，大声疾呼的向国民喊道："国际帝国主义是我国民惟一的仇敌！"在民国十三年"五一"纪念日的示威运动中，我的国民的呐喊，是：

被压迫民族及被压迫阶级联合起来！

反抗国际帝国主义！

恢复中华民族的独立自由！

不要忘了临城案的压迫！

不要忘了列强因为海关问题在广州的示威！

这都是我们最近的民族的痛辱。

1924 年 5 月 1 日

"北大經济学会半月刊"第 24 期

署名：守常

現代史学的研究
及于人生态度的影响

　　凡是一种学問，或是一种知識，必于人生有用，才是眞的学問，眞的知識，否则不能說他是学問，或是知識。历史学是研究人类生活及其产物的文化的学問，自然与人生有密切的关系，史学既能成为一种学問，一种知識，自然亦要于人生有用才是。依我看来，现代史学的研究及于人生态度的影响很大。第一，史学能陶炼吾人于科学的态度。所謂科学的态度，有二要点：一为尊疑，一为重据。史学家即以此二者为可宝貴的信条，凡遇一种材料，必要怀疑他，批評他，选择他，找他的确实的証据，有了确实的証据，然后对于此等事实方能置信。根据这确有証据的事实所編成的紀录，所說明的理法，才算比較的近于眞理，比較的可信。凡学都所以求眞，而历史为尤然。这种求眞的态度，熏陶渐漬，深入于人的心性，则可造成一种認眞的习性，凡事都要脚踏实地去作，不馳于空想，不騖于虚声，而惟以求眞的态度作踏实的工夫。以此态度求学，则眞理可明，以此态度作事，则功业可就，史学的影响于人生态度，其力有若此者。因此有一班学者，遂謂史学的研究日趋严重，是人类的精神渐即老成的征兆。在智力的少年时期，世界于他們是新奇的，是足以炫夺心目的，使他們不易起热烈的研究世界的过去的兴味。生活于他們是一个冒险，世界于他們是一个探险的所在，他們不很注意人間曾經作过的事物，却注意到那些将来人类所可作的事物。为的是奋兴他們，历史似应作成一个传奇小說的样子，以燃烧他們的想象；无須作成一个哲学的样子，以启悟他們的明慧。这样的奋往向前欢迎将来的少年精神，誠足以令人活跃，令人飞腾，然若只管活跃，只管飞腾，而不留心所据的場所是否实地，则其将来的企图都为空笔，都为梦想。本求迈远腾高，結局反困蹶于空虚的境界，而不能于实地进行一步。而在有訓練与觉醒的老成的精神则不然，他們很知道世界給与吾人以机会的俄頃，必有些限制潜伏于此机会之下以与之俱。这些限制，吾人必須了喩，有时且必須屈服。所以他們很热心的去研究过去，解喩人生，以期获得一种哲学的明慧，去照彻人生經过的道路，以同情于人类所曾作过的事而致合理的生活于可能的境界。史学的研究，即所以扩大他們对于过去的同情，促进他們的合理的生活的。研究历史的趣味的盛行，是一个时代正在生长成熟正在寻求聪明而且感奋的对于人生的大观的征兆。这种智力的老成，并于奋勇冒险的精神，不但未有以消阻，而且反有以增进，一样可以寻出一种新世界，供他們冒险的試驗。立在过去的世界上，寻出来的新世界，是眞的，实的，脚踏实地可以达到的；那梦想将来所見的新世界，是虚的，假的，只有在"烏托邦"、"无何有之乡"里可以描写的。过去一段的历史，恰如"时"在人生世界上建筑起来的一座高楼，里边一层一层的陈列着我們人类累代相传下来的家珍国宝。这一座高楼，只有生长成熟、踏践实地的健足，才能拾級而升，把凡所經过的层級所陈的珍宝，一览无遺，然后上临絕頂，登楼四望，无限的将来的远景，不尽的人生的大观，才能比較的眺望清楚。在这种光景中，可以認識出来人生前進的大路。我們登这过去的崇楼登的愈高，愈能把未来人生的光景及其道路認識的愈清。无限的未来世界，只有在过去的崇楼頂上，才能看得清楚；无限的过去的崇楼，只有老成練达、踏实奋进的健足，才能登得上去。一切过去，都是供我們利用的材料。我們的将来，是我們凭借过去的材料现在的劳作創造出来的。这是现代史学給我們的科学的态度，这种科学的态度，造成我們脚踏实地的人生观。从前史学未发达的时代，人們只是在过去的紀录里去找历史，以为历史只是过去的事迹。现代的史学告我們以有生命的历史不是这些过去的紀录。有生命的历史，实是一个亙过去、现在、未来的全人类的生活。过去、现在、未来是一綫貫下来的。这一綫貫下来的时間里的历史的人生，是一趟过的，是一直向前进的，不容我們徘徊审顧的。历史的进路，縱然有时一盛一衰一衰一盛的作螺旋状的运动，但此亦是循环着前进的，上升的，不是循环着停滞的，亦不是循环着逆返的，退落的，这样子給我們以一个进步的世界观。我們既認定世界是进步的，历史是进步的，我們在此进步的世界中，历史中，即不应該悲观，不应該拜古，只应該欢天喜地的在这只容一趟过的大路上向前行走，前途有我們的光明，将来有我們的黄金世界。这是现代史学給我們的乐天努进的人生观。旧历史观認历史是神造的，是天命的，天生圣人则世运昌明，天降鶺凶则丧乱无已，本着这种史观所編的历史，全把那皇帝、王公、侯伯、世爵这等特权阶級放在神权保护之下。使一般人民对于所遭的丧乱，所受的艰难，是暴虐，是篡窃，是焚杀，是淫掠，不但不能反抗，抑且不敢怨恨，"臣罪当誅，天王明圣"，无論其所受的痛苦，惨酷到如何地步，亦只能感恩，只能頌德，只能发出"昊天不吊"的哀訴，"我生不辰"的

506

悲吟而已。在这种历史中，所能找出来的，只是些上帝、皇天、圣人、王者，决找不到我們的自己，这种历史全把人們的个性消泯于麻木不仁的状态中，只有老老实实的听人宰割而已。新历史观及本着新历史观編成的历史则不然，他敎吾人以社会生活的动因，不在"赫赫""皇矣"的天神，不在"天賈""天縱"的圣哲，乃在社会的生存的本身。一个知識的发見，技术的发明，乃至把是等发見发明致之于实用，都是象我們一样的社会上的人人劳作的結果。这种生活技术的进步，变动了社会的全生活，改进了历史的阶段。这种历史观，导引我們在历史中发見了我們的世界，发見了我們的自己，使我們自覚我們自己的权威，知道过去的历史就是我們这样的人人共同造出来的，现在乃至将来的历史亦还是如此。即吾人浏覽史乘，讀到英雄豪杰为国家为民族舍身效命以为牺牲的地方，亦能認識出来这一班所謂英雄所謂豪杰的人物，并非有与常人有何殊异，只是他們感覚到这社会的要求敏銳些，想要满足这社会的要求的情緒热烈些，所以挺身而起为社会献身，在历史上留下可歌可哭的悲剧，壮剧。我們后世讀史者不覚对之感奋兴起，自然而然的发生一种敬仰心，引起"有为者亦若是"的情緒，願为社会先驱的决心，亦于是乎油然而起了。这是由史学的研究引出来的舜人亦人感奋兴起的情緒。自然，随着史学研究的利益，亦有些弊害影响到我們心性上的。例如治史学的人，临事遇物，常好迟疑审顾，且往往为琐屑末节所拘，不能达观其大者远者，这不能不說是随着史学研究发生的弊害。但若稍窥哲学的門径，此等弊害，均能以哲学的通識达观葯之，稍一注意，即能避免。吾信历史中有我們的人生，有我們的世界，有我們的自己，吾故以此小册为历史学作宣传，煽揚吾人

507

对于历史学研究的兴趣，亦便是煽扬吾人向历史中寻找人生寻找世界寻找自己的兴趣。

1924 年 5 月

摘自"史学要論"，
商务印書館出版
著名：李守常

新聞的侵略

前此北京及全国，一时均轰传中山先生逝世，于是全国震惊，京中有数家报纸且为文哀悼。造中山先生逝世之謠言的，是路透社与广州中国银行，可是后者的电报仅达于北京，而路透社之謠言则传播于全世界。自此项消息传出以后，除各地都受影响外，一时广州市面顿呈扰乱不安之象，人心惶惶。造謠者得此結果，自然是心滿意足，乐不可支。而中国人的无事自扰，不能不說是食造謠者之賜了。我对于路透社造謠，又另有一种感想。

自經此次中山先生逝世謠言之传播，我們应明了外国的通訊社在中国宣传之可惊。路透社恃其在华之优越地位，仅发布一消息于中国各地，即可使全国革命分子的人心浮动，广州市面惶然不宁。它的魔力可謂很大的了。而我們看中国遍地尽是外国通訊社的宣传机关，如东方、路透、中美等，他們挟资本雄厚的优势，在內地时时操縱新闻，传播于己有利之消息，暴露华人之弱点，以图引起国际公管；表彰外人在內地之言論及事业，以坚华人对西人之崇拜。有时造謠惑众，如此次硬誣中山先生逝世，图乱广州时局。但是外人在中国的新聞事业之发展，还不在此。最近如日、美爭在中国建无綫电台，亦是利用传播敏捷消息的便利，在平时图操縱中国的金融、商业；战时亦利用以供军事通訊，帮助中国一派軍閥得到胜利。国人习焉不察，每忽視外人在华之新闻宣传事业。实在，各国中从无许外人在内地自由传播消息的事（俄国即是一例）。此种新闻的侵略，只在中国才有。所以广州政府于此次谣言传播后，即毅然驱逐路透记者出境，不可谓非对人散播谣言的罪恶的正当处罚。但我以为路透社记者不仅在广州的应该驱逐，中国政府应根本取缔外国利用通讯社在国内各地宣传，应将那些造谣生事的、侮辱中国的外国新闻记者，驱逐出境，一个不留，才是正办。

六月十一日北京

1924 年 6 月 18 日

"向导"第71期

署名：T.C.

苏俄民众对于
中国革命的同情

記者足下：

入俄以来，忽已数月，以道途修阻未尝通訊于足下，而国中朋輩亦多以未接音書为念者，玆特借与足下通間之便，一述我漫游中所得的印象，能假大报余白为之披露，获以間接告其近状于朋輩，幸何如之。

曩昔披讀地理，一說到西伯利亚，輙联想及于遐荒万里絕无人烟的景象，以为其地必終岁封于冰雪，荒凉枯寂，无复生气，乃今一履其境，却有大不然者。自滿洲里以迄莫斯科，森林蠹立，高接云霄，火車行于长林丰树間，入眼均有郁蒼伟大之威。景致之最佳处，为貝加尔湖畔山巅的白雪，平野的青松，与湖里的碧波相与掩映，間有紅黄的野花点綴于青青无垠的草原，把春、夏、秋、冬四季的景物都平列于一时一处，眞令悬想西伯利亚为黄沙白草終岁恒寒之域者，不能不訝为絕景也。

自滿洲里来莫斯科，約經七昼夜可达。在此漫漫长途中，只有手一卷以为消遣，偶或探窗以观此幽深伟大綿延万里的长林，故亦不觉旅中的倦苦。抵莫京时，正值全世界五十余个民族的共产党代表集于此赤色的都城，参与第三国际第五次大会。他們与弟相值，輙詢及中山先生的健康如何，广东革命政府的近情如

511

何，頗有一种誠敬的欽感及浓厚的同情自然的流露出来。俄人卫林上基，现执笔于真理报，近著"孙逸仙及其主义"一书，曾以一册赠我，属为批評，我以不諳俄文，未能覽讀，故至今犹无以应。据留俄青年告我，当路透电告中山先生噩耗的謠言时，消息传来，俄都各大报自"真理报"以下，均著論哀悼，把中山先生的肖象刊于論首。这可以看出中国革命的老祖孙中山先生在世界上的位置了。

暑中无事，曾到莫京近郊的馬拉霍英卡一游。此地从前为莫京貴族及資产阶级避暑的处所，故有多数别邸建立于丛深的松林間，今皆为政府所沒收，多为工人及兒童避暑之用了。东方大学于此处亦領有房屋数所，有学生百余人和兒童数十人来此避暑，中国留学生之在东大讀書者亦与焉。我因中国朋友之介紹得在此小住数月，一观童子軍及少年团的生活。其时正值世界帝国主义大战十周年紀念，我曾随同童子軍及少年团到一农村看他們的宣传工作。当他們报告大战惨状的时候，环立而听的妇女有涔涔下泪者，盖有不堪回首之感矣！报告毕，有一双已逾中年的工人夫妇，抱出一个刚刚弥月的小孩，亲手授之于一少年共产党員，說他們願将此子送給党中入"紅十月"的队伍，稍长即入少年共产党的队伍。当日即为此事举行庆祝礼也。礼成，有童子軍表演大战的故事，描写前次大战完全是因帝国主义爭夺殖民地而起的。演完，已夕阳西下，他們便整队出了农村，一幅华美的赤帜临风飘揚，引着 International 的歌声，他們归去了。苏联的少年組織分为三部：九岁以下者为"紅十月"，以苏联的劳农国家誕生于十月革命故云，九岁至十五岁者为"先驅"，十五岁至二十三岁者为"少年共产党"。这一班小孩子，都是在革命的风土中开起来的鲜红的花，其精神气度完全与旧社会里产生的人划一新时代。他们的宣传力特别伟大，听说有許多资产阶級的兒童，看見他們的队伍，听見他們的歌声，便想跑进队伍跟着他們去，他們的父母关不住了。这些小孩的小手，不但可以打破他們的旧家庭，实在可以打破全世界束縛人类的一切鎖鍊。

九月初，我和一位同志陪同一位海員代表到列宁堡(旧名圣彼得堡)去参观，我們沾海員的光，住在一个"国际海員之家"里。这是一个海員俱乐部，其中設有图書館及种种娛乐的設备，每日由下午五点到十一点开門，凡停泊列宁堡的船上的海員，都可到此讀書玩赏。管图書館者为一五十岁左右的女子，能操英語，曾到过中国上海等处。其中欧文書籍不少，日文書籍仅有一本，至中文書籍則絕无。据此女子云，两个月前，曾有中国海員二人到过此地，很希望我們送点中国書来。我們在此住了一周。兹将列宁堡所与我的印象略述一二。

列宁堡街路宽闊，建筑的规模宏大，不知道怎样，他可以使游人起一种历史的感情詩的兴味。最大的街为"十月街"，我甚爱此街的建筑。此地的人情生計，似均有超越莫斯科的点，往来街市的男女女女，大都衣履朴素而大方，不似莫斯科街上新經济政策下的暴发戶的女子千奇百怪的样子。以莫斯科与列宁堡相較，我爱列宁堡。

我們承"海員之家"的办事人介紹，我們到列宁堡的劳动宫和主席团的一位見面，具述前来参观之意。此君首先示我們以一通列宁堡职工苏維埃打給英国职工大会的电稿，大意系喚起英倫的职工起来反对馬克丹諾政府干涉广东革命政府，电中并声明系代表列宁堡四十万工人的意思。某君告我們說，此电已用无綫电打过去了。某君派人陪我們在劳动宫里略一游覽，时正在修繕各建筑物，預备图書館博物院等等設置，因时間已晚，未能观毕，即在宫中匆匆午餐毕，即由劳动宫备一汽車送我們往紅三角橡皮制造工厂去参观。这工厂有八千工人，是列宁堡第一个大工厂。在厂中略一参观，即参与他們的工人代表大会，为报告英美帝国主义者干涉中国革命政府的近情，举座皆为憤慨，随即通过一反对帝国主义干涉中国的議决案。

列宁堡的近郊有一兒童村。此地原为皇家村，俄皇的夏宫在此，其附近皆为貴族的别邸故名。今皆沒收为国有矣。此地有十七处兒童及少年的住所，我們为要参观兒童的生活，所以特往一游。我們只参观了一所，中有兒童六、七十人，由一位管理兒童的女子导領参观毕，伊殷殷的囑我們努力于改造世界的运动，伊在那里为我們訓育后备军，幷告我們以赴皇家花园的去路。我們便遵路往花园去。在花园中遇見赤軍兵士三人，很悬切的詢問中国革命的状况，幷云"去年此际我們望眼欲穿的盼望德国的革命，惜竟未实現，今又盼望中国的革命了。中国何时为革命而需要吾人者，吾人当立往，吾人执戈待命也久矣"。我們握手謝謝他們革命的同情而去。

我們在列宁堡的时候正值少年国际的紀念日。是日有十数万的工人幷少年男女，整队作游街的示威运动，冬宫前有一高台，示威行列都經行其下。台上每遇一队經行其下，即高呼"世界少年革命万岁！"等口号，該队亦高呼万岁以应之。我們因为去参观海口来冬宫稍晚，已經行过半矣，至则多人拥我等到台上的中央，群众便狂呼"中国革命万岁！"

是晚复在五一公园开一盛大的晚会，俄、德的少年演說中，均

514

道及同情于中国革命及反对英美干涉中国的話。待我們回到莫斯科的时候，知道英国共产党执行委員馬克曼努斯，法国共产党执行委員特澗及美国共产党代表亞門特兒合电中山先生，攻击英、美、法三国的帝国主义。全俄职工联合会对于英国职工会大会关于此事有所建議。此种运动在莫斯科及其他諸大城均是一样的热烈，"从中国收回手去"的呼声，全俄皆是，到处組織此等团体，天天都有集会，报告中国的事，同声一致的贊助孙逸仙的革命政府，反对国际帝国主义干涉中国。最近东方大学特为此問題开一示威运动大会，英国少年共产党代表楊君演說，攻击英国政府甚力。前晚在大剧院又有数千人的集合，英国共产党領袖馬克曼努斯及中国、法国、美国、日本的共产党代表均出席演說。馬克曼努斯演說中，說到他曾記得当中国辛亥革命的消息传到英倫的时候，在滿切士特有一示威运动，庆祝中国孙逸仙所領导的革命成功。馬克丹諾曾有演說祝賀孙逸仙的革命成功，此种声音尚在人耳。曾儿何时，而馬克丹諾的所謂劳动政府竟自干涉孙逸仙所領导的革命政府了。云云。(演說詳稿容覚得寄去)当全世界革命的青年为反对帝国主义干涉中国狂呼奋斗的时候，中国的青年应该怎样的激昂，在悲憤中跃起奔赴于我們中国的革命老祖孙中山先生旗帜之下，去和那帝国主义者及軍閥战斗，我們远在莫京引領以盼此消息。余容續白。

九月念四日守常在莫斯科

1924 年 11 月 10 日

"民国日报"副刊"覚悟"

上海的童工問題

近讀大阪編軍英字日报和上海密勒氏評論周报第二九卷第八号，內載有关于上海童工問題的資料，頗值我們注目。茲为約叙其要如次：

上海的外人自治会，曾为調查和研究上海的童工組織一委員会。委員会費了一年的工夫，研究这个問題。据其調查的結果，系把上海市分为十区，共得雇佣童工的大小工厂二百七十五个。童工总数有十七万三千二百七十二人；就中含有十二岁以上的男工四万四千七百四十一人，女工十万零五千九百二十一人；十二岁以下的男童工四千四百七十五人，女童一万八千一百三十五人。这二百七十五个工厂厂主所隶之国籍：日本三十二，英国二十四，美国十二，义大利七，法国五，葡萄牙、瑞典、比利时各一，英美合办者二，其余一百九十厂均为华人所营办。

茲更按其所分十区調查的結果，統計之如下：

(一)哈尔宾路 (Harbin Road) 区

工厂数······73(日4、英2、美1、葡1、华65)

十二岁以上的男童工总数······2,675

十二岁以上的女童工总数······3,036

十二岁以下的男童工总数······0

十二岁以下的女童工总数······83

　　合計······5,794

(二)提籃桥区

　　工厂数 ……………………………73(英5、日2、美2、华64)
　　十二岁以上的男童工总数………………………………8,321
　　十二岁以上的女童工总数………………………………8,300
　　十二岁以下的男童工总数…………………………… 433
　　十二岁以下的女童工总数…………………………… 310
　　　　合計…………………………… 17,364

(三)楊树浦区

　　工厂数 …………………………31（日15、英3、美1、华12)
　　十二岁以上的男童工总数…………………………… 11,757
　　十二岁以上的女童工总数…………………………… 29,793
　　十二岁以下的男童工总数……………………………1,254
　　十二岁以下的女童工总数……………………………3,327
　　　　合計…………………………… 46,131

(四)小沙渡区

　　工厂数…………………… 34（日本10、英3、美2、瑞典1、华18)
　　十二岁以上的男童工总数…………………………… 17,206
　　十二岁以上的女童工总数…………………………… 30,363
　　十二岁以下的男童工总数……………………………1,087
　　十二岁以下的女童工总数……………………………1,934
　　　　合計…………………………… 50,590

(五)西虹口区

　　工厂数…………………………… 11（英5、义3、法2、华1）
　　十二岁以上的男童工总数………………………… 389
　　十二岁以上的女童工总数……………………………4,936
　　十二岁以下的男童工总数……………………………1,454
　　十二岁以下的女童工总数……………………………6,794
　　　　合計…………………………… 13,573

(六)新闸区

工厂数……………………………………7（英1、义1、华5）

十二岁以上的男童工总数…………………………………… 306

十二岁以上的女童工总数…………………………………4,472

十二岁以下的男童工总数…………………………………… 0

十二岁以下的女童工总数…………………………………… 90

　　　　合计…………………………………………4,868

(七)虹口区

工厂数 ………………………………………… 3（比1、华2）

十二岁以上的男童工总数………………………………… 150

十二岁以上的女童工总数…………………………………1,950

十二岁以下的男童工总数………………………………… 0

十二岁以下的女童工总数 ………………………………… 200

　　　　合计…………………………………………2,300

(八)中央（Central）区

工厂数 ………………………………………… 2（英）

十二岁以上的男童工总数………………………………… 450

十二岁以上的女童工总数…………………………………1,000

十二岁以下的男童工总数………………………………… 0

十二岁以下的女童工总数………………………………… 0

　　　　合计…………………………………………1,450

(九)闸北区

工厂数 ………………… 38（美6、义3、英3、法3、华23）

十二岁以上的男童工总数…………………………………1,038

十二岁以上的女童工总数………………………………… 15,802

十二岁以下的男童工总数………………………………… 0

十二岁以下的女童工总数…………………………………5,079

　　　　合计………………………………………… 21,919

（十）浦东区

工厂数 …………………………………………… 3（日 1、英美合办 2）的

十二岁以上的男童工总数 ……………………………2,449

十二岁以上的女童工总数 ……………………………6,269

十二岁以下的男童工总数 …………………………… 247

十二岁以下的女童工总数 …………………………… 318

　　　　　合计……………………………………9,283

又据他們的調查，上海的下层劳工（如苦力、人力车夫等）的所得，比中国任何地方算是較高的。平均計之，苦力月得十五元；人力车夫月得八元，而一人及其妻眷的生活費，最苦的月亦須十六元，方能过活，今其所得，最多者且不过十五元，上海苦力及人力车夫生活的苦况可想而知了。中国乡下兒童的身体尚好，至于都市兒童的身体，都在西方各国的准位以下，含有結核性的病症，流行极多，而以上海为尤甚。上海工人在身体上精神上都受极重的損伤，而童工为尤烈，这都是长时間工作疲劳过度之所致。童工被傭于家內鋪店、小工厂、家庭工业、洗衣房、幷建筑业及大工厂等。女童工間有淪落而为娼为婢者。徒弟的年龄，以工作的性質而有不同，其期限則依慣例为五年。在此期間，普通多不給报酬，即偶有給与报酬者，其数亦极少。很多的不过六岁的童工，在大工厂里作工，十二小时內，仅給他們一小时的工夫去吃飯。他們大都是站立着作工。分日夜两班換班，直到一星期終了的时候，才停一班。工錢只按工日給与。一天的工錢，至多不过二角。工作場所的卫生設备极坏。那些兒童，多由包工者（Contractor）由乡間招来，一个月只給他們的父母銀二元，而包工者則一个月由工厂主得到銀四元，那些兒童們

的衣食住，均极惨苦，而不得一钱。作了工厂主和包工者的小奴隶，听他們的剥削而不自知，真可怜啊！他們在各种工厂里的生活状况，大要如次：

（甲）棉厂　通气卫生的設备不良。一班十三个半或十五个小时。无夜工。有的在一定的时候，給以一小时的工夫去吃飯，有的则令择空閑的时候去吃飯。紡紗部童工最多。长时間站立着作工。許多的工厂，当夜工的时頃，有些小孩子，在喧閙的机器声中，被放在搖籃中，或睡或醒。有些兒童太疲乏了，輒藏在屋角或棉花堆里，偷尝一点香甜的睡乡的滋味。此类工人生活准位较高，十二年前他們有百分之七十是着不上衣履的。据說日本組合，在中国有很多的紗厂，設备些初級教育机关。这不过是資本家想要造就些更有用的奴隶，还可以猎取温情主义的美名罢了。

（乙）絲厂　絲厂中的工人，几全为女工及青年女工。常听人說，“一个小孩可当两个成人”，这句話可以表示資本家欢迎童工的态度了。小女孩子們在那里作些刷茧、去障碍、剖出絲織的工作，为机工作預备工夫。此苦工作，須临于盛着沸水的盘盆前边，他們的小手，須和沸水相接，以致手受痛伤，显出粗丑的样子。一定的工时，是由上午六时至下午六时。夜工亦偶有之。这些小女孩們，須先十五分或二十分鐘到厂，报告他們的工作。早餐給与十五分鐘，午餐一小时。一气要站立五点或六点鐘的工夫。室中的温度，在常准以上，为湿气所包孕。久在炎蒸湿气之中，精神殊易疲敝。他們的工錢，一日由二角至二角五分。他們在身体上，在精神上都是很不幸的，有时且受成年工人不良的感染与虐待。

（丙）烟厂　烟厂童工不甚多，且情状较棉厂、丝厂好。工作时间较短，通常由上午九点至下午十点，吃饭的时间不在此内，他們常坐着作工。工錢一日由二角至三角。夜工不象紡紗业那样常有。

（丁）火柴厂　火柴厂的童工，九枚銅板一天。有不过五岁的小孩，作的非常的快的。白燐有毒，殊害卫生。听說上海官吏，將于来年禁用。工厂内无防火的設备。作火柴盒的外工，多系母子。每千个盒的內部九枚銅板，每千个盒的外部七枚銅板。一个妇人同两个小孩，一天能完成二千至三千个部分，以补其丈夫賺錢养生之不足。該委員会調查既毕，随着亦有所建議。其要点如下：

1. 禁用十岁以下的童工。

2. 年龄的决定，与其根据出生的証据或他項文書的証明，毋宁依据明定的身高尺寸。

3. 此条例施行后四年以內，须將年龄的限制提高到十二岁。

4. 禁止用十四岁以下的童工在任何二十四点鐘的时间內，超过十二点鐘以上的工作。每一个十二点鐘內，必須休息一点鐘。每一个十四天的作工时间內，至少要拿二十四点鐘来休息。

5. 禁止用十四岁以下的童工作危险不安全的工作（如机器或場所含有危险性等）或于兒童有伤的严重工作。

6. 在租界内暫不禁止童工的夜工，此事留待四年后再議。

7. 設监察机关，违禁者查明处以惩罰或罰金。

北京政府所发布的条例，无监察的机关，无处罰的办法，而此則无此缺点。但租界內的外人行政机关，一方受資本家的驅使，一方复观望北京政府在江浙間如何施行其所发布的条例，——

521

切皆是"以待来年"攘鸡办法。残民的北京政府和租界的外人行政机关，断乎不会施行那为保护童工利益的行政的。为拥护这十七万三千二百七十二人的利益和免除他们的损害，非赖上海的劳工团体的本身不可；为帮助他们智能的发育，娱养的得宜，非赖上海的献身于无产同胞的青年团体不可。吾侪身在苏俄，目覩工人儿童的幸福，娱乐，教育，不禁想起这一班沦于黑暗生活中的十七万多的幼年群众。因特函述其要，愿赏报记者及留心社会的青年同志们，看一看你们的小朋友们的生活状况是如何的悲惨，如何的痛苦，而设法以改进之。幸甚幸甚！余容续白。

守常九月二十八日在莫斯科

1925年4月

"中国工人"第4期

土地与农民

一　中国历史上平均地权运动

在中国历史上，自古迄今，不断的发生平均地权的运动。关于井田制度，虽尚有人抱是否曾經实行的怀疑，然自周秦以来，为談政者一种理想的土地制度，則确为事实；而原始經济的状态，有一个土地共有的阶段，亦确是人类生活的普遍现象。井田制的根本要旨，乃在收天下土地为公有，而均分之于各家，使他們收益使用，是一种比較完滿的土地国有，平均的授与农民耕种使用的制度。中国古代，似亦經过此阶段，直至春秋战国时，土地私有制才漸次确定。

汉时，土地兼幷的风潮盛，貧富日趋悬絕，故武帝时，有一种行限田制的建議，而迄未能实行。至王莽时，依据"周礼"名天下的田地为王田，作为公有，而禁止买卖，规定一家占有额不得过一井九百亩，有余田者，分与九族乡党，犯法者处死刑。不久反动起，故当时的土地問題終于未能解决。

晋代的占地制度，乃在应人民的男女年龄，課以一定额的土地，使他們耕作。无主的土地，亦使人們工作，同时且限制王公官吏的占有额，此其目的，乃在增加税源，故豪强兼幷土地的問題，依然无法解决。

后魏孝文帝容納李安世的建議，設均田法，要把天下的田地，均分給人民。均田法的大要，是把田地分为露田与桑田二类。

民达十五岁，男子給露田四十亩，桑田二十亩，女子給露田二十亩，奴婢准于良丁。牛，給露田三十亩。露田，即种谷的田。民年及七十，或身死，则归还于官府。桑田，是种桑楡的田，身死不必归还于官，許为其家的世业。土地的还受，在每年正月調查人时举行。此等土地政策，皆因大乱以后，人民离散，土地荒蕪，豪强跋扈，稅制紊乱，乃謀所以安插游民，奖励稼穑，以荒閑的土地給与貧民，以图增加稅源的方策，而非根本的解决土地問題的政策。

唐武德七年，立租庸調稅法。依此法则，男子达十八岁，每人給田百亩，其中以八十亩为口分田，以二十亩为永业田；六十岁以上以迄老死，給口分田的一牛，即四十亩；篤疾废疾者，給四十亩。女子在原则上不給土地，但寡妻妾，給三十亩。其为一戶者，更增給二十亩，皆以其中的二十亩为永业田，余为口分田。奴婢与牛不給田。口分田同于露田，种谷。永业田同于桑田，植桑、楡、枣等树。田地的授受在每岁十月农閑的时候举行，是为班田法。班田法又謂集晋以来田制的大成，但其目的，幷不在沒收富者的田地以給貧民，而在整理租稅，故許民迁徙，所分田均得买卖，而其給与亲王郡王以下的永业田，乃至百頃六十頃五十頃之多，形成一种阶级制度，故农民仍多失产流亡者。豪强乘之，乃行兼幷，至安祿山乱，班田制遂废。此种土地阶级制的根萌，后来流衍而为庄田制，形成一种封建的大地主阶级，用种种手段，兼幷貧民土地，旣夺其土地，复以重大負担，加于貧民。

宋代謀行限田制，以图稍加制止而終未著效果。金元崛起，挟侵入民族的威力，夺田甚多，致启民族的重大的恶感。明代庄田滥設，引起豪强兼幷土地的事实。至武宗时，皇庄达三百余处，勋戚庄田，尚不在此数，一庄有达二万頃者。富农多献地于王公，借庄田之名，以避賦役，管庄官及庄头，假威以雪民。清代因之，除将一部还于故主外，悉以之分給于满蒙汉军各八旗兵，更用跑馬行圈的方法，圈地甚多，是皆謂之旗地。雍正年間，又于京兆固安县行八旗井田制，将官有地均分給八旗貧民。此不过为一部分征服民族，立一种保障特权的土地制度，而非解决全中国农民的土地問題。

太平革命运动兴，实含有农民革命的意义。覌于首事諸人，多为燒山种田的农夫、农村中落第的士子，幷其攻下南京后（咸丰三年，一八五三年)，即宣布一种含有均分共有性質的土地政策，足以証明。此种土地政策，自然亦随着太平天国的灭亡归于消灭了。

孙中山先生的民生主义，其中心亦在平均地权与节制資本，惜其所拟的平均地权办法，未能及身而見其实行。

二　中国今日农民破产的趋势

中国今日的土地問題，实远承累代历史上农民革命运动的軌轍，近循太平、辛亥諸革命进行未已的途程，而有待于中国现代广大的工农阶級依革命的力量以为之完成。

在經济落后淪为半殖民的中国，农民約占总人口百分之七十以上，在全人口中占主要的位置，农业仍为其国民經济之基础。故当估量革命动力时，不能不注意到农民是其重要的成分。

中国的农业經营是小农的經济，故以自耕农、佃戶及自耕兼佃为最多(看第一、二、三表)，此等小农因受外貨侵入、軍閥横行的影响，生活日感苦痛，农村虽显出不安的现象，壮丁相率弃去其田里而流为兵匪，故农戶日漸减少，耕田日漸荒蕪。据农商部第九、第十次农商统计，因有兵乱省分未报不能得有完全的統計比較。但就京兆、直隶、吉林、山东、河南、山西、江苏、安徽、陕西、察哈尔十省区合計农家戶数耕田多寡之别。由六年至九年間的統計比較以观，则知十亩未滿，及十亩以上，三十亩以下的戶数，著見增加，三十亩以上五十亩以下的戶数，略見增加，而五十亩以上，百亩以下，及百亩以上的戶数，则著見减少。由此现象，可以看出中农破产的趋势。盖五十亩以上百亩以下，及百亩以上的戶数减少，即其間有些破产而流为小农者，而小农戶数的增加以此。由此趋势以推，则由小农完全丧失或弃去其土地，而或流于都市，投身于工厂，投身于人力车夫，或流为兵匪者，更不知凡几了。但五十亩以上百亩以下，及百亩以上的戶数减少，一方面是中农破产而为小农的验征，在另一方面，亦有豪強兼并土地集中的意义。因为百亩以上者，可以自含至千亩万亩乃至百万亩，而此百亩以上的各級戶数，在統計上并未分别等差为之表出，此其中必有連阡連陌新兴的大地主阶級，吸收多数中农而集中其土地者等戶数不必加多，而土地之量可以增至甚巨，此不可不注意者（看第四、甲乙二表）。且此統計完全的十省区，尚为秩序未大破坏的省分，其趋势犹且如此，其他西南各省，兵战連年的地方，农民困苦流离，其度更不知倍益几許啊！我們再把九、十两年河南、山西、江苏、安徽、陕西、察哈尔六省区合計起来的农家戶数及农田亩数統計表比較以观，可以看出十年的自耕农、佃农，以及自耕农兼佃农戶数，并自耕田租种田亩数，逐渐减少。此殆由于十年以来，内战区域已扩至北方各省，故北方农民亦骤受与南方农民同样的影响。由此更可証明水潮似的全国农民破产的潮流，正在那里滔滔滚滚的向前涌进而未已。（看第二、三表）

附 統計表

一、民国七年农商部統計中国全国农家戶数表：

农 戶 总 数	自 耕 戶 数	佃 农 戶 数	自 种 兼 佃
43.935.478	23,381,200	11,307,432	9,246,843

依此統計，自耕农民之数多过佃农一倍。其中相差最甚者，为江苏、安徽、湖北等省。江西、福建、浙江等省，则所差极微。此統計表不包涵四川、广东、广西、云南、貴州五省。

二、民国九、十年河南、山西、江苏、安徽、陕西、察哈尔六省区合計农家戶数統計比較表：

	农戶总数	自耕戶数	佃农戶数	自种兼佃
九 年	43,966,632	25,178,773	10,514,915	8,272,944
十 年	16.887.751	3,050.603	4,538,798	3,298,350

因九年、十年农商統計只此六省可以完全比較，故只就此六省区統計比較而概观其倾向。

三、民国九、十年河南、山西、江苏、安徽、陕西、察哈尔六省区合計农田亩数統計比較表：

	农 田 总 数	自 耕 田 数	租 种 田 亩
九 年	138,659,358	929,255,093	457,124,265
十 年	566,625.293	380,256,864	186,368,429

园圃亩数不在此内，兼涵水旱两种田地。

四、京兆、直隶、吉林、山东、河南、江苏、安徽、陕西、察哈尔各省区合计农家户数耕田多寡（别）累年比较表：

	十亩未满	十亩以上	三十亩以上	五十亩以上	百亩以上	計
六　年	10,014,232	2,507,719	4,978,728	3,052,774	1,855,960	22,409,413
七　年	9,829,771	7,088,663	4,506,784	2,770,266	1,514,617	25,710,100
八　年	10,689,877	7,610,145	4,673,203	7,373,276	1,375,054	31,721,555
九　年	10,387,275	7,758,652	4,716,276	2,951,564	1,402,048	27,215,815

三　农民中最多数最困苦的阶级
——自耕农与佃农

在小农中，以自耕农为最多。据金陵大学"农业丛刊"第八号芜湖一百零二农家之社会的及经济的调查，按农场面积而分组如次表：

农场面积分组	十亩以下	十一亩以上	二十一亩以上	三十一亩以上	总数或平均
各组在全数中所占之百分率	13.7%	50.0%	16.7%	19.6%	100%
农 场 数 目	14.0	51.0	17.0	20.0	102
平 均 面 积	7.9	15.9	25.1	59.8	24.9

（佃户十三家）　（农场甚小）

据上表则知此一百零二家中以十一亩以上者为最多的户数，几占户数的一半。又据某机关在河南荥阳等县的调查，八个农村中的农民，亦以小自耕农占多数（看第五表）。由蕉湖百零二农家生活调查，可以看出农场大小与场主的利益有密切的关系。有十亩或十亩以下之场主中能得五十元以上的工作进款者，仅居百分之七，而那些有三十一亩以上的场主中，能得五十元以上的工作进款者，竟占百分之五十。就田产权方面说，田主的农场平均每家二十亩，半田主平均每家三十八亩，佃户的农场平均每家十五亩，此三者中以半田主一类的农民为最有利。盖因他们除自有的田地以外，尚租种他人的田地，故其农场面积较其他二类农人为大。而其工作进款的数目，在此三类农人中，居于最高，平均为每人一百五十六元，故其生活状况亦较自耕农佃户为享乐，其原因则由于农场面积的大小，对于使用人工、畜工、农具等的效率，亦有一种确定联带的关系。在面积较大的农场，其工具设备的效率皆较高，其率如下：

大农场男工的效率，等于小农场男工效率的二倍，在十亩以下的农场中，每人仅能做五亩，而在三十一亩以上的农场中，则每人能做十亩。大农场畜工的效率，几等于小农场者的三倍，在十亩以下的农场，每畜仅做一○·六亩，而在三十一亩以上的农场，则每畜可做二八·八亩，其他农具设备之用于大农场者，其效率等于用于小农场者的二倍，准此则知此组农民之需要土地，需要较大的农场，为最迫切，因为农具设备效率增大的结果，可以增大场主的利益，可以稍舒此级农民的痛苦。（看第六表）

五、河南荥阳五村、密县二村、汲县一村农民生活要项调查表：

所在地	河南滎阳周沟村	河南滎阳王庄	河南滎阳鹿村	河南滎阳水磨村
户数	35	20	110	200(又一調查为250户)
亩地	600亩(大略)	250亩	1,600亩	2,000亩
人口	150 男：80 女：70 壮丁：50	170 男：90 女：80 壮丁：40	800 壮丁：200	80 男：45 女：35 壮丁：200
农民种类 富农	150亩(一户)	100亩(一户)家口二十人	100亩以上(一户)	100亩以上(四户或云五户)
农民种类 中农	70亩以上(三户) 50亩以上(二户)	50亩以上(二户) 20亩以上下(五户)	50亩以上(五户)	70亩以上(十二户) 50亩以上(八户)
农民种类 小自耕农	10亩以上(十户)	20亩以上(四户)	50亩以下(六十户左右)	10亩以上百余户
农民种类 佃农	二户其租地十亩，无地者二户	四户无地者五户	三十余户无地者十余户	佃农四户无地者二十五户雇工三十人
税额	正税每亩五百文杂税八百文	正税每亩五百文杂税約六百文	正税每亩五百文杂税本年二千文	正税每亩五百文杂税本年二千文
地主与佃户	佃户须向地主納每亩夏二斗秋二斗	每亩须纳一斗半有减讓	佃租每亩须纳二斗	与周沟村同
雇工工银 每日平均		約三百文		約四百文
雇工工银 每年平均		約二十八串		平均工資二十串
雇工工银 备考	河南每串核銀三毛八分三			

530

河南荥阳贾峪镇	河南密县柳沟村	河南密县赵庄	河南汲县塔崗村
200	100	65	80
2,000亩	1,300亩	830亩	700亩
1,600	500	330 男：161 女：169 壮丁：50	1,200
100亩以上（四户）	上富百亩数未详	无	占全人口十分之一（120）
70亩以上（三户）50亩以上（二户）	中富五、七十亩间户数未详	90亩者二户 61亩者一户	占全人口十分之三（360）
50亩以下约百户以上	下富三五十亩共八户	自耕农三十五户亩数未详	占全人口十分之三（360）
佃农八户雇工约五十人租地百余亩	佃农三户雇工六人租地约十余亩	佃农十七户约五百十余人	占全人口十分之三（360）
正税占全收获百分之三（每亩）之杂税占百分之十一合计占百分之十四	纳税约需岁收百分之十二	正税每亩二百五十文杂税今年每亩五千	每粮三亩纳税六百文近则附加捐征约每亩即出税一串四百文
未详	未详	佃户每亩三斗不减让佃户多赔不敢抗租放债利息三分	村中土地多与佃户分种秋收后地主与佃户各分一半
			三五百文或一串左右
七十串左右			七十串左右

531

六、佃戶自耕農兼佃周年进款比較表:

(甲)农家周年现款收入的比較

半 田 主	267.15 元
田　　主 (即自耕农)	120.05 元
佃　　戶	63.43 元

(乙)农家自用农产品价值的比較

半 田 主	269.55 元
田　　主	171.81 元
佃　　戶	125.19 元

(丙)合农家现款收入及自用产品价值而成的农家周年进款

半 田 主	536.70 元
田　　主	291.86 元
佃　　戶	188.62 元

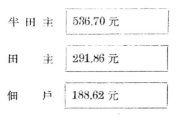

四　耕地农有

在这种情形之下,"耕地农有"便成了广众的貧农所急切要求的口号。怎样能耕地农有致之实行呢,每一农夫或含有一定人口的农戶应有多少耕地,倒是一个极需討論的問題。据前清乾、嘉、道、同諸朝的官家册簿,中国本部的耕地,大体以由七百四十万頃至八百万頃計,而欧人中推定中国耕地地积者有說是四十亿亩的，有說是二十四亿亩的。日本酒匀农学博士曾推定中国本部的耕地地积是一亿四千万町步。此等推算皆不能認为精确足信。夫全国总耕地地积及人口总数并其分布既不得正确的統計，则欲知农耕地对全国版图总面积的比例，与对一农民耕地亩数的比例，无从推算而得有确准。一九一一年日人所出的"支那調查报告書"曾就长江沿岸的江苏、安徽、江西、湖北、湖南五个比較明了之省分試为考核，其結果如次：江苏对农民一人的耕作亩数为三亩强，安徽为二亩余，江西及湖北为三亩欠，湖南亦为三亩强。长江流域地沃人众，此比率虽未見足为全中国的准则，然大体固可以供我們的参考。又从距今八、九十年前清廷欽定的戶部则例所載，十八省的耕作地积，分配于按民国十一年邮政总局所調查十八省的农民（按全人口百分之七十計），每人平均只得耕地二亩四分四厘有奇。若分省計算，则除甘肃每人仅得耕地八分，貴州每人仅得耕地三分，福建每人仅得耕地四分外，余则由一亩至四亩不等（看第七第八表）。至于多少亩足供若干人口的农戶生活，则又因地質的良否而异。兹就一九二三年十月至一九二四年三月間华洋义賑会調查概算起来，較沃的田地每五口之家需十五亩至二十亩始能生活，較劣者则需三十亩乃至四十亩。这样算来，平均每一人口所必需的耕地应为四亩至五亩。若以上述长江沿岸五个較为明了省分的調查为标准，则耕地实覺不足，而对每一农民的耕地为量亦不为多。可是现今的中国农业不但沒有进步，而且却有退步，实在有复振或改进的余地。如果水利稍加整理，则农民生活必較今寬裕数倍，而且沿边省分待垦的田地以及內地各省为豪强所兼并或为兵匪所踩躏而荒蕪废弃的土地尚多。国民革命政府成立后，苟能按耕地农有的方針，建立一

533

种新土地政策，使耕地尽归农民，使小农场渐相联结而为大农场，使經营方法渐由粗放的以向集約的，则耕地自敷而效率益增，历史上久久待决的农民問题，当能謀一一解决。

五　农民的要求及我們怎样在农村工作

中国农民在帝国主义压迫之下已日趋于难境，重以兵祸連年，流离失所。入民国来，苛捐杂税，負担日重，各省田賦，有預征至数年后者。佃农及雇工所受的压迫，比自耕农更甚。凡有大地方的佃农，处境尤其苦痛而艰窘。有些地方的雇工工銀极低，几乎决不能維持其生活，尤其在小自耕农众多的地方，更不易寻覓工作，只有流为兵匪，或流于都市去作苦力。試一考河南之农民生活調查，及华洋义賑会在直隶、山东、安徽、江、浙等省之調查，均可看出农民当有移徙，生活变动日益轉下，遇有婚嫁，即須負債之不安現象。乡村中旧有的农民团体，多为乡村资产阶级的貴族政治，全为一乡紳董所操縱，仅为乡村资产阶级所依为保障其阶級的利益的工具，不惟于貧农的疾苦漠不关心，甚且专以剥削貧农为事。在此等組織中，貧农几无容喙的余地。若想提高貧农的地位，非由貧农、佃农及雇工自己組織农民协会不可。只有农民自己組織的农民协会才能保障其阶級的利益。在乡村中作农民运动的人們，第一要緊的工作，是喚起貧农阶級組織农民协会。

随着帝国主义所造成軍閥土匪扰乱范围之扩大，一般农民感有組織农民自卫军的必要。例如直隶、热河等处的保卫团及民团运动，均甚普遍。虽是等地域，前曾在奉天軍閥支配之下，民間枪械多为奉軍所搜去，而是等事实愈足引起一般农民組織民团之兴趣与希望。奉系軍閥崩潰以后，各处民团运动一时呈出极盛的现象。此外如哥老会、红枪会等皆为旧时农民的自卫的組織，革命的青年同志們，应該結合起来，到乡村去帮助这一般农民改善他們的組織，反抗他們所受的压迫。随着乡間的組織工作，当注意到乡間文化提高問題。到乡間去的同志們，应知利用农閑时間，尤其是旧历新年一个月的时間，作种种普通常識及国民革命之教育的宣传。为使此項工作多生效果，图画及其他浅近歌辞讀物，均須預备；并須要联合乡村中的蒙学教师，利用乡間学校，开办农民补习班。年来广东的农民运动，已著有成績。陈、洪、楊、刘之败灭，以及国民政府之巩固，得农民之助力不少。最近河南的农民运动亦頗著成效。直魯一带农民自卫运动亦方在萌发中。中国的浩大的农民群众，如果能够組織起来，参加国民革命，中国国民革命的成功就不远了。

附 統計表

七、中国本部十八省地亩及人口表：

省　名	地　　　亩	人　　口
直　隸	688,410 頃 64 亩	34,186,711
山　西	532,845 頃 01	11,174,951
山　东	984,729 頃 46	30,803,245
河　南	718,208 頃 64	30,831,909
江　苏	647,547 頃 27	33,786,064
安　徽	340,786 頃 33	19,832,665
江　西	462,187 頃 27	24,466,800
福　建	128,626 頃 64	13,157,791
浙　江	464,120 頃 26	22,043,300
湖　北	594,439 頃 44	27,167,244

省　名	地　　　　畝	人　　　口
湖　南	313,042 頃 73	28,443,279
甘　肅	335,366 頃 21	5,927,997
陝　西	258,420 頃 12	9,465,558
四　川	163,819 頃 39	49,782,810
廣　東	343,939 頃 09	37,167,701
廣　西	89,601 頃 79	12,258,335
云　南	93,177 頃 09	9,839,180
貴　州	26,854 頃 00	11,216,400
共　計	7,486,121 頃 38 畝	421,551,940

全国农民数目（以全国人口十分之七計算）二九五、〇八六、三五八人，每人平均能耕之田二畝五分五厘，此表共計本部十八省之数目

八、各省对于每一农民耕作地积表：

（以农民占人口总额百分之七十計）

直隶	每人平均二畝八分有余	江苏	每人平均二畝七分……
湖北	三畝一分……	广东	一畝三分……
山西	一畝四分六…	安徽	二畝四分……
湖南	一畝五分七…	广西	一畝〇分八…
甘肃	八分……	云南	一畝三分……
山东	四畝五分……	江西	二畝六分……
陕西	三畝八分……	贵州	〇畝三分三…
河南	三畝三分……	福建	〇畝四分一…
四川	一畝〇分四…	浙江	三畝…………

1925 年 12 月 30 日—
1926 年 2 月 3 日
"政治生活" 62—67 期
署名：守常

孙中山先生在中国民族革命史上之位置

由一八四○年英人炮火击破中国的门户，强行輸入毒害中国人民的鸦片，中經英法联軍之役、中法之役、中日之役、庚子联軍之役、日俄之役、日德之役，一直到一九二五年五卅运动以来，帝国主义者在上海、沙面、汉口、九江等处对于中国民众的屠杀，是一部彻头彻尾的帝国主义压迫中国民族史。

由一八四一年广东三元里乡民因憤英人挾战胜的余威，迫我償軍費六百万元，割香港，集众数万，奋起平英团。一八四二年粵人听到英迫我締結南京条约，赔款二千一百万元，开五口通商，割香港，留下协定关税的根萌的消息，聚众数万，反抗英人，焚其商館。一八四五年粵民举办团練，抗拒英人复入广州。一八四九年，粵人集商团十余万于河干，拒禁英人入广州城。中經太平天国的革命运动，三合会、哥老会覆清仇洋的运动，乃至白蓮教支流义和团扶清灭洋的运动，强学会、保国会的立宪运动，兴中会、同盟会的革命运动，一直由"五四"到"五卅"弥漫全国的反帝国主义的大运动，是一部彻头彻尾的中国民众反抗帝国主义的民族革命史。

这一条浩浩蕩蕩的民族革命运动史的洪流，时而显现，时而潜伏，时而迂迴旋繞，蓄势不前，时而急轉直下，一泻万里。他的趨勢是非流注于胜利的归宿而不止。简明的說，中国民族革命运动史，只在压迫中国民众的帝国主义完全消灭的时候，才有光荣的胜利的終結。

孙中山先生所指导的国民革命运动，在中国民族解放全部历史中，实据有中心的位置，实为最重要的部分。他承接了太平天国民族革命的系統，而把那个时代农业經濟所反映出来的帝王思想，以及随着帝国主义进来的宗教迷信，一一淘洗凈尽。他整理了許多明季清初流下来以反清复明为基础的、后来因为受了帝国主义压迫而渐次扩大着有仇洋彩色的下层結社，使他們渐渐的脱弃农业的宗法的社会的会党的性質而入于国民革命的正軌。他揭破滿清以预备立宪、欺骗民众的奸計，使那些实在起于民族解放运动而趋入于立宪运动的民众，不能不渐渐的回头，重新集合于革命旗幟之下。他經过了长时期矫正盲目的排外仇洋运动，以后更指导着国民革命的力量集中于很鮮明的反帝国主义的战斗。他接受了代表中国工农阶级利益的共产党员，改組了中国国民党，使国民党注重工农的組織而成为普遍的群众的党，使中国国民运动很密切的与世界革命运动相联結。他这样指导革命的功績是何等的伟大！他这样的指导革命的全生涯，在中国民族解放运动中，是何等的重要！

我們要想了解中山先生的思想及其事业的重要，必須先考一考他的时代及境遇。先生的生存期，是从一八六六年到一九二五年，这是帝国主义侵略中国最酷烈的时代。先生的誕生地是广东省的香山县，距广州很近，广州是中国开放海禁最早的地方，这是帝国主义最初侵入中国的門戶。西历紀元四世紀时，印度南洋一带已有閩粤人的足迹。十世紀至十三世紀間，是广州的繁盛时代, 最初来广州的是亚拉伯人, 欧人是西、荷等国人。一七八四年美艦"中国皇后"号到粤。一八四〇年鸦片战争以前, 广州成为澳門的季节出张所, 外国在那里設立商館, 只准經过行商的手与中国貿易。中国对于居留广州的外人, 設有种种的限制。一六〇〇年英国东印度公司成立以来, 伊利查別兹女士特許其有对华貿易独占权。到了一八三三年, 对华貿易权才由东印度公司轉移到私人商业手里。在这东印度公司有对华貿易独占权的期間, 英帝国主义者只是羡忌葡人先占的澳門, 只是常常在广州的門戶以外徘徊着, 想伺一个机会进来占据广州, 象葡人占据澳門一样; 但是因为广东民众严密的监守, 强烈的抵拒, 终于沒有能够偿了他的願望。所以一八三〇年以前, 中英商业的平准, 还是于中国方面有利, 銀币不断的由印度、英国、美国輸入中国。在那个时頃, 英棉及一定限度的羊毛亦輸入了少許。一八三三年以后, 英棉及羊毛繼长增高的以巨额輸入于中国。鸦片的流毒象潮水一般涌进来。中国的銀币亦象潮水一般的流出于印度, 几乎耗尽了中国民族的膏血。在那一世纪, 英国政府的收入有七分之一靠着卖鸦片于华人, 同时印人需求英国的制造品, 亦全靠在印度的鸦片的出产。那时英国資本主义发展的结果, 輸出于印度的商品額量日以增高, 则其取自印度而須要卖給华人的鸦片額量, 亦必随着增高。英国此时需要打破中国門戶, 不仅是为印度出产的巨额鸦片謀一尾閭, 幷且是为那在他本国暢旺出产的制造品謀一銷售的市场。英人为达此目的, 乃于一八四〇年用猛烈的炮火, 攻击中国南方不給外人开放的門戶——广州, 以武力强挟鸦片及其他商品等經济势力, 压迫中国。结果英国的炮火打破了中国的門戶, 帝国主义遂由广州侵入了中国。

一八四〇年鸦片战争以后，中国的门户洞开，外国商品因得以畅行输入而无阻。这个外国制造品的引人，对于本国的制造品自然要发生破坏的影响。此时这个影响于中国与其曾影响于小亚细亚、波斯、印度者，全是一样。在外货竞争之下，中国的纺者织者遭遇了最大的艰难，社会生活随着外货压迫的比例，呈出不安的现象，发生了破产的手工业者及农民的大众，加以鸦片的不生产的消费，因鸦片贸易而生的贵金流出，鸦片战争的对英赔款，以及关于鸦片贩卖的贿赂公行，以及公家行政的弊端百出。总此诸因，增加了巨大的人民负担，新税增设，旧税增额，遂以酿成太平天国的大革命。

太平天国的运动，是并合明亡以来"反清复明"的民族运动、随着外力侵入中国的耶教运动以及骤变帝国主义政治的、经济的压迫而发生的国民革命运动三大系统，汇注而成的。有明既亡，许多孤臣遗老亡命南来。在闽粤一带的下层民众留下了秘密组织，把反清复明的民族思想深深的撒布在中国民族最深最下的层级，希图保存其种萌而待时以发育，这个藏留民族思想于下层阶级的事实，足以昭示吾人以革命的力量常含蓄于工农阶级的下层民众之间，并且预示吾人以中国民族解放的成功多半要靠工农民众的努力。闽粤一带以及海外的三合会（一名天地会）即是这种反清复明的秘密的团体。太平天国的运动中，亦曾容纳了三合会的一部。太平党与三合会的宗旨不能尽合的地方，约有二点：（一）太平党信耶教，而三合会信道教与佛教。（二）太平党主张于颠覆清朝以后建立新朝，而三合会则主张恢复明室。故二者未能完全合一。至于反清复明的民族运动，在满清入关时，已经与耶教思想有了接触。明室遗族在广东曾与罗马教皇有文書的往来。明皇族及其遺臣，那时已有百数十人加入耶教。太平党人之有耶教的关系，一方是那个时代随着帝国主义侵入中国的耶教影响的反映，一方是明末的民族思想与耶教思想结合的历史的因緣。看那太平党人的教主"朱九畤"、"洪秀全"的名字，便知他們的教門必与朱明孑遺洪門会党有所渊源。

太平天国的年代是由一八五〇年到一八六四年。在这十四年間，正是英产业发长最猛的年代。这一班抱有民族思想的农村青年們，身受外来的經济压迫，目击鸦片的流毒以及官僚政治的腐败，自然要发号召那些种田烧山不能自給的农夫、破产失业的手工业者以及那些因为贿赂公行而进身无路、落第不平的士子起来，恢复他們的民族的国家了。

太平天国的运动，是滿清入关以来中国民族反抗滿洲的民族革命运动，同时亦是反抗帝国主义武力的經济的压迫的民族革命运动，他們的严厉的禁吸鸦片，便是表示他們对帝国主义者以炮火护送来的毒物非常的厌恶，同时又是帝国主义經济的压迫下的农民革命运动。看他們占据南京以后，頒布了一个含有平均性質的土地令，便知那次的革命多半起于农民經济的要求。

太平党人虽然知道鸦片是帝国主义者麻醉中国民族的毒物，而不知宗教亦是帝国主义者麻醉中国民族的东西，其作用与鸦片一样。他們禁止了鸦片，却采用了宗教，不建設民国，而建設天国，这是他們失败的一个重要原因。他們宗教感念，在好的方面减少了狭隘的人种的仇視，在坏的方面遮蔽了帝国主义者凶恶的真相，埋沒了这次革命的反帝国主义性，使他們没有看清他們所認为洋兄弟的，可以摇身一变而为扶助滿清、扑灭太平天国的长胜军。

一八五〇年頃，英国产业有猛厉无比的发展，有濒于产业危机的征象，即有大规模的移民出国，即有加里佛尼亚与澳洲，仍不能調剂英国产业的伸张与市場扩大的平衡。当时英国茶税的减低，希望以增加茶的輸入。奖励增加对华制造品的輸出，就是为了开新市場扩旧市場的必要。太平天国动乱縮小了英国制造品的市場，可以使英国产业危机的迫至，加速社会的革命。大师馬克思在当时說过，英国造成了中国的革命，中国的革命将要反响于英倫，經过英倫，反响于欧洲。所以英国对于太平軍动乱取两面的态度，一面利用这次动乱，与法国联軍压迫滿淸，使他放弃那天朝上国妄自尊大的态度，而不能不降服于帝国主义之前，許与增开口岸，为帝国主义者扩大市場；一面以武力干涉太平軍，使之不能入重要的港口，援助滿淸，以消灭中国的民族解放运动。观于一八五八年天津条約成立以后，英公使巡游长江过南京时，以炮艇轟击南京太平軍的炮台。一八六〇年李秀成攻上海时，英人卜罗斯以通商大臣的資格，通告以武力干涉中国的內乱。一八六一年英海軍大将何伯訓令亚柏林艦长干涉太平軍入上海或吳淞境內，干涉太平軍攻击宁波，并与太平軍关税冲突。一八六二年英艦在长江为淸軍輸送兵士及接济軍火。英法联軍以武力干涉太平軍入上海。英海軍助淸廷夺回宁波。英人与淸恭王勾結組織中英艦队。一八六三年李鸿章以英将戈登統所謂长胜軍，助平太平天国。至一八六四年，太平天国亡。

这样看来，太平天国的灭亡，不是亡于滿淸，乃是亡于英法帝国主义者。滿淸降服于帝国主义者，以中国民族的权利貢献于其前。他們遂助滿淸，扑灭了含有民族革命性的太平軍。自

542

是以来，援助反动势力以扑灭民族革命运动，遂成为帝国主义者宰制中国民族的传统政策。

在太平天国的动乱中，英法忙于侵略中国的时候，美国的势力遂压迫到日本，以后各国踵至，日本民族亦受了不平等条约的束缚。

这是太平天国时代帝国主义压迫东方的大势。

太平天国虽然灭亡，可是中国的民族解放运动并未即此而中断。太平天国灭后二年——一八六六年孙中山先生诞生。由一八六六年到中山先生逝世的一九二五年，中国民族解放运动，总在那里蓬蓬勃勃的向前涌进。中山先生在这个运动中，是个惟一的指导者。他以毕生的精力，把中国民族革命种种运动，疏导整理，溶解联合，以入于普遍的民众革命的正轨。他那临终的遗嘱，明明白白告诉我们中国的国民革命是世界革命的一部。

先生所生的时代及其环境，在在都使他自觉其所负民族的历史的使命的伟大；英法帝国主义的跋扈，太平天国的痛史，在在都足以激动他革命的情绪而确立其决心。帝国主义对于中国进攻加紧一步，他的革命的奋斗猛进一步。

先生承接了太平天国的革命的正统，而淘汰了他们的帝王思想、宗教思想。整理了三合会、哥老会一类的民间的民族的结社，改进了他们的思想，使入于革命的正轨，一九〇〇年合并了兴中会与三合会、哥老会而为中和党、兴汉会。一九〇五年，又在日本东京成立中国革命同盟会。二次革命失败后，又在东京改组中华革命党。一九二四年又在广州改组中国国民党，容纳中国共产党的分子，使中国的国民革命运动与世界革命运动，联成一体；使民族主义的秘密结社，过渡而扩成现代的工农团体，一体加入国民革命党，使少数革命的知識阶級的革命党，过渡而成为浩大的普遍的国民的群众党，这都是先生在中国民族革命史上繼往开来，鑄新淘旧，把革命的基础，深植于本国工农民众，广結于世界革命民众的伟大功績。

1926 年 3 月 12 日
"国民新报"孙中山先生
逝世周年紀念特刊

馬克思的中国民族革命观

馬克思批評当代历史事实的論文，是无产阶級研究馬克思的人們絕好的材料的宝藏。我們現在要想根据馬克思主义就中国現在的民族革命运动寻求一个显明的分析，最好是一讀馬克思当时关于中国革命的論文。从此我們不仅可以得到他的公式，我們更可以看出他怎样的应用他的研究的方法，以解剖那赤裸裸的历史事实，整理那粗生的材料，最后我們便可以得到一个明确的結果。

前年莫斯科无产阶級政治論坛，曾有一度勃兴了研究中国太平天国的革命运动的狂热，拉狄克在“眞理报”上发表論文，謂太平天国的变乱，恰当馬克思生存的年代，何以偏在馬克思的著作里，找不出关于此事的評論？近者美国出版的“工人月刊”載有馬克思“中国及欧洲的革命”一文，这是非常重要的材料。足見馬克思的著作，还有很多埋沒在图書館的故紙堆中的，眞是可惜！馬克思这篇論文是一八六二年八月在“紐約日报”发表的。原来馬克思充該报的外国通信員，是一八五一年至一八六二年的事。而太平天国的年代恰恰是由一八五〇年至一八六四年，正与馬克思在“紐約日报”上发表論文的年代相值。这一篇論文說明，太平天国的变乱实为大英帝国主义侵入中国后第一次中国国民革命的大运动，幷且指出中国的革命将要影响于英国，經由英国影响于欧洲的关系。这实在值得我們的注意研究，尤其在中国国民革命运动普遍全国、英国发生空前未有的大罢工的今日。以下便是馬克思論文的譯述：

"一个探求支配人类运动原理的深玄的想象家，慣称两端相接的法則，为支配自然界奧秘的原則。在他看来，俗諺所云'两极相遇'者，在人生的每一方面都是一个伟大而有力的眞理。这一个原理，哲学家用之可以执簡馭繁，如同天文家用 Kepler 的法則或 Newton 的伟大的发見（引力的法則）一样。

两极相遇是否是那样一个普遍的原則，姑勿深論。而此原則之显明的表現，是可以在中国革命似将影响于所謂文明世界的結果看得出来的。說欧洲人民的未来暴动，和他們的为共和的自由与政府的經济的未来运动，其系于现所經历于此天朝帝国者将远胜于现存的任何其他政治原因，抑且胜于俄罗斯的威胁，以及从而发生的全欧战爭之似有可能。这似乎是奇而妄的推論，但此幷不謬妄，只一細察此事的实状，便可洞明无余了。

不管什么是他的社会的原因，不管他們所的是什么宗教的、朝代的、民族的形式，他产生了慢性的变乱，过去约十年間存在于中国，现在集合起来成了一个可惊的革命。他的暴发的机会毫无問題的是那强制輸入麻醉毒品叫作鸦片的东西于中国的英国大炮所給与的。在英国炮火之前，滿洲皇統的权威扫地无灵了，天朝永世的迷信全然打破了，封鎖未开与所謂文明世界未曾接触的孤立驟被侵入了，东西交通的开发，从此以后在加利佛尼亚州的黄金的誘引之下很快的进行，同时这个帝国的銀錢，——他的生命膏血——开始流出于大英帝国的东印度了。

一八三〇年以前，中外貿易的平准还是中国方面站在有利的地位，銀貨不斷的由印度、不列顛、北美合衆国輸入于中国。一八三三年以后，特別是一八四〇年以后，則銀貨由中国到印度的輸出，几乎耗竭了这个天朝上国。于是中国皇帝严令禁止鴉片貿易，但是所得的还答是对于他的法度与以更强的抵抗。除去直接的經済結果以外，关联于鴉片密輸的賄賂公行，將中国南方各省国家官吏的风紀完全腐化。如同把皇帝看作全国的父亲一样，皇帝的官吏亦被看作是对于各該屬县邑的維持亲长关系者。但此父权的威力，是維系国家全局惟一的道德紀綱，渐为以默許鴉片密輸、自飽私囊的官吏的腐敗所蝕毁了。此种情形，曾多見于发生变乱的南方各省，鴉片遂适如其分以获得了制御中国的主权，而皇帝及其官派十足的臣僕，乃以丧失其所自有的主权了。这好象历史于他把中国全民族从其遺传的愚昧中拯救出来以前，先使他們沉醉一回似的。

英国棉花的輸入从前几乎沒有，英国羊毛的輸入亦只有少許。至一八三三年以后，則二者輸入于中国，很快的增加。这是由东印度公司把对华貿易独占轉移到私人商业的时期。至于此等物品大規模的輸入中国，乃在一八四〇年以后，这是其他各国、特別是我們自己的国家（北美合众国）在中国貿易亦获得一份的时期。这个外国制造品的引入，影响到本地的产业，同他从前曾經影响到小亚細亚、波斯、印度一样。在外国竞争之下，中国国內有許多紡者織者都遭受了很大的艰苦，而社会生活亦随着外货侵入的程度呈出不安的景象。

一八四〇年不幸的战争以后，賠款必須付給英国。那巨額的不生产的消費的鴉片，随着鴉片貿易而生的貴金屬的流出，外国竞争对于本地制造品的破坏的影响，公共行政的腐敗情形，产生了两件事物：旧税益加烦累，新税又见增设。这样，在一个一八五三年一月五日由北京发出的皇帝诏令里，我们可以察知有些令颁布给武昌汉阳等处以及南方各省督抚，令他们减轻或缓人民的纳税，特别是无论如何不许强取以逾定额。诏令上说，倘不这样，则'贫苦人民将何以堪'，诏令上又说，'则当举国艰忧之时，如此吾民或能免于苛吏诛求之祸矣'云云。这样的辞语和这样的宽假，我们犹忆在一八四八年顷曾从奥地利亚听见过，那是日耳曼的中国。

所有这些集合起来从着中国的财政、道德、产业及政治构造向行动的崩解的动因，在一八四〇年英国炮火之下，领受了完全的发展。这个炮火，打落了清朝皇帝的威灵，强迫了这天朝上国与俗野的世界相接触。完全的孤立，是老大中国保藏的原状，那个孤立，必须依英国的媒介来一强制的终结。分解必定随之而起，这与谨藏在封固的棺中的木乃伊，不论何时，一与空气相接，立即分解一样，是确然的。现在呢，英国已经造成了中国的革命，问题是那中国的革命怎样的迟早将其反响及于英国，经由英国以及于欧洲。这问题是不难解决的。

一八五〇年以后，读者常被唤起，使其注意及于英国制造品不平行的发长，在那最可惊的繁荣中间，不难指出一个逼近产业危机的显明征候。虽然有加里佛尼亚州和澳洲，虽然有浩大未曾前闻的移民出境，苟无任何特别事变，在一个相当时间，迟早总有一天市场的扩张不能齐驱并駕于英国制造品的扩张。这种不相比齐，必要造成一个新危机，其确定与过去所曾经历者全无异致；但是假如大市场中之一忽然变成缩狭，那么危机之到来，亦必因之而加速。目下中国的变乱完全有此影响及于英国。开新市場或扩大旧市场的必要,是英国茶税低减主要原由之一,期于以茶的增加的輸入,謀对华制造品的增加的輸出。现在每年由联合国 (The United Kingdom) 輸出到中国的价值在一八三四年东印度公司所享有的貿易独占权废止以前总額只为六〇〇、〇〇〇鎊,在一八三六年总额达于一、三二六、三八八鎊之数。在一八五四年(此年代疑有誤)又增加到二、三九四、八二七鎊。至一八五二年,则达于約三、〇〇〇、〇〇〇鎊了。至于由中国輸入于英国的茶的总量,在一七九三年尚未超过一六、一六七、三三一两,但在一八四五年,达于五〇、七一四、六五七两,在一八四六年则又达于五七、五八四、五六一两,现在(一八五一——一八六二年)已超过六〇、〇〇〇、〇〇〇两以上了。

上季的茶收获超过前年的额不下二、〇〇〇、〇〇〇两,已經为上海的輸出表所明示。这个超过,有两个情由可以說明。一方是一八五一年終的市场情形很是低减, 多量剩余下来的过剩物品,移入于一八五二年的輸出;在另一方,是那关于茶輸入的变更的英国立法的近頃报告,传到了中国,使所有的有利的茶都以极貴的价錢,上了预备市场。但是关于来季的收获,则情形大异了。这可以从倫敦某大茶庄的通信中, 摘录下来的下列語句証明:

'在上海恐惶已达于极点,金价漲了百分之二十五,銀的缺乏至于一点亦不能不见得以还付英船对于中国应付的稅款。这于出港許可是必須的,因此阿尔闊克 (Alcoek) 君曾同意于負有对中国官吏交还这些稅款的責任, 而以东印度公司的票据或其他認可的担保的領收为質;設若着眼于商业的最近的将来,则貴金屬的缺乏,乃为最不利的景象之一, 因为此种空虚,适值于他們的使用最是需要的时会，以致茶絲的購买者深入内地影响于他們的購买，因为此等購买，須以正在騰漲的金銀块付价，以致那些生产茶絲者得以尽操縱的能事'。

'历年此季开始办理新茶以为常，可是在现时除去保障人身与财产的方法而外什么也談不到。一切交易都已截止，……設若在四、五月中不能应用那些保护茶叶的方法，这黑茶、絲茶一切純良种类均包含在内的早期收获，将成为同在复活节尚未成熟的小麦一样的損耗'。

现在保护茶叶的方法，一定不是英美法等国的艦队駐在中国海中可以給与的。可是因为他們的干涉，这次却容易产生象那可以切断产茶内地与輸茶海港間一切交易的糾紛情形，如此则于现在的收获，一个价格的騰起是可以預期的（投机已經在倫敦开始了）。即于次季的收获一个大的缺乏，亦是同样的确定。不宁惟是，中国人亦同在革命的震动时期中的一切民族一样，虽然准备着将他們手下的那一切笨重物品卖与外国人，而如东洋人在大变动的恐怖中所惯作者然，亦欲置之于貯藏。故于茶絲的取償，除硬货的錢币外，则多不願受。英国于是乎可以預期他的主要消費品中之一的价格的騰起，金銀块的流出，出售他的棉花和羊毛制品的一个重要市場的縮狹。即那一切威胁商业社会沉靜精神的事物的乐天祝咒家的'經济学派'亦不得不作如下的語句了：

'我們不要自信覚得一个为我們輸出品去到中国的市場，其广大一如从前，……我們对于中国的輸出貿易将遭蒙損害，滿切斯特（Manchester）及古拉斯哥（Glasgow）的生产，将有一个減少的要求，这是最可能的'。

切勿忘記了象茶那样一种必需的物品，象中国那样一个广大市場的縮狭，将适合于一个西欧的歉收，从而发生麦谷和其他农产品价格的騰貴，于是縮狭了制造品的市場。因为每一种首要的生活必需品价格的騰漲，依一个相当的对于制造品的需要的低减，相为消抵以保內外的平衡。邇来大不列顛各处，时閒关于收獲减色的叹声，'經济学派'关于此問題有云：

'在英倫的南方，不仅有些土地尙未耕种，幷有許多已种的田，亦呈出恶象，或則谷实的发育不良。预定种小麦(Wheat)的濡湿下田，正在发生损害的征候，已极明显。种荸荠(Mangelwurzel)的时期，现在可以說是已經空誤了，种植的很少，而那預备植种燕菁(Turnip)的田时，看看亦迅将过去。为这样一种重要的收獲的任何充分的預备，也没有安置妥当，……燕麦的耕种被雨雪妨害了不小，及时下种的燕麦很少，迟种的燕麦，少有能得丰厚的收獲的，……在許多区域內，飼养的羊群間的损失，其价值也不在少。'

谷以外的农产品价格，比去年的增高百分之二十至三十，甚且有百分之五十者。在欧洲大陆，谷較在英倫騰高，而在比利时和荷兰則荣麦 (Rye) 高涨了一倍。小麦及他种谷物，亦从其例。

在这种情形之下，因为普通商业范围的大部分已为英国的商业所蕩尽，我們可以很稳当的卜知中国革命将擲其火星于现在产业制度积载过多的地雷上，而致此长期准备的总危机的爆发。这个广播海外的总危机，将为欧洲大陆的政治革命所紧接，中国迄来騷乱于两方世界，而两方列强方由英法美的战艦载着所謂'秩序'到上海与南京，这是一个伟壮的奇观。这些将要援助那动摇的滿洲皇統的秩序販客的列强，忘記了对于外人的憎恶并驱逐外人出此帝国，从前只是中国的地理的人种的位置的单純结果，而自滿洲韃虏征服此邦以后，才成为政治制度了么？在十七世紀末，那互相竞敌，争着与中国通商的欧洲各国間的紛爭軋轢，給了滿洲所采行的排外政策一很大的助力，是明显无疑的事实。此外这个新朝因恐外人或将祖右那当中国人民被征服于韃虏的上半世紀間在大多数华人間存在的不平，而益促其采行排外政策也更剧。根于这些顧虑，当时外人遂被禁止而不許与华人交通，外人只准經由一个离北京及产茶地方甚远的都市广州与华人通商，而外人的通商，又只限于与行商交际，行商是政府特許公开的从事外国贸易的商人。为的是使其余的人民得以避免与那可憎的远人相接触，无論如何，西方各国政府对于中国的干涉，此时只能致中国革命愈益猛烈、愈益延长商业的停滞而已。

同时关于印度有須注意的，是那世紀的英国政府，足有他的岁入七分之一，是靠着售卖鸦片于华人的。同时印度人的大部分，又靠着在印度鸦片的出产，以需求英国的制造品。华人对于鸦片的使用的非难，并不减于德国人的禁絕淡巴菇（Tobacco），但是因为这位新皇帝知道贊助罌粟的培植及在中国自己境內鸦片的预备，很明显的将立刻予印度的培种鸦片事业、印业的岁入以及印度斯坦的财源以絕大的打击。此种打击虽不能立刻即为与此有关的利害关系所感觉，經过一相当的时期，将必显其效用，将必加厚并且延长这普遍的财政危机。这危机是我們已在上文卜定其运命的。

自从十八世纪开始以后，在欧洲未曾有过激烈的革命而不先朕以商业和财政的危机者，此理証之于一七八九年的革命与一八四八年的革命悉无二致。这是实在的，不仅仅我們每天看見那些統治的权力者与其人民間，国家与社会間，各阶級間，冲突的胁迫征候，一天一天的加多，便是现存的各强国間冲突，亦似乎将达到图穷匕首的程度。最后談判的机运亦且若现若隐了。在欧洲各国的都城中，每日都有关于普遍大战的飞書相告，一到次日，此等消息，又复消灭了。似乎又有个半星期的平和的确保了。虽然，我們的确知道欧洲列强間的冲突可以达到无論如何的极度，外交界的情形可以显出无論如何的危迫，由于这个国那个国的些个狂热的党派，无論如何的运动都可以企图，可是那些王公的忿怒、人民的憤慨，都一样的被那繁荣的呼吸銷沈下去。战爭与革命都一样的不能令欧洲爭哄起来，除非是一个普遍的商业的和产业的危机之结果。这个危机的信号，与凤常一样，必要发自英国，他是世界市場中欧洲产业的代表。

注意政治的关系是不必須的，就以英国工厂有未曾前聞的扩张，英国的公开政党全然瓦解，法国的全部国家机关变成广大的詐騙投机卖买的商館，奥地利亚的财政瀕于破产，招人民仇恨的錯誤层层叠叠到处都是，反动的列强間的利益冲突，和那曾經一度显露于世的征服世界的俄罗斯迷梦等等事实看来，在这些时候，那样一个危机必定产生。"

我們讀了馬克思这篇論文以后，应该很明确的認識出来中国国民革命是世界革命一部分的理論和事实。在世界革命的运动中，中国和英国所居的地位，最为重要，因为英国是世界市場中欧洲产业的代表，中国是英国帝国資本主义銷售商品的重要市場。中国国民革命运动的扩大，就是英国帝国資本主义銷售商品的市場的縮狹，可以促起普遍危机的迫近，加速世界革命的爆发。这种英国帝国主义对于中国的压迫，造成了中国革命，中国革命更以其影响还答于英国，經由英国还答于欧洲，造成了英国革命，欧洲革命，乃至世界革命的关系。在馬克思生存的时代，就是太平天国动乱的时代，是如此，即在今日，中国全国爆发了反帝国主义运动的时代亦还是如此，直到世界革命完成的那一天为止，总是如此，不过这种关系的暴露，一天一天的明显，由中国革命以趋于世界革命的傾势，一天一天的逼近罢了。中国国民革命运动的主潮，自从太平天国动乱以还，总是浩浩荡荡的向前涌进，并没有一刹那間的停止。帝国主义对于中国民族的压迫，只有日益增加，故中国民族之革命运动，亦只有从之而日益强烈。现在怎么样了？帝国主义者与从前一样？否，现在更百倍于从前，日惟用其驻华軍艦載来所謂"秩序"——大屠杀，由上海而广州，而九江，而汉口，乃至北方的北京、天津、济南、青岛、旅順、大連。到处都有中国民众被屠杀于他們所謂"秩序"之下的血迹，即到处都有中国民众反抗列强的斗爭。因为对于压迫的还答，只有反抗，对于他們鎮压我們的"秩序"的酬应，只有我們反抗他們的騷乱，这便是革命。依"礼尚往来"的礼讓，这个騷乱，亦必然的要輸运到欧洲去，輸运到一切帝国主义的国家去。帝国主义者倘如横来干涉中国民众的运动，馬克思说的好，这个干涉，只能使中国的革命运动日趋于凶猛，只能致列强在中国的商业日趋于停滞。屈指一算，现在距馬克思作这論文的时候，已經七十三年了。中国的革命运动，一天一天的扩大，欧洲的危机，一天一天的逼近。最近两年間，中、英两国无产阶級政党的发展，大有一日千里的势子，在全世界各民族的无产阶級革命运动竞賽中，有首屈一指的进步。现在与中国国民革命运动普遍全国的今日同时，英国工人号召了一个几百万人参加的空前未有的大罢工，正如銅山东崩，洛鐘西应，这是不是英国資本阶級以其用軍艦装来的"秩序"，由中国换去的骚动？这是不是中国革命的火星，已經进入欧洲产业制度积载过重的地雷上，将要产生一个大爆发？那逼在眉睫的革命的历史事实可以証明。

1926 年 5 月

"政治生活"第 76 期

署名：猎夫

日本帝国主义最近
进攻中国的方策

日本帝国主义最近在中国的活动，采取积极进攻的方策。第一，他与英帝国主义结成联合阵綫，撮合张、吴间的討赤联盟，勾结国民党右派，組織工农党，使与日本的劳动农民党及第二国际发生关系，以破坏中国的以工农阶級作主力軍的国民革命运动；勾结上海的資产阶級，以图共同对抗中国的劳动运动拚綫和中国的民族运动；勾结黄攻素、彭紹賢、林可纂一流的反动分子，与謝米諾夫等发起亚細亚民族同盟，欺骗亚东的弱小民族，一面对亚洲民族自雄，一面对白种民族示威，在骨子里头，更深深布置了一个反俄的阴謀，破坏世界革命运动中东方弱小民族革命的联合阵綫。第二，他急願离开英美的关系，要单独的和中国訂立一种条約，至少在滿蒙境內，实行取得那二十一条件里所规定的土地所有权，以树立他那所謂在中国的特殊地位的基础。

关于第一項方策的进行，我們所得的証据如下：

甲、当国民党右派西山会議开会以前，林森、邹魯等在京謀占据北京执行部的时候，日本駐京公使芳澤氏曾設法与邹、林等接洽。

乙、最近东京方面传来秘密消息，日本政府曾訓令其駐中国重要都市的外交官，設法与当地国民党右派勾結，进行破坏国民党的工作。

丙、日本駐北京的外交机关报告日政府，謂在北京仅得一資望地位較浅的右派分子。但如資以經济助力，使他能赴上海活动，亦可收相当的效果。

丁、在得到此項消息的同时，在京的日本机关报"順天时报"，即大書特書的登出赴上海孙文主义学会总代表巫启圣的象片。

戊、七月十八日在北京发行的和文日刊"新支那"上，有下列一段的記載：“国民党右傾派劳动先覚者馬超俊氏，得孙传芳氏等的諒解，有在全国組織农民劳动党的計划，举出十二名起草委員，綱領起意書正在制作中，設本部于上海，派遣組党員于全国二十二省，設支部于各省，与日本农民劳动党謀提携，并在香港与第二国际及美利堅劳动会謀联絡。”

己、七月二十三日北京"晨报"載，电通社上海电訊：“国民党工人部长馬超俊，刻在該党右派及留沪日侨后援之下，从事工农运动，以反抗共产派之劳动运动。”

庚、上海商人虞洽卿等游日本的时候，日本朝野有組織两国实业家混合委員会的提議。东京"日日新聞"希望此委員会对于关税会議、中日互惠条约一类的問題充分的交换意見，訴之两国輿論，进而各促动其政府，努力以求其实现。"大阪每日新聞"謂，去年夏間上海日本纱厂罢工的时候，曾依上海总商会的斡旋，将以解决，足征上海的华商团体是有指导的力量，因之对于中日关系委員会的活动，抱有厚望。

辛、据日本在华的英字机关报"华北正报"所載，所謂亚細亚民族大同盟，现在长崎召集开会的事，实由于日本議員今崎氏两次来与黄攻素等磋商的结果。北京"晨报"預測此会議的結果，中国代表不为日人所利用，即失望而回，其实彭紹賢、林可彝等所抱的目的，即在勾結日本帝国主义者反对苏俄，本已甘心与日本帝国主义者互相利用，更何有于失望！

关于第二項方策的进行，我們所得的証据如下：

A. 二月十八日"大阪朝日新聞"曾发表一篇社論，大意是說日本在滿蒙方面的发展，在普兹茅条約所规定的范围內，已經是到了尽头。日本若想在滿蒙为进一步的发展，非重新和中国訂立一种新条約不可，在这种新条約里，我們（日本）鉴于中国国民运动气势的昂盛，顧念日支亲善的大局，除大連、旅順外，可以把日本在中国的領事裁判权撤銷。中国热心于收回法权的运动，自应发一大宏願，下一大决心，使动乱不侵入于滿洲。自然，张作霖一系的軍閥，亦当专心致力于东三省境內的保境安民的工作，山海关以內的事不宜多所过間。这个报的主张，足以代表日本资产阶級的心理，真聰明啊！日本的資产阶级，他們为要給他們的資本主义謀一个新的发展，就是要給他們的正在进攻中国的帝国主义换一个新方式，所以要牺牲那于日本已經沒有多大用处的在中国的領事裁判权，换取一个目下于日本为莫大的权利而有极切的必要的土地所有权。表面上說，我許你以撤去領事裁判权，你許我以內地杂居，这是最公允最便宜的交易，其实日本帝国主义在中国发展的程度，已經到了那不需要領事裁判权而需要內地杂居以容納大规模的殖民的阶段。随着內地杂居，自然需要日本人在中国得享有土地所有权的权利，他們因为急切的要求此权利，故提出滿蒙土地商租間題，而謀一个更明确更坚固的解决。所謂商租，所謂会办，都是日本帝国主义者攘夺中国土地的变相的名辞。

B. 日本资产阶级那样一个聪明伶俐的方案，还不易为一般帝国主义者所赞許，乃有日人久間作了一篇"滿蒙土地商租問題"的长文，在一个和文日刊叫作"京津日日新聞"报纸上于六月十日頃，亘数日間連續的发表。他在那文的后段里說："关于这滿蒙商租問題与支那的治外法权問題，如大阪'朝日新聞'于二月十八日揭載社說，倡言顧念日支亲善的大局，除旅順、大連外，宜将我租借地的全部返还于支那，以解决多年的悬案。由吾人看来，这末免过于极端了。溯及条約上的既得权，而輕易的主张放弃租借地，这难称为愼重的大新聞的态度。我关东州及鉄路附属地，与列国在支那的租界地异，而有历史的因緣。……欧战以后，此因为国际协調主义所倡导，而于另一方面，国家主义国民主义的实行，亦系极明了的事实。国际联盟的进行中，法国占領魯尔，厥后义大利又占領菲麦及哥尔府，美国占領桑多曼哥，乃至英国之在埃及，不是各自都发揮伟大的国家主义嗎？……"看这一段话，可以知道日本帝国主义者对于滿蒙进攻的步骤，第一步是要取得土地所有权，第二步是大规模的移殖，第三步就是占領滿蒙，同法国占領魯尔、义大利占領菲麦一样。

C. 七月十五日北京"晨报"倫敦特訊，"滿切斯达保护报"北京通訊員云：中国近时所发生之排英举动，日本宣传員应负其責任……日人之宣传目的，即在掩飾其乘中国假扰，不欲实行华府会議决議之意。日本对于将来在华之經济，深怀恐惧之念，对直系首領重起主持大政，大抱惊駭之感，故不惜出此破坏关会之伎俩。……日本在关会之战略，一方欲坚持华会原案，同时幷欲推行其政治家之建設政策。所謂建設政策者，即中日另行締結条約，中国对日本予以讓步，而日本即以允許取消治外法权为交換条件。这里所謂"中国对日本予以讓步"，即指承認日本人在华得以享有土地所有权而言。

D. 据奉天长春方面的通訊：最近日本人及朝鲜人移住滿蒙者，紛至沓来。日本人多携妻带子，赴北滿一带屯垦。其朝鲜人的来滿，关系因大批日本人来到朝鲜，强占土地，逼朝鲜人不得不弃井离乡，流散于中国境内。以日本人侵占朝鲜人的土地，而以朝鲜人挤入中国，这正是日本帝国主义者的妙策。

E. 七月八日"民立晚报"载东京专电：日本政府现定加重关东司令官軍队召集权。如在滿常备兵不能維持在滿侨民之生命財产及国防第一綫时，該司令官可不待政府訓令，召集在滿預备兵，直接供其指揮，并在滿設兵器弹葯被服庫，以利供应。现日本外务省正与各关系方面商酌，一俟商妥，即于八月一日实行。

綜合以上所述，日本帝国主义最近在中国的进攻，异常的凶猛。日前张作霖躬往大連，与日本关东州兒玉长官会見，亦頗含有重大的意义。全中国民众尤其是北方民众啊！在全国民众号召各地的国民革命軍討伐勾結英日帝国主义的张、吴的战争中，我們应該时时刻刻的注意和監視日本帝国主义破坏中国国民革命陣綫及其侵略滿蒙的阴謀和行动。

1926 年 7 月 22 日
"政治生活"第 79 期
署名：猎夫

中山主义的国民革命
与世界革命

中国的国民革命运动，自始即是世界的一部。中国革命的成功，将与伟大的影响于欧洲，乃至全世界。在太平革命（太平天国事件）时期，馬克思即是这样的观察。太平革命（一八五〇——一八六四）的年代，恰是馬克思为"紐約新聞"（New York Daily Tribune）作通訊員的时期（一八五一——一八六二），故馬克思曾有一篇通訊，分析中国革命的因果关系，幷其所与于欧洲的影响。

馬克思在这篇文中指出中国革命将要影响于所謂文明的世界，欧洲民众的下次暴动，为共和制、自由政府与經济的下次运动，所靠中国现在的革命（太平革命）的經过，比其他任何政治的原因（如俄国的威胁以及全欧大战的将要发生等）都多。在一八四〇年英国炮火之下，許多的分解的要因凑合起来，日益发展，以影响于中国的财政、产业、政治与道德，皇帝的权威遂不能不崩落，自命天朝的上国，遂不能不与人間的世界相接，閉关自守的老支那遂为英国的炮火結束了他的孤立的生活。恰如保存在神秘的固封的棺中的木乃伊，一与空气相接自然的便要解体。英国造成中国的革命了。现在的問題是中国的革命怎样影响到英国，經由英国影响到欧洲。太平天国的灭亡在一八六四年，一八六六年孙中山先生誕生，由孙先生誕生到现在刚刚六十年，这六十年間的中国国民革命运动，仍在繼續着向前涌进，孙先生的主义便是指导革命进路的南針。

第一国际时代在法国有一关于"天地会"的記录，这是一个中国人的第一国际的支部。会員以百万称，蔓延遍于全中国及印度。"天地会"是太平党人失败后所組織的革命的秘密結社，会員多散处于中国南部及南洋、印度、美洲各处，这一个天地会与第一国际发生关系的事实，可以証明太平革命是含有阶級性的民族革命，可以証明中国革命自始有与世界无产阶級提携的需要与傾向。

中山先生所創立的兴中会的前身，便是太平失败后繼續中国革命系統的团体。兴中会的宣言里已經說明，外国人同情于中国国民革命运动者，亦得为会員。同盟会的时代，有許多的日本同志为中国革命牺牲了。中山先生曾与日人宫崎滔天等共同援助过菲列滨人的革命运动。中山先生并且說过，我們先援助菲島的革命，等到菲島的革命成功，他們必来援助中国的革命。这可以証明中山先生早已看清被压迫民族的革命运动及全世界的革命者，均有互相联合的必要。

列宁說："四万万落后的亚洲人，达到自由的境地，对于政治生活觉醒了，全球人口的四分之一，由愚昧觉醒起来，向着光明前进，运动爭斗。"孙中山先生便是亚洲人向着自由与光明奋斗的領导者。

列宁又說："在亚洲一个有威力的民主主义的运动正在发长与延扩，那里的中产阶級尚与民众站在一边去反抗那反动势力，几万万人觉醒起来，要生活，要光明，要自由。这种世界运动振奋于一切有阶级觉悟的工人的胸怀中是怎样的喜悦……但是那‘前进’的欧洲呢？他是正在掠夺中国，在中国援助民主主义的敌人，自由的敌人。”孙中山先生正是亚洲的民主主义运动的代表者，他的一生的事业在指挥中国民众向那掠夺中国，在中国援助民主主义和自由的仇敌进攻，他的躯壳虽然死去，他的主义尚在中国民众革命的运动中生动着，十月革命的成功，使中山先生認中国国民革命为世界革命的一部的信念愈益坚确，使中山先生把中国国民革命运动与世界无产阶级革命运动联接起来的努力愈益猛烈。换句話說，中国民族革命的潮流，直到中山先生晚年的奋斗，才真正确定了他那接近世界革命潮流的傾向，而完全汇合一起，就是依了中山先生的指导，才入了世界革命的正軌，以达于人类历史上偉大的建设。

孙中山先生革命的奋斗，已經喚起了沉睡的亚洲，中山主义所指导中国国民革命的成功，亦必要影响到英国。經过英国影响到欧洲，到全世界。馬克思和列宁的話，必能由中国民众革命的努力經由中山主义的道路——証实。

全世界被压迫民族与被压迫阶级联合起来！

中山主义万岁！

列宁主义万岁！

1926 年"政治生活"

署名：李大釗

按"守常文集"刊印

魯豫陝等省的紅枪会

帝国主义者和軍閥扰乱中国，以致内乱蹿起，影响所及，日益扩大，其結果遂使中国全国的农民生活不安定，以急轉直下的趋势，瀕于破产的境遇。北方直接遭受兵祸最厉的省分，如山东、河南、陝西、直隶等处的农民，以不堪兵匪的騷扰，乃自然的有武裝自卫的組織——就是紅枪会的运动，这个运动在山东、河南、陝西尤为普遍。

在山东有紅枪会、白枪会、紅沙会、黄沙会、五煞会、黑枪会，在河南有黃枪会、綠枪会、白枪会、紅枪会，在陝西有硬肚、白枪会、紅枪会等名目。紅枪会所用新式武器，如机关枪、迫激炮、来复枪等，故名，至如紅沙、黄沙、五煞等名目，则带有阴阳、五行、沙語、符咒一类迷信的色彩，行动頗有类似义和团的地方。

这个現象可以証明中国的农民已經在那里觉醒起来，知道只有靠他們自己結合的力量才能从帝国主义和軍閥所造成的兵匪扰乱之政局解放出来，这样的农民运动中形成一个伟大的势力。

紅枪会名称的由来，乃是因为他們所用的武器多系长矛，在长矛上系以紅纓，其起源实发于山东，而渐流衍于豫、陝。溯其淵源，远则为白蓮教的支裔，近则为义和团的流派。其蔓延的猛迅，完全是因为外国帝国主义和本国軍閥兵匪所压迫所扰乱而自然发生的反响。紅枪会的运动，旣这样普遍，其間自然的亦要发生分化，軍閥利用土豪，土豪利用农民，其結果于純粹农民自卫的紅枪会外，更产生了匪化的紅枪会。因为土豪要想以农民为牺牲，以达其升官劫財的目的，第一步就是設法使紅枪会匪化。这种匪化的紅枪会，自然要与純粹农民的組織为仇。河南滎阳农民协会委員長張虎臣全家十一口慘遭屠杀，即是这匪化的紅枪会徒所为。可是概括的說起来，紅枪会确是一种武裝自卫的农民团結。山东汶上、宁阳的紅枪会据城七月，所住的地方都是庙宇、学校、公共机关，所吃的东西都是自己携带的大餅饅头，絲毫不扰及人民。洛阳的紅枪会，当馮毓东为警备司令时，在城內清街查匪，在城外保护行旅，均是紅枪会負責，并且紅枪会所駐的地方格外安靜。河南通許县知事下乡劝告紳民勿勾結紅会，紳民向知事質問道：“要叫我們不信紅会很容易，只要地方不見土匪，軍队不扰乱，官府不派苛捐杂稅，完粮納稅收用紙币，便可不奉紅会。”这都是可以証明大多数的紅枪会，是农民自卫結合。通許紳士答知事的話，更可反映出来紅枪会是代表农民利益为防备兵匪，反抗苛捐杂稅而組織的事实。

河南的紅枪会可以消灭国民二軍的軍閥势力，陝西的紅枪会可以消灭刘鎭华的軍閥势力。而且同样的紅枪会分子当其在洛阳列入民众队伍的时候，则可以战胜国民二軍，可以抗拒其他的軍队，而一为刘鎭华所改編，带入陝西形成軍閥势力的时候，则为陝西紅枪会所困败；反之陝西农民編入国民二軍在河南形成軍閥势力的时候，则为河南紅枪会所困败，而那留在陝西組織农民自卫团的农民，则可以使刘鎭华、麻振武一班軍閥的軍队屈服。这可以証明农民阶級的力量可以制胜軍閥，可以崩潰軍閥的軍队，尤可以証明同一农民，守着他的阶級，则可以战胜一切軍閥，离开他的阶級，则将与軍閥同趋于灭亡的运命。

农民的乡土观念颇含有其阶級觉悟的質素，农民不忘其乡土，便是沒有忘了他的阶級，即在軍队中的农民似乎亦还沒有完全与其阶級断絕关系。看那河南軍队中助本省兵士不助国民軍，和那山东兵士不愿在张宗昌軍队中当兵而愿回到他的家乡，投入紅枪会，反抗张宗昌，便可以証明兵士們与其本阶級——农民阶級尚未全然断絕关系。

武装农民自卫运动的发展，不但可以用他的阶級的力量打败軍閥的軍队，并且可以用他的阶級的力量召还軍閥营垒中的农民，使之回到他們的乡井，保卫他們的閭里，这样子不但可以增加农村的壮丁，并且可以崩溃軍閥的势力，根本的破坏軍閥的营垒。

紅枪会有几个显著的特征：(一)反洋人，(二)要眞主，(三)迷信。但这都是外国帝国主义压迫下落后的农业經济生活反映出来的自然現象。

紅枪会反对洋人，便是农民反对外国帝国主义的表現，因为他們感觉着自有洋人入中国以来，便給中国带来些不安和扰乱，便給中国农民带来些困苦和艰难。他們不認識帝国主义，却認識了洋人，洋人在他們的認識中便是帝国主义的代表，我们应该給他們以正确的解释，使他們知道帝国主义的本質，把他們的仇恨轉移到帝国主义者压迫中国剥削中国农民的行动和工具上去，以渐渐的消灭他們狭隘的人种的見解，知道全世界革命的工农民众，都是他們的朋友。

紅枪会要求"眞主"便是农民要求政治的安定的表現，他們以为政治上的扰乱与他們的生活上以莫大的痛苦，如果有"眞主"那样一种东西出来把中国政治弄好，把那洋人和奸臣們鎭压下去，才有日子好过，他們还不知道自己起来革命可以自救，不能够認識民众政治的实现可以結束中国政治的紛乱，故只模模糊糊的希望一个"眞主"。我們应該告訴他們，只有工农民众自己团結起来，才是他們得到生活安定的唯一的出路，"从来沒有什么救世主，不是神仙亦不是皇帝，誰也解放不了我們，只靠自己救自己"这一类的歌声，应該常常吹入他們的耳鼓。

至于迷信一端，亦是客观的事实自然的反映。自从现代的武器随着兵匪的扰乱入了农村，一般农民便不得不起来謀自卫。可是农民要想自卫，自然需要武器，但是他們的武器不外是些竹竿、木棍、刀、枪、剑、戟，乃至鍬、叉、鋤、鐮等，他們也感觉着这些还不够，于是那些农业社会流传下来的术士拳师，便来敎他們打拳練气用工夫，好补刀、剑、棍、棒的不足。这些还不够，他們便把农村生活中所有的家当，如那学房牌位上的孔子，庙中偶象的关帝、观音，以及道士口中的太上老君，土地庙中的土地爷爷，"三国演义"中的张飞、赵云，"西游传"里的猪八戒、孙悟空，巫医符咒，乩台沙語，阴阳卜筮，八卦五行等等都搬出来，以为这回該可以吓退他們的敌人了。一边是些符咒拳术，一边是些机关枪大炮，自然是敌不过，自然在事实上与以很痛楚的敎訓。加以农村中有些农民曾經入过军閥的队伍，知道怎样的运用那些机关枪、大炮等利器，于是使他們有极猛的进步，毅然弃却那些妖魔鬼怪的迷信，采用现代的武器。他們有了机关枪、大炮，便用不着孙悟空、猪八戒了，便用不着画符念咒了，现代的武器入了他們的手中，五行八卦的迷信，便漸漸的失了效力。

紅枪会采用现代新式的武器，这一个事实，将要在中国农民武装自卫运动史中开一新紀元，可以說这是中国农民运动的一大进步，同时亦可以認作乡村中少有产者起来反抗兵匪一个表征。

落后的农业經济反映而成一种农民的狭隘的村落主义、乡土主义，这村落主义、乡土主义可以把农民运动分裂，可以易受軍閥土豪的利用，以致农民阶级自相残害，山东的白戟会与紅枪会的冲突，河南洛阳紅枪会城內派与城外派的冲突，陕州一带白枪会与紅枪会的冲突，沁源一带黃枪会与綠枪会的冲突，吳佩孚唆动河南紅枪会与樊鍾秀冲突，乃至刘鎮华利用河南的紅枪会去残害陕西的紅枪会，吳新田更利用陕西这一部分的紅枪会杀戮陕西另一部分的紅枪会，都是极鲜明的事例。这个事例是目下武装农民运动中一个极大的危机。我們应該使一般农民明了其阶級的地位，把他們的乡土观念渐渐发展而显出阶级的觉悟，知道农民的团結应該是扩大的而不应該是狭隘的，应該是联合而不应該是一村落或一县邑的分立的，甚至于自相冲突的。为的使他們消免相互間的冲突，应該使他們有集中的組織，联絡的关系，否則一有冲突，必有一方为官府或土豪所利用，以蹂躏另一方的农民結合。

軍閥改編紅枪会，是一个消灭武装农民組織最毒的政策。因为把紅枪会改編成他的軍队，便可以使他們离开乡土，一面可以除去一部分人民的武力，一面增加一部分軍閥的武力調往他处去残杀他处的人民。本地土豪以及土匪首領，最喜为軍閥牵綫，把本地的紅枪会出卖給軍閥，农民变成了猪仔，土豪作了大官。結果武装农民每以离开自己的阶级而終于自蹈灭亡。这一类的土豪，是出卖农民的贩子，是农民运动的仇敌。河南紅枪会多被改編，便是吃了这一班人的亏，洛阳的刘鎮华、张治公便是这一班人的代表者。应該使农民們深切的了解紅枪会改編軍队的害处。吳佩孚、刘鎮华等誘騙农民牺牲农民的种种事实，应該可以使他們知所醒悟了。要知道乡村是他們的营垒，他們应該守着自己的营垒而固着于乡村，严防为兵匪一类离开乡土的运动所浮动，须知軍閥們土豪們騙他們去当兵或是当匪，便是騙他們出自己的营垒去送死。随着新式武器的使用，对于上述的危险更多，故宜多加提防。因为有枪有人更易为軍閥土豪所居为奇货，我們的口号，是武装农民自卫的組織应該是屬于乡村大多数群众而从事于守望相助的，而不是供軍閥、土豪、流氓、土匪所騙使而离开农村化为兵匪的。

农村中觉悟的青年們，乡下的小学教师們，知識分子們，以及到田間去的农民运动者，你們应該赶快的加入紅枪会的群众里去，开发他們，輔助他們，把现在中国农民困苦的原因和紅枪会发生的必要解释給他們听，讓他們很明了的知道农民阶级在国民革命运动中的地位和責任，很明了的認識出来誰是他們的仇敌和朋友，很明了的了解紅枪会的性質及其应走的道路，然后这一种澎澎渤渤的农民大运动，才不至于走到錯路上去，才不至蹈袭以前失败的复轍，才不至于为軍閥、土豪所誘出其自己的营垒而归于消灭，才能脱去那落后的迷信的蒙蔽，变旧式的紅枪会而为堂堂正正的现代的武装农民自卫团，变旧式的乡村的貴族的青苗会而为新式的乡村的民主的农民协会，才能真正的达到除暴安良，守望相助，阻御兵匪，抗拒苛税，抵制暴官污吏，打倒劣绅土豪的目的。同志們，水深火热的沟洫中倒臥着几千百万倒悬待解的农民，他们正在那里渴待着你们去导引他们走出这个陷溺，转入光明的道路。

1926 年 8 月 8 日

"政治生活"80、81 期合刊

署名：猎夫

Printed in Great Britain
by Amazon

21534113R00342